RUEDIGER DAHLKE

CORONA ALS WECKRUF

WARUM WIR DOCH NOCH ZU RETTEN SIND

*Für euch, meine treuen LeserInnen,
und die neuen, denen ihr davon erzählt habt,
und allen, die schon bereit sind,
sich ein neues Welt- und Menschenbild zu erlauben,
um darauf eine neue Welt zu bauen –
für uns und unser inneres Kind
und alle Kinder dieser Erde.*

Gebrauchsanweisung:
Statt durchgängig das generische Maskulinum der gewohnten und vertrauteren Lesart zu verwenden, habe ich oft die weibliche Version bevorzugt, da meine Bücher erfahrungsgemäß überwiegend von Frauen gelesen werden und sie für unsere Zukunft entscheidender sind. Dalai Lama sagt sinngemäß, wenn wir noch zu retten sind, dann durch die jungen Frauen des Westens. Dass wir alle – zumindest auf Gehirnebene – beliebig jung sind, wird sich zeigen. Und das richtet sich keineswegs gegen Männer jeden Alters, die ich als Leser ebenfalls ganz herzlich begrüße.
Mit meinen Klammern und Kursivsetzungen möchte ich nicht nerven, sondern anregen, eine weitere, möglicherweise tiefere Bedeutung in den Worten zu finden.
Dass ich euch duze, mag vielleicht frech erscheinen, aber warum soll ich alle Internet-User duzen und LeserInnen siezen, wo sie mir genauso nahe sind? Ich nehme mir das also nicht aus Respektlosigkeit heraus, sondern aus dem Gefühl, dass es Zeit ist, näher zusammenzurücken.

INHALT

Meine Vision – Persönliche Einführung   4

KAPITEL 1
Große Chancen der alten Zeit   13
Der Status quo – Bestandsaufnahme   13
Aus Erfahrungen lernen – Vergangenheit wertschätzen   22
Angst (aus-)lösen   36
Manipulation oder Inspiration   67
Mitgefühl als Lösung   77

KAPITEL 2
Die großen Chancen unserer neuen Zeit   88
Verschlafene Revolutionen und gute Nachrichten   88
Friedliche Revolution zu einem neuen Weltbild   94
Bregmans Revolution unseres Menschenbildes   134
Der Mythos der Evolution   155
Chance und Schatten des Homo bono und des (Ver-)Kümmerns   166
Chancen und Synergien für die Zukunft   176
Was hindert uns noch umzukehren?   182
Von den Ahnen lernen – Vergangenheit kann befreien 2.0   195

KAPITEL 3
Das Muster unseres Absturzes – die große Falle   206
Wann und warum tun gute Menschen Böses?   206
Der Schatten der Macht   208

KAPITEL 4
Wandlungen und Chancen   243
Analogiedenken und (innere) Kinder   243

KAPITEL 5
Zeit des Erwachens   268
Wo können wir lernen?   269
Gefahr und Chance von Synergien   276
Manifest für einen neuen Menschen in einer neuen Welt   286
Veränderungen und Wandlungen   303

ANHANG
Anmerkungen – Veröffentlichungen – Autor – Impressum   315

MEINE VISION

Stell dir vor: eine Welt, in der hoffnungs- und vertrauensvolle, freundlich gute Menschen das Sagen haben, die sich gegenseitig unterstützen, schützen und nützen. Menschen, die nicht widerwillig an etwas, sondern begeistert für etwas arbeiten und leben, etwas Großes, das sie und andere zu Großem inspiriert. Mit diesem Buch möchte ich euch nicht nur mit guten Ideen inspirieren, sondern auch für das Gute, den guten Kern in euch, begeistern. Um zusammen ein Feld zu schaffen, das große, wundervolle Ideen trägt, eines, in dem wir wachsen und gedeihen und etwas wirklich Neues zuwege bringen – nichts Geringeres als ein neues Bild von uns als Menschen und unserer Erde als unserer Heimat. Um das mit Begeisterung und voller Hoffnung zu schaffen, ist erstmal die Vergangenheit aufzuräumen, um daraus entscheidend für die Zukunft zu lernen. Denn nur wer die Vergangenheit versteht, hat Zukunft.

Die Titel-Frage impliziert schon, dass es weit gekommen ist mit uns in den Schattenbereich – wie weit, ist anzuschauen und anzunehmen, um daraus zu lernen und uns zu befreien. Doch der Schatten ist unser größter Schatz, ihn gilt es erst zu heben und dann zu hüten. Also keine Angst, je tiefer wir hinabsteigen, desto höher können wir aufsteigen. Danke, dass ihr mitkommt auf diesen Weg durch viel Dunkel in noch mehr Licht – das der Bewusstheit und der Liebe zu dir und deiner, unserer Mutter Erde.

Gelingt es uns, das Beste vom Alten mit den Chancen des Neuen zu verbinden, entstehen Synergien, mit denen wir noch zu retten sind und sogar eine wundervolle Zukunft schaffen können. Die Zeit und wir sind reif: Und gehen wir nicht mit der Zeit, müssen wir mit der Zeit wohl gehen. Aber alles spricht für uns und gute Hoffnung.

Es ist höchste Zeit, unseren guten Kern wahr und wichtig zu nehmen. Als Autor des *Schattenprinzips*, das ich bisher für mein wichtigstes Buch hielt, spüre ich die Zeit reif(en), ein noch wichtigeres über den lichten Gegenpol zu schreiben. Diesem Gefühl folgend, schrieb ich *Heilsame Tugenden* (erscheint Januar 2022). Inzwischen spüre ich, bei allen Scheußlichkeiten an der Oberfläche, im Untergrund die Kräfte des Guten wachsen. Rutger Bregmans *Im Grunde gut* hat mich sehr in diesem hoffnungsvollen Gefühl bestärkt, aber auch Johannes Hubers *Das Gesetz des Ausgleichs*, Daniele Gansers Beiträge, wie auch Reinhard Hallers *Das Wunder der Wertschätzung* und Simon Sineks *Start with Why*.

Schaffen wir es, das gute Gruppengefühl des Anfangs mit den heutigen Möglichkeiten der Individuation zu verbinden, ernten wir eine im wahrsten Sinne des Wortes wundervolle Synergie und Zukunft.

Eine gute Vorübung ist, der Idee nachzuspüren, die in letzter Zeit während des Corona-Komas aufgerissenen Gräben wieder zu schließen, denn am Ende braucht es immer Versöhnung. Jeder Krieg und Kampf läuft zum Schluss auf Versöhnung hinaus. Ob wir den als Entzündung im Körper führen, als Streit in der Partnerschaft, als Krieg zwischen Ländern oder Bündnissen von Ländern – zum Schluss muss Frieden werden. Das war beim ersten, dem Trojanischen Weltkrieg, beim offiziell Ersten und auch beim Zweiten Weltkrieg so, und den Dritten können und müssen wir uns ersparen, indem wir rechtzeitig Frieden wahren.

Diese gemeinsame Entdeckungsreise wird viele gute Gründe für inneren und äußeren Frieden aufzeigen, und es ist hilfreich, schon gleich jetzt zu überlegen, was du persönlich beim Auffüllen des Grabens loswerden willst an Vorurteilen und anderem hinderlichen Ballast.

Deutschland ist schon wieder geteilt: statt durch eine Mauer nun durch diesen immer tiefer werdenden Graben, der jetzt durch einzelne Paare, Familien, Gemeinschaften und Länder verläuft. Wenigstens kennen Deutsche das schon. Die Frage bleibt zu klären: War es eigentlich so gut für Europa, durch einen eisernen Vorhang geteilt zu sein, um das jetzt schon und auch noch weltweit durch steigende Polarisierung zu wiederholen?

Wegen einer unterschiedlichen Interpretation einer Entzündung, eines Konfliktes, der, aus China kommend – laut WHO nun doch sehr wahrscheinlich von Fledermäusen, den Symbolen vampirhaften Blutsaugens – die ganze Welt erfasst? Meine Hoffnung ist, dass es uns gemeinsam gelingt, Kapitel für Kapitel durch tieferes Verständnis den Graben wieder zu schließen und weit darüber hinaus zu wachsen ...

PERSÖNLICHE EINFÜHRUNG

Die Widmung enthüllt schon das Angebot. Nach viel-und-70 Büchern ist dieses viel mehr als ein weiteres. Es ist meine Chance, dich als LeserIn mit einem neuen Lebensstil vertraut zu machen. Aber mehr noch: dich grundsätzlich ins Vertrauen zu ziehen, um dir eine neue Weltsicht nahezubringen. Und noch mehr: dein Menschen-Bild und damit auch dein Selbstbild von Grund auf zum Guten zu wandeln. Du bist ein guter Mensch, und ich darf das auch von uns allen, beziehungsweise den meisten von uns sagen. Denn wir stammen von guten, freundlichen Ahnen ab.

Im Anfang liegt alles, besagt das dritte der *Schicksalsgesetze*, die du auf dem Weg durch dieses Buch nebenbei an praktischen Beispielen wie der Pandemie kennenlernst. Die Erfahrung zeigt, was wir einmal hatten, können wir leicht(er) zurückgewinnen. Wer einmal schlank war, kann das viel einfacher wieder erreichen als jene, die schon als dicke Kinder ihr Leben begannen.

Es geht also gar nicht darum, dich zu ändern, sondern „nur" darum, dein Welt- und Menschen-Bild, also auch dein Bild von dir und uns, zu wandeln. Das kann so viel Hoffnung und Freude machen!

Wir dürfen und können gesund in einer gesunden Welt leben und uns gut fühlen – weil wir gut sind – und jedenfalls viel besser, als die meisten noch von sich und uns glauben und denken.

Selbst durfte ich es auch erst beim Schreiben und Lesen für dieses Buch vollends entdecken und alte Irrtümer loslassen. So gern möchte ich jetzt die dabei entstandene Freude vermitteln, die Hoffnung und den Dank, den ich gegenüber denen empfinde, die mir diese Entdeckung ermöglichten, die Studien sammelten und in diese neue Richtung interpretierten.

Allerdings weiß ich, dass Studien nur auf unsere analytische linke Gehirnhälfte zielen. Mir aber geht es primär darum, euer Herz zu gewinnen und euer Bauchgefühl anzusprechen. Beide haben einen direkten Draht zum limbischen Gehirn. Und ob wir es glauben oder nicht, entscheidend ist letzteres, auch wenn wir es andersherum lernten und glauben. Viktor Frankl, Begründer der Logo-Therapie der Sinnfindung, sagte: „Das Gefühl kann viel feinfühliger sein als der Verstand scharfsinnig." Das Großhirn ist aber wunderbar geeignet, unsere Bauch- und Herzentscheidungen nachträglich zu rechtfertigen, zu begründen und zu rationalisieren. Außerdem ist in ihm auch die emotionale Empathie beheimatet (im sogenannten Brodmann-Areal 44, einem Feld der Großhirnrinde), und im Areal 10 und 11 die kognitive Empathie. Diese Stationen des Mitfühlens sind besonders in Krisenzeiten wichtig, wo Mitgefühl so viel mehr bewegen kann als Wut, Hass und Schuld-Projektionen. Studien helfen dabei unseren intellektuellen Anteilen und damit auch uns.

Großhirn, Computer und Internet können gut unterstützen, aber ganz in ihren Sphären zu leben ist gefährlich. Das wird sich drastisch offenbaren, sobald die Jugend des Internetzeitalters alternd erlebt, wie wenig das (Inter-)Net(z) trägt. Der Astrophysiker Stephen Hawking sagte, wenn es der Menschheit nicht gelinge, die Empathie zu retten, seien wir verloren. Empathie kommt aber weder aus der linken Hirnhälfte noch aus Computern, sie kann sich nur zwischen Menschen über direkten Augenkontakt entwickeln. Mit in die Beleidigungskultur der sozialen Medien eingestreuten Smileys und Emoticons wird es nicht gelingen. Nach Forschungen der US-Psychologin Sara Konrath (University of Michigan) aus dem Jahr 2011 sind die Empathiewerte in 30 Jahren um 40 Prozent gesunken. Es ist also höchste Zeit, umzukehren aus der zunehmenden Verhärtung und uns unserer besseren Wurzeln zu besinnen. Da gibt es heute wundervolle neue Erkenntnisse, die uns leiten und helfen werden.

Denen, die solche Studien durchführen, sie sammeln und recherchieren bin ich dankbar und interpretiere sie gern. Die Psychosomatik von *Krankheit als Weg* bis *Krankheit als Symbol* ist aber nicht aus Studien, sondern den Erfahrungen in der Seelen-Bilder-Welt meiner PatientInnen entstanden. Trotzdem bin ich Wissenschaftlern wie etwa dem Psychosomatiker Christian Schubert von der Uni Innsbruck dankbar, wenn sie die Studien nachliefern.

Den Fleischverzehr habe ich vor 50 Jahren und 40 vor Colin Campbells *China Study* beendet, weil er meinem Herz- und Bauchgefühl widersprach. Trotzdem bin ich Campbell von Herzen dankbar für seine (China-)Studie(nsammlung), die mich zu *Peace Food* inspirierte.

Gerade weil unser Weg auch durch Durststrecken führen wird, wo wir der Angst auf den Grund gehen und die Manipulationen durchschauen lernen, denen wir ausgesetzt sind, ist es mir von Anfang an wichtig und für dich gut zu wissen, warum ich dieses Buch so schreiben musste und es dir persönlich widme. Sich bisherigen Stolpersteinen und Abwegen genauer zu widmen, ist notwendig, um Sackgassen zu meiden auf dem Weg in eine gute Zukunft voller Hoffnung. Wem der Weg durch den Schatten anfangs zu mühselig erscheint, mag ja vorausspringen, nur würde ich bitten, anschließend auch noch die anfänglichen Schattenthemen nachzulesen und -zuholen.

Wenn du ahnst und schließlich weißt, wer unsere Ahnen sind und wie unser Anfang war, kannst du daraus die notwendige Energie und Kraft schöpfen, um damit deine Individuation im Sinne Carl Gustav Jungs voranzubringen. Er meint damit die Selbstverwirklichung, die sich aus Ich (Ego) und Schatten ergibt. Ich ist alles, womit wir uns identifizieren, Schatten ist alles Verdrängte, Selbst meint Eins-werden mit allen, das Aufgehen in der Allverbundenheit. Die Synergie aus diesen beiden Strömungen lässt dich die oder den verwirklichen, die oder der du sowieso immer sein wolltest – und im tiefsten Sinne auch schon bist und immer warst. Dabei lassen wir uns von wissenschaftlicher Argumentation genauso leiten wie von mythischer Inspiration.

Deine Entscheidung, ob du wirklich dabei bist, wird nicht wesentlich von deiner im Großhirn residierenden Ratio gefällt, wenn sie auch gut unterstützen kann. Wirklich entscheidend ist – wie gesagt – dein Herz- und Bauchgefühl. Diese beiden sind neuro-*logisch* ebenfalls in deinem Oberstübchen beheimatet, nur etwas tiefer, im erwähnten limbischen System oder Mittelhirn. Es hat keinen Zugang zur Sprache, weshalb es uns so schwerfällt, rational zu erklären, warum wir jemanden lieben. Diese (alles) entscheidende Hirnregion lässt sich allerdings von Bildern und Symbolen inspirieren. Deshalb werde ich eben nicht nur auf dein intellektuelles Verständnis zielen, sondern dir auch immer wieder Geschichten und Mythen, Metaphern und Analogien voller Seelenbilder, Symbole und Gefühlsinhalte anbieten und hoffentlich nahebringen können.

Werbefachleute wissen: Erst wer etwas siebenmal hört, kann es be*halten*. Das könnte die linke Hälfte deines anspruchsvollen, auf ständige Abwechslung und Neues getrimmten Großhirns ärgern. Mach dich also darauf gefasst und bedenke, es hält sich für viel wichtiger als es in Wahrheit ist.

Deshalb mein Vorschlag: Achte auf dem Weg durch dieses Buch von Beginn an darauf, was dich wirklich im Herzen berührt und sich im Bauch für dich richtig anfühlt, was dich inspiriert und begeistert. Darum geht es – und dann geht etwas in deinem und im Leben vieler. Dafür, dass du dich überhaupt *aufmachst,* danke ich dir von Herzen.

Wenn sich viele von uns dafür öffnen, wird sich etwas Wundervolles ereignen: Wir bauen auf dem neuen Bild von uns selbst eine neue Welt, die sich als gut entpuppt, in dem Maße, wie wir uns unserem Ahnen, dem Homo bono, nähern und ihn in uns wiederentdecken und -beleben. Welchen Verwandten er diesen Namen verdankt, wird sich klären. Wir brauchen ihn, den Gemeinschaftsmenschen, als Basis für die Individuation, unsere Selbstverwirklichung. Auch wenn es fürs große Wunder viele braucht, beginnt es mit dem Wunder in dir.

Wir sind durchaus zu retten, aber dazu müssen wir uns erst aus der Schockstarre der herrschenden Todesangst – zur Zeit vor allem bezüglich der Coronapandemie – befreien, um sich abzeichnende Katastrophen wie die der Umwelt und des zusammenbrechenden Geldsystems überhaupt noch zu erleben. Sofern uns die Befreiung aus der Enge der Angst gelingt und wir uns mit Mut und Energie für ein neues Menschen- und Weltbild und eine neue Welt öffnen, werden wir Auslösern wie der Pandemie mit ihren Wellen noch dankbar sein.

Insofern wird die (Er-)Lösung der Angst noch vor der Entdeckung einer gesunden zukünftigen Lebensbasis unser erstes großes Thema.

Über die einzelnen nahenden Katastrophen habe ich schon vor gut 32 Jahren *Der Mensch und die Welt sind eins* und vor 20 Jahren *Woran krankt die Welt* geschrieben. Vor 30 Jahren fiel der Tag, an dem wir weltweit mehr Ressourcen verbrauchten, als die Erde nachliefern kann, also der Tag, ab dem wir anfingen, uber unsere Verhältnisse und auf Kosten unserer Kinder zu leben – laut „Global Footprint Network" – auf den 18. Dezember. Vor 20 Jahren war er dann schon auf den 1. November vorgerückt. 2019 fiel er schon auf den 29. Juli. Für Deutschland sogar bereits auf den 3. Juli, für die Schweiz auf den 7. Mai, für Österreich gar auf den 9. April. Wir überfordern die Erde also weiter in atemberaubendem Tempo. Insofern hat sich leider an der Aktualität der beiden früheren Bücher nichts geändert, nur die Dramatik sehr verschärft. Mein Fehler! Meine ausschließlich rationalen Argumente haben nicht überzeugt, sie waren nicht *gut* genug. Den Fehler möchte ich nicht wiederholen.

Motivation versucht, ein Motiv, ein Bild, in der Seele zu verankern. Das bringt aber nur Ergebnisse, wenn das Bild stärker und wirksamer ist als dagegen ins Feld geführte Ausreden. Überwiegen letztere, passiert nichts. Dann kann schlechtestenfalls noch Angst helfen, uns in Gang zu bringen, wie wir es bei der Pandemie erleb(t)en. Ich hoffe natürlich sehr, wenn ihr das lest, könnt ihr dieses noch eingeklammerte „t" von den Klammern befreien und wir haben diese Pandemie hinter uns. Aber sicher ist das nicht, und ihre Bedeutung ist sowieso eine generelle. Wir können, und ich denke: wir müssen einiges daraus lernen.

Auf Angst beruhte etwa auch der Erfolg von *Peace Food*, das immerhin die vegane Welle bei uns richtig gut in Gang brachte. Vorher hatte ich schon – ohne spürbaren Erfolg – drei Jahrzehnte zu Fleischverzicht motiviert, den Hungernden, der Umwelt und den Tieren zuliebe. Als ich in Colin Campbells *China Study* von den immensen Schäden durch Tierprotein für unsere Gesundheit las, verband ich die daraus resultierende Angst vor Krankheit mit den anderen drei ursprünglichen Gründen zu *Peace Food*. Ich lockte gleichsam mit den wundervollen Vorteilen, die diese Kost in vieler, vor allem gesundheitlicher, Hinsicht bietet, ließ aber die widrigenfalls drohenden Krankheitsbilder keineswegs unerwähnt. Und siehe da, *Peace Food* wurde ein großer Bestseller, der entscheidend am „Feld ansteckender Gesundheit" mit baute und die vegane Welle bei uns anstieß. Die Angst vor eigener Erkrankung hatte mehr bewirkt als die Motivation, fremden Hunger, Umweltschäden und Tierleid zu lindern.

Laut Simon Sinek, dem Autor von *Start with Why*, gibt es nur zwei Wege, Menschen zu beeinflussen: sie zu manipulieren oder zu inspirieren. Gern setze ich auf Inspiration. Insofern möchte ich dir auch keinesfalls eine neue Diät verkaufen, sondern dich zu einem neuen Lebensstil inspirieren. Also atme schon einmal tief durch und horche im langen Ausatem in dich hinein, ob du dafür offen bist und das Empfohlene für dich Sinn ergibt.

Mir scheint notwendig, zuerst die gängigen Manipulationsarten zu durchschauen, um uns diesbezüglich zu immunisieren. Anschließend können wir entspannt viel weiter gehen zum neuen Menschen- und Weltbild. Ich hoffe und setze auf deine Offenheit zu akzeptieren, im Grunde ein guter Mensch zu sein wie die allermeisten unserer Mitmenschen.

Daher meine Einladung: Prüfe jeweils, ob das Gelesene dich berührt und dir *Sinn-voll* erscheint. Letztlich geht es in der Tiefe immer um deinen Lebenssinn. Nochmals: Achte darauf, ob und wie etwas in deinem Herzen und Bauch ankommt. Besser und sogar bestenfalls hilft Inspiration und jedenfalls viel besser als Motivation und Angst.

So hoffe ich sehr, es möge diesem Buch gelingen, zu inspirieren und Ideen in eure Herzen zu pflanzen, wie wir auf einem neuen Bild vom guten Menschen eine neue, gute Welt bauen können, ohne das *Schattenprinzip* aus den Augen zu verlieren.

Wenn ich euch inspirieren kann zu tun, was euch inspiriert, und ihr wiederum Freunde inspiriert zu tun, was sie inspiriert, können wachsende Kreise Wundervolles bewirken – von innen kommende Inspiration ist so viel wirksamer und mächtiger und ein so viel besserer Ratgeber als Angst und die Suche nach eigenen Vorteilen.

Dabei kann auch *Peace Food* neuerlich eine wichtige Rolle spielen und viel weiter tragen als die erste vegane Welle und die Angst um eigene Gesundheit. Aber nochmals: Es geht nicht um eine weitere Diät, sondern um einen neuen Lebensstil und eine neue Haltung zum Leben.

Inzwischen geht es ums Ganze, um Gesundung und Heil(ung) des Ganzen, um eine Idee, für die sich zu leben und zu engagieren lohnt. Eine Idee auch, um die kritische Masse zu erreichen, um die Masse und Mehrheit für eine gute Welt zu begeistern. Ein Impuls, der nicht nur durch äußere Probleme in Gang gesetzt wird, sondern aus dem Herzen kommt und von innen auf die äußeren Probleme einwirkt und sie löst, ist so mächtig.

Es gilt diesmal also viel tiefer zu schürfen, als zur Lösung der lange anstehenden und hinlänglich bekannten Probleme von der Umweltkatastrophe über die Globalisierungs-Nebenwirkungen bis zum Schatten der Geld-Welt-Religion zu motivieren, um uns und alle(s) wirklich noch zu retten. Die Beschreibung absehbarer Desaster hilft nicht weiter, sondern fördert obendrein noch mehr Angst, die auch bisher eher zur Lähmung führte. Das zeigt(e) sich klassisch während der Pandemie, aber auch schon davor und – wenn wir es nicht durchschauen – wohl auch danach noch weiterhin.

Selbst wenn wir schon viel verspielt und eigentlich nichts mehr zu verlieren haben, ist noch alles zu gewinnen und zu retten!

KAPITEL 1
Große Chancen der alten Zeit

DER STATUS QUO – BESTANDSAUFNAHME

Erst einmal müssen wir uns abholen, wo wir wirklich sind. Das hat sich (mir) in guten 40 Arztjahren immer bewährt. Wo also stehen wir heute? Wie ist die Diagnose?

Es ist ungemütlicher geworden auf der Erde: Eine Umweltkatastrophe jagt den nächsten Fleischskandal, die Atmosphäre heizt sich auf – oder heizen wir sie auf? – und so schmilzt das Eis auf den Polkappen und in Grönland, statt auf unserer Seele. Ersteres hat den Anstieg des Welt-Meeres-Spiegels zur Folge und wird ungeheure Völkerwanderungen bewirken. Dagegen werden die heutigen Migrationsströme nur ein milder Vorgeschmack sein, obwohl sie bereits die Völkerwanderungen der Frühzeit harmlos erscheinen lassen. Das könnte Millionen entwurzeln und Milliarden (ver-)stören. Und das ist nur eine der Großbaustellen auf unserem Heimatplaneten Erde.

Dass das Eis auf unserer Seele statt zu schmelzen eher zunimmt, macht uns noch cooler als wir sowieso schon sind. Das ist gesundheitlich wie gesellschaftlich gleichermaßen ungesund.

Gesundheitskrisen von Krankenhauskeimen bis zu Virus-Invasionen rücken immer näher. Pest, Cholera und selbst die Spanische Grippe liegen weit zurück. Aber neue Pandemien kommen uns zunehmend näher mit dem Probelauf der – noch harmlosen – Schweinegrippe und in jüngster Zeit der Fledermaus-Grippe, wie sie anfangs hieß, die sich als Covid-19, -20, -21 bis in viele Mutationen auswuchs.

Sie als Prototyp der Infektion zu verstehen, kann uns viel lehren für diese und andere Epi- und Pandemien. Denn wenn wir unseren Lebensstil nicht wandeln, wird es wohl nicht die letzte sein. Es liegt in unserer Hand und Macht, ob sie die letzte für uns und alle ist – in diesem dramatischen Doppelsinn.

Zum Glück brauchen wir aber gar nicht auf alle zu warten, sondern können jederzeit bei uns beginnen.

Und die gute Nachricht: Als Menschheit haben wir so viele Seuchen durch- und überlebt und sind sogar anschließend zahlreicher und stärker daraus hervorgegangen. Auch diese Pandemie kann uns zur Katastrophe im zweiten Sinn des Wortes, zum Umkehrpunkt in ein neues Weltbild in einer besseren Welt werden – oder zur Crisis, was auch Entscheidung bedeutet. Wir sind an einer Weggabelung, wo grundsätzliche Entscheidungen anstehen.

Paradigmenwechsel sind auf den ersten Blick immer erschreckend und für viele auch wirklich schrecklich, auf den zweiten aber auch ein Segen. Bis dahin liegt ein weiter, aber so lohnender Weg vor uns.

WO STEHEN WIR HEUTE?

Wo stehen wir und wohin hat uns diese Pandemie gebracht? Wo befinden wir uns und wie ist das Befinden? Stehen wir haltlos in der Menge wie in der Brandung des Meeres, und eine Welle um die andere rollt heran? Oder können wir standhaft bleiben und zu uns und unseren Standpunkten stehen? Erwischt uns die Angst in einem unbedachten Moment und wirft uns um, sodass die Luft zum Atmen knapp wird oder wir die Enge spüren und sogar einiges schlucken müssen?

Aber die gute Nachricht: Es geht – wie bisher immer – weiter, und Schicht um Schicht löst sich und bringt uns näher zu uns – in unsere Mitte – zur Essenz unseres Lebens und Seins – und wir können uns neu orientieren, unsere inneren Flügel weiten und ausbreiten und auf den Schwingen der Gedanken fliegen (lernen).

Soweit, so bekannt und so be(un)ruhigend, insbesondere, weil von oben, von den Obrigkeiten, viele Maßnahmen ohne rechtes

Maß, statt Hoffnung spendende und zukunftsweisende Konzepte kommen. Auf ganz oben, die große Göttin oder Gott, hören wir mehrheitlich kaum noch. Aber es ist immer noch und weiterhin möglich.

Neu ist die Vehemenz, mit der wir mit dem Ungleichgewicht auf der Welt konfrontiert werden. Ignorieren und aussitzen, sich von den Problemen abschotten, ist nicht länger möglich. Es muss jetzt Grundsätzliches, Wesentliches geschehen.

Jede kleine Handlung des Einzelnen ist nun politisch – vom Langstreckenflug bis zur Ernährungsweise. Alles wird bewertet, be- und immer öfter verurteilt in einer aus den (a)sozialen Medien ins Leben überschwappenden Beleidigungs-Kultur. Zusammen mit den (un?)absichtlichen Angst-Kampagnen fördert das die Spaltung der Bevölkerungen in sich bekämpfende Lager.

Mehrheitlich stehen wir ziemlich rat- und hilflos vor solch erschreckenden Entwicklungen. Weltuntergangspropheten gab es immer, aber ihre Hiobsbotschaften erscheinen zunehmend realitätsnäher. Ihre literarischen Großmeister George Orwell und Aldous Huxley sind aktueller denn je. Orwell war mit seinem Zukunfts-Schocker, der Horrorvision *1984*, lediglich 36 Jahre vor dem Plan und heißt Huxleys *Brave New World* nun neudeutsch *Great Reset*?

Aber Endzeitstimmung verbreiten und Lebensmittelvorräte horten, sich Schutzbunker bauen und verkriechen bringt keine Lösung. Wir brauchen individuelle Lösungen, die auch fürs Kollektiv taugen und Felder ansteckender Gesundheit und Hoffnung zu bauen vermögen.

Wie können wir die finden und diese Situation bewusst meistern? Gibt es Lehren, die wir aus diesem Zustand der Welt ableiten können, vielleicht sogar Chancen, die daraus erwachsen? Welche Haltung erlaubt uns, daran innerlich zu reifen und zu wachsen, statt zu verzweifeln? Welche Lebensmodelle tragen und taugen heute noch und führen in eine gute, sogar bessere Zukunft?

Nach dem Spiegel- oder Resonanzgesetz der Hermetischen Philosophie gilt: „Das was außen ist, ist wie das, was innen ist."

Demnach sind wir es selbst, die unsere Realität gestalten und uns in die Krise manövriert haben. Deshalb bietet auch unsere Innenwelt die besten Auswege für äußere Krisen.

Begeben wir uns also auf den Weg, um drinnen und draußen Lösungen aufzuspüren – vordergründige zuerst aus unserer Lebensgeschichte, aber auch aus der großen Geschichte, der Historie, und noch tiefgründigere aus der Entwicklungsgeschichte. Das Thema der Heilung oder Salutogenese nach Antonovsky[1] wird sein: Unser Leben im Kleinen wie im Großen
1. zu durchschauen und zu verstehen, um es
2. aktiv beeinflussen zu können im Sinne der Epigenetik und nachhaltig zu wandeln durch gesunden Lebensstil für eine lebenswerte Zukunft. Um
3. Sinn in allem zu finden und uns ins Große und Ganze einzuordnen.

Dazu ist vorab und gleich von Beginn an ebenso hilfreich wie notwendig:
- Bewusstsein und Verständnis der Spielregeln des Lebens, der *Schicksalsgesetze*, zu erlangen, Verantwortung für unser Handeln und seine Konsequenzen zu übernehmen, achtsamer mit Mutter Natur umzugehen, bewussten Verzicht an richtiger Stelle zu üben, Verzicht etwa auf Dogmatik und Fanatismus und stattdessen das alte Wissen eines Hippokrates neu zu entdecken und umzusetzen, etwa sein „eure Nahrung sei eure Medizin, eure Medizin sei eure Nahrung".
- Heutige Krisen als notwendigen Weckruf zu erkennen für den überfälligen Bewusstseinswandel, der allein uns und Mutter Erde heilen kann.

WOHIN MIT UNS?
Wirtschaften und „wurschteln" unsere mittlerweile angsterfüllten Gesellschaften weltweit weiter wie bisher, mit angstgetriebener Shutdown-Politik als neuem Höhepunkt der Hilflosigkeit, wird die Wirtschaft wohl jeden Frühling und Herbst vor die Wand

(ge-)fahren. Ist es noch eine Frage, ob sie das aushält? Können wir nur mit Pharma-, Impf- und Nahrungsmittelindustrie überleben? Was ist als Zwischenbilanz seit der Pandemie 2020 passiert?

Die wenigen Multimilliardäre sind dramatisch reicher geworden, Milliarden Arme erschreckend ärmer und, wo noch vorhanden, erodiert die Mittelschicht rascher als sie entstanden ist. Jeff Bezos' Amazon hat – ohne ihm dafür Verantwortung zuzuschieben – in 10 Tagen 10 Milliarden Euro Umsatz gemacht, seine Konkurrenz, die kleinen Läden, wurden per Dekret geschlossen.

Braucht es Prophetie um vorauszusehen, dass dieses weltweit und in letzter Zeit besonders dramatisch wachsende Ungleichgewicht unsere Welt weiter destabilisiert?

Die Frage ist: Wollen wir diese Entwicklung tolerieren, unseren Obrigkeiten in Wirtschaft und Politik erlauben, diesen Trend weiter zu forcieren?

Die Pandemie kann uns – beispielhaft – zur großen Aufgabe und Chance werden. Von welcher Höhe ihre „Inszenierung" und „Instrumentalisierung" kommt, sie kann uns zur Parabel werden, an der wir verzweifeln oder Lösungen entwickeln können.

So werde ich oft auf sie als Symbol der Herausforderung zurückkommen, nicht um Angst und Beschuldigungen noch zu mehren, sondern im Gegenteil, um Wandel, Aussöhnung und Mitgefühl zu fördern. Denn möglich ist alles, und wer nichts mehr zu verlieren hat, kann alles gewinnen.

WO STANDEN WIR GESTERN, ALS DIE SEUCHE ÜBER UNS KAM?

Waren wir nicht schon auf einem ganz guten Weg? Hatte nicht der Hunger auf der Erde zwar immer noch nicht ausreichend, aber doch erheblich abgenommen? Eine Milliarde von uns hungerte weiterhin, aber vorher waren es viel mehr.

War nicht die Armut weltweit drastisch zurückgegangen?

Hatten nicht die Jugendbewegungen von „Fridays for Future" und „Extinction Rebellion" den Umweltschutz am Beispiel Klimaveränderung zuletzt mit jugendlichem Elan und entsprechendem

Übermut ins Bewusstsein der Mehrheit ge(d)rückt? War es nicht schön und hoffnungsvoll, eine Jugend zu sehen, die sich um ihre und unser aller Zukunft sorgte, kümmerte, dafür engagierte und die Alten alt aussehen ließ, die seit Jahrzehnten um den Globus jetten und mit ihren Klimakonferenzen viel zu wenig bewegen?

Waren nicht die Kriegsopfer weltweit deutlich zurückgegangen, wenn auch nicht genug, seit sich die USA bezüglich neuer Kriege zurückhielten und sich mit sich selbst beschäftigten. Eroberte die pflanzliche Ernährung nicht klammheimlich die Esstische und verbreitete sich als Ernährungs-Revolution von unten geradezu unaufhaltsam? Fleischesser waren in den deutschsprachigen Ländern schon weitgehend in der Defensive und flüchteten häufig in Schutzbehauptungen wie, nur noch ganz wenig und nur Bio-Fleisch zu essen. War die Nahrungsmittelindustrie nicht schon zaghaft in den veganen Zug zugestiegen?

Ging nicht auch im Hinblick auf Bewegung, Entspannung und Regeneration vieles voran? Fanden wir nicht zunehmend zurück zu uralten, außerordentlich wirksamen Methoden wie Fasten, Wandern, Waldlaufen und -baden?

War nicht in der Bevölkerung der Trend zur Natur(-heilkunde) stetig gewachsen – zugleich mit Impfmüdigkeit und wachsender Kritik an Lobbyismus und Machenschaften der Pharma- und Nahrungsmittelkonzerne?

Die Seuche hat all das gestoppt oder gar ins Gegenteil verkehrt. Ist unsere bisherige Reaktion darauf vielleicht verkehrt, *verkehrte* sie doch so viele hoffnungsvolle Trends ins Gegenteil?

Warum war das Bewusstsein in der Bevölkerung für die erwähnten positiven Entwicklungen und Trends so gering? Warum wurden die guten Nachrichten kaum verbreitet? All das gilt es zu untersuchen.

Der Philosoph Karl Popper glaubte als einer von wenigen an eine positive Evolution, die vieles (ver-)bessern würde. Warum war er so ziemlich der letzte und fast einzige, der uns auf gutem Weg sah, obwohl wir es objektiv waren?

Als die Pandemie-Maßnahmen vom Lock- bis zum Knockdown (für viele Mittelständler) über die Welt kamen, wurde in großem Stil so viel schon Erreichtes in kürzester Zeit vom Tisch gewischt – konkret und symbolisch. Statt gesunde Bewegung im Freien, Abwehrsteigerung in der Natur, gab es Hausarrest und Ausgangssperren, Maskenpflicht selbst im Freien. Statt mit Diskussion und Meinungsaustausch wurde mit Zensur und Verunglimpfung Andersdenkender „von oben" begonnen, statt freier Presse gab es eher Gleichschaltung bis in öffentlich-rechtliche(?) Medien in Richtung Angst- und Panikmache. Wie gerechtfertigt und verdient dieses eingeklammerte Fragezeichen ist, bleibt zu untersuchen.

SIND WIR NOCH ZU RETTEN!? UND WIE!? – DIE SPIELREGELN DES LEBENS

Die Inder nennen das Leben Lila, das kosmische Spiel. Bei uns heißt es oft, das Leben sei weder Wunschkonzert noch Spiel, sondern eine (harte) Schule. Ob aber Spiel oder Schule, in jedem Fall ist es überfällig, möglichst früh die geltenden Spielregeln zu lernen. Wer sie verinnerlicht, kann sich viel Härte ersparen und Wünsche leichter verwirklichen.

Wer – wie bei uns üblich – (s)ein Spiel ohne Regelkenntnis beginnt und sich am Versuch-und-Irrtums-Prinzip orientiert, wird sich schwertun und Härten erleben. Er wird viele Fehler begehen und Enttäuschungen erleben. Wenn er dann obendrein weder die Fehler nutzt, um Fehlendes ins Leben zu integrieren, noch Enttäuschungen als das Ende von Täuschungen erkennt, stellt er unbewusst die Weichen auf Scheitern.

Wer andererseits die Spielregeln (an-)erkennt und beherrschen lernt, wird leichter ungleich mehr Erfolg und vor allem Glück ernten. Deshalb seien die drei wichtigsten Spielregeln oder *Schicksalsgesetze* hier schon zu Beginn kurz vorgestellt – wir werden ihnen im Buch wie im Leben immer wieder begegnen.

Alle großen Traditionen und Religionen sind sich einig, letztlich ist alles eins. Aus Sicht der buddhistischen Lebensphilosophie ist alles von Buddha-Bewusstsein durchdrungen, so wie der

Daoismus in allem das Dao sieht. Die jüdisch-christlich-islamische Tradition weiß alles von Gottes-Bewusstsein erfüllt. Wer das Himmelreich Gottes, die Befreiung von den beiden Täuschern Raum und Zeit, erfährt oder Erleuchtung erlangt oder wie immer wir diese von jedem Widerstand freie Erfahrung nennen, ist erlöst und weiß sich eins mit allem. In Allverbundenheit erleben wir Selbstverwirklichung und reines Sein, oder welche Synonyme für die Erlösung wir auch wählen.

Einheit ist nicht nur das Ziel aller Religionen, sie ergibt sich auch logisch als Gegenpol zu unserer Welt der Gegensätze. Da alles in dieser Welt der Polarität (s)ein(en) Gegenpol oder Gegenteil hat, muss es auch dazu einen Gegenpol geben: die Einheit von allem. Sie entzieht sich allerdings den Worten und Ausdrücken aus der Welt der Polarität – ist im wahrsten Sinne des Wortes unbeschreiblich.

In der Welt der Gegensätze gefangen, können wir alles immer nur über den Gegenpol begreifen. Groß kann sich nur fühlen, wer auf kleinere (herab?)schaut, reich nur, wer ärmere kennt. Genau wie wir nur durch den Daumen als Gegenpol zu den vier Fingern greifen können, brauchen wir zum Begreifen das Gegenteil.

Die Wissenschaft (aner-)kennt dieses Gesetz der Polarität, und findet zu jedem Elektron ein Positron und braucht als Gegenpol zum Pluszeichen ein Minus. Von Seiten der Psychologie hat Paul Watzlawick mit der *Anleitung zum Unglücklichsein* und der Entdeckung des Guten vom Schlechten der Polarität in weiten Kreisen Beachtung verschafft.

Das zweitwichtigste der *Schicksalsgesetze*, das der Resonanz, wird auch Spiegelgesetz genannt. Physiker gehen heute davon aus, Spiegelgesetze seien die wichtigsten überhaupt. „Wie oben so unten, wie innen so außen" ist ein Spiegelgesetz, wenn damit auch noch nicht physikalisch bewiesen. In unseren Gehirnen sorgen von italienischen Forschern der Universität Parma entdeckte Spiegelneuronen dafür, dass wir uns nicht nur in andere einfühlen können, sondern auch zum Imitieren beziehungsweise Nachahmen neigen. Ein – wie sich zeigen wird – entscheidender

Schritt unserer Menschwerdung, der sich bei Kindern im Grundschulalter entwickelt.

Wir alle kennen dieses Gesetz und umschreiben seine Wirkung mit üblichen, aber eigentlich unstimmigen Worten. „Zwischen uns stimmt die Chemie" beschreibt ein unausgesprochenes Verstehen, eine von chemischer Analyse völlig unabhängige Resonanz. Wer „eine Antenne für" oder „einen Draht zu jemandem" hat, meint das keineswegs technisch-materiell. Sind wir „für jemanden auf Empfang geschaltet", brauchen wir dafür keinen Schalter, sondern reden von Resonanz, so wie wir bei „ansteckendem Gähnen" weder an virale noch bakterielle Ansteckung denken.

Die Schattenseite der Resonanz ist unser Verliebtsein in sie, zumal Liebe ein Resonanz-Phänomen ist. So müssen wir damit gut aufpassen, denn wie der spirituelle Lehrer Mooji sagt: „Du siehst die Welt nicht so, wie sie ist. Du siehst die Welt so, wie du bist." Insofern sollten wir möglichst frühzeitig herausfinden, wer wir sind. Davor gilt immer zu bedenken, dass wir alles durch unsere ganz individuellen Augen, Teil unseres einzigartigen und persönlichen Gehirns, sehen beziehungsweise durch unsere Brille, wie der Volksmund weiß.

Das drittwichtigste der Schicksalsgesetze ist das des Anfangs, das besagt, alles sei schon im Anfang begründet wie im Samen der ganze Baum. Malcolm Gladwell, US-Wissenschafts-Bestsellerautor hat dem (s)ein ganzes Buch *Blink* gewidmet. Wer erfahren will, warum sich Päpste oft so unchristlich verhielten, mag deren ersten, Petrus, jenen Felsen, genauer betrachten, auf den Christus seine Kirche baute. Er war derjenige unter den 12 Aposteln, der den Meister am wenigsten verstand und ihn schon in der ersten Nacht dreimal verleugnete.

Wer die Politik der USA nicht versteht, mag deren Anfang betrachten: Da waren die Pilgrim Fathers der Mayflower, religiös-protestantische Eiferer, freigelassene englische und französische Kriminelle, von ihren Ländern losgeschickt, um die Mehrheit und Vorherrschaft in der neuen Welt zu erlangen, Prostituierte aus beiden Ländern, weil die wenigen Indianerinnen schon bald getötet oder vergewaltigt waren, Sklaven aus Afrika, Hunger-Flüchtlinge aus der ganzen Welt und die Schlauesten von überall, von den Herrschaften in ihrer Heimat vertriebene Dissidenten. Aus dieser brisanten und vitalen Mischung entstand auf gestohlenem Indianerland „God's own country", wie es sich selbstbewusst nennt.

Das Gesetz des Anfangs ist aber „nur" das drittwichtigste. Es kann also gut sein, dass etwas wundervoll beginnt und dann über eine ganz andere Resonanz in ein ganz anderes Fahrwasser gerät oder völlig in den Gegenpol umschlägt. Das Resonanzgesetz schlägt das des Anfangs, und das der Polarität beide, wie sich noch zeigen wird.

Wir kennen das aus Partnerschaften, die mit Liebe auf den ersten Blick beginnen, also das Gesetz des Anfangs auf ihrer Seite haben, anschließend eine wundervolle Resonanz unter Hormon-Einfluss entwickeln und dann doch noch erleben, wie bei Missachtung der Polarität und des *Schattenprinzips* ursprünglich heiße Liebe in kalten Hass umschlägt. Das ist heute geradezu ein kollektives Muster und trifft auch mutige Paare, die sich vor den *Trau*-Altar trauten, um dann doch vor dem Scheidungsrichter zu enden.

Wer diese im Hintergrund wirkenden drei Gesetze durchschaut, kann sich viel ersparen. Statt aus Fehlern wird er aus Verständnis lernen und das macht noch glücklicher als Lernen an sich schon. Den *Schicksalsgesetzen* zu folgen, führt zu Erfolg und Glück.

AUS ERFAHRUNGEN LERNEN – VERGANGENHEIT WERTSCHÄTZEN

Mit den Spielregeln des Lebens im Rücken lässt sich ideal aus der Vergangenheit für die Zukunft lernen und aus Erfahrung klüger werden, wie es der Volksmund nennt. Er weiß auch, aus Schaden wird man klug. Diesen Umweg erspart sich, wer durch Anwendung der *Schicksalsgesetze* und ihren Nutzen gescheiter wird.

Statt durch Scheitern gescheiter zu werden, ist es durch Erfahrung angenehmer und leichter. Dazu verhalfen früher Legenden, Mythen, Märchen, Epen, die Geschichte und Geschichten. Heute könnten wir daraus immer noch – und zusätzlich aus Lebensgeschichten, Romanen und Filmen – lernen und statt durch Schaden, durch Nutzen wachsen. Aber selbst der Schaden anderer kann uns eines Besseren belehren. Beides sind (polare) Wege zu lernen, und Lernen macht – wissenschaftlich belegt – nicht nur klug, sondern obendrein glücklich.

Dieses Buch will anregen, beides zu sehen, aber den Nutzen über den Schaden zu stellen und sich an positiven Erfahrungen der Vergangenheit zu orientieren, daraus zu lernen und daran zu wachsen. Sie sind, wie das Folgende, zur Nachahmung empfohlen. Die ist, wie sich zeigen wird, das Geheimnis unseres Erfolges als Menschheit. Diese (ur-)alten Erfahrungen liefern tatsächlich spielerische Beispiele, wie wir so vieles *gutwärts* bewegen könn(t)en.

Mir ist durchaus bewusst, wie sehr das Adjektiv „gut" heute in Verruf geraten ist. Das möchte ich gern ändern. *Gut*menschen genießen in diesen Zeiten keinen guten Ruf, „gut" gilt manchen schon als „böse". Bertolt Brecht sagte, das Gegenteil von gut sei nicht böse, sondern „gut gemeint". Insofern sei hier gleich zu Anfang angeregt, beides nicht zu verwechseln. All die Politik, die wir erleben und erleiden, ist möglicherweise gut gemeint. Tatsächlich wird sich zeigen, Böses tun die meisten Menschen nur, weil sie es gut meinen. Hier tut sich eine gewaltige Falle auf, die es erst zu erkennen und anschließend zu meiden gilt.

Mit „gutwärts", einem Begriff, den ich von einem Freund entleihe, ist der wirkliche Gegenpol zu böse gemeint, konstruktiv-erlöst statt destruktiv-unerlöst.

WUNDER DER MEDIZINGESCHICHTE
Die Polarität begleitet uns überall, und so können wir manch „blaues Wunder" erleben. Es gibt aber auch so viele wundervolle Wunder, aus denen wir so viel lernen und machen könnten. Sich über Wunder zu wundern, ist die eine Seite, sie verstehen zu ler-

nen und uns von ihnen inspirieren zu lassen, eigene Wunder zu wirken, die andere. Das wird möglich, sobald wir ihr Wesen erkennen. Das ist eine große, *wunder-volle,* nicht einmal schwer zu verwirklichende Möglichkeit. In gut 40 Arztjahren durfte ich so viele Heilungs-Wunder erleben, die mich bis heute mit Dankbarkeit erfüllen. Statt sie systematisch zu verdrängen wie die Schulmedizin, habe ich sie gut erinnert und nach meinen bescheidenen Kräften nicht zu fordern, aber doch zu fördern versucht. Wo es glückte, war es immer zutiefst beglückend.

Es gibt aber zum Glück noch größere, tatsächlich kollektive, aus verschiedensten Gründen verdrängte Wunder, die ich in dieser (Welt-)Lage ganz entschieden aus der Versenkung holen und neuerlich empfehlen möchte. Wir können sie heute und jederzeit wiederholen und daran individuell und kollektiv genesen.

Das Wunder von Dänemark

Anfang des 20. Jahrhunderts legte ein Medizinstudent namens Mikkel Hindhede ein Examen ab, wie es davor in Dänemark noch keines gab. Die Erwartungen an eine große Universitätskarriere enttäuschte er und wurde Hausarzt in seiner ländlichen Heimat. Als Jahre später das größte und modernste Krankenhaus Dänemarks seiner Bestimmung übergeben wurde, folgte er dem Ruf, es zu leiten. Bekannt und aus mancher Sicht berüchtigt wurde er, weil der Medikamentenverbrauch in seiner Klinik um 75 Prozent niedriger lag als in anderen (Kranken-)Häusern. Mit nur einem Viertel der üblichen Pharmaka war er der Pharmaindustrie ein (früher) Dorn im Auge und sein Kranken- eher ein Gesundheitshaus. Konsequent wie bei sich und seiner Familie, setzte er in „seiner" Klinik auf frische, naturbelassene Pflanzenkost als Heilmittel und auf Methoden der Naturheilkunde.

Als Dänemark während des Ersten Weltkrieges 1917 unter Blockade geriet und – da landwirtschaftlich ganz auf Tierzucht und Milchproduktion – ausgerichtet, eine Hungersnot unerhörten Ausmaßes drohte, ernannte der Regierungschef Hindhede zu seinem Berater. Der eröffnete ihm die Alternative, entweder die

Bevölkerung oder die Nutztiere hungern zu lassen. Die Entscheidung fiel leicht. Man verkaufte 90 Prozent der Schweine und einen guten Teil der Kühe und anderen Nutztiere. Fleisch und Milch wurden nicht verboten, aber drastisch verteuert. Deutliche Subvention der Pflanzennahrung ließ die Bevölkerung weitgehend auf diese – damals noch automatisch vollwertige – Kost umschwenken. Die überwiegende Mehrheit folgte Hindhede wohl vor allem, weil Tierprotein für sie nun zu teuer und pflanzlich-vollwertige Kost sehr günstig war. So ersparte Hindhede den Dänen nicht nur die erwartete Hungersnot.

Aufgrund dieser Vorgeschichte ereignete sich ein Jahr später das eigentliche Wunder von Dänemark. Da die Bevölkerung mit weitgehend pflanzlicher Kost nicht nur gut überlebt hatte, sondern obendrein zunehmend gesundet war, blieb sie dabei. Als im folgenden Jahr 1918 die Spanische Grippe über die Welt kam und über 50 Millionen Todesopfer forderte, allein in Europa über 20 Millionen, verschonte sie Dänemark weitestgehend. Zwar starben auch Dänen daran, aber vor allem wohl Reiche, die sich weiterhin Tierprotein leisteten. Die Gesamtsterblichkeit war in Dänemark als einzigem Land Europas und möglicherweise in der Welt nicht höher als sonst.

The Lancet, schon vor 100 Jahren wie heute die renommierteste Medizin-Zeitschrift, anerkannte und würdigte Hindhede, der seinem Land so viel Elend erspart hatte. Er wurde so zu einem der großen Helden der Medizingeschichte, der ungezählten Dänen durch einfache, natürliche Maßnahmen das Leben rettete.

Warum nur wurde seine ebenso einfache wie günstige Behandlungsmethode mit frischer, natürlicher Kost und diese wundervolle Rettungsaktion nicht übernommen und über die Welt verbreitet?

Lag es daran, dass sie – von Interessengruppen im Gesundheitsbereich extrem bekämpft – weitgehend in Vergessenheit geriet? Diese Kost war schon damals und ist bis heute Nahrungsmittel- und Pharmakonzernen, weil Umsatz verhindernd, ein Dorn im Auge. Andererseits ist sie heute unsere größte Chance, mit der Corona- und allen weiteren Pandemien ein für alle Mal fertig zu werden.

Mit wenig viel erreichen

Einen weiteren Beleg für den durchschlagenden Erfolg dieser ebenso einfachen wie genialen Therapiemethode mit heilender pflanzlicher Vollwertkost liefert Andres Bircher, der Enkel von Maximilian Bircher-Benner. Er beschreibt berührend, wie sein berühmter Großvater zur gleichen Zeit wie Hindhede in seiner 150-Betten-Klinik in Zürich keinen einzigen Patienten an die Spanische Grippe verlor – durch pflanzlich-vollwertige Frischkost und Methoden der Komplementärmedizin.

Auch das ist weitgehend vergessen und verdrängt. Heute ist die Schweiz weiter von pflanzlich-vollwertiger Kost entfernt als die beiden anderen deutschsprachigen Länder. Wie war es möglich, solch einfache, günstige und hochwirksame Methoden einfach zu vergessen, noch dazu in einem so (Gesundheits-)bewussten Land?

Alte Studien aus weniger Pharma-dominierten Zeiten enthüllen den besseren, weil erstens gesünderen und zweitens günstigeren Weg. Ralph Bircher, Sohn von Maximilian Bircher-Benner, hat sie in seinem Buch „Geheimarchiv der Ernährungslehre" zusammengestellt. Darin lesen wir: Bereits vor 100 Jahren gab es in einer großen Wiener Klinik einen gelungenen Versuch, Schulmedizin und Naturheilkunde zu versöhnen. Schulmediziner lernten dort die Möglichkeiten der Naturheilkunde kennen, schätzen und integrieren, und Naturheilärzte, sich im Bedarfsfall auf die (Notfall-)Möglichkeiten der Schulmedizin zu verlassen. Wie konnten solch erfolgreiche Erfahrungen der Integration und nachhaltiger Kompromisse nur in Vergessenheit geraten?

Positiv gefragt: Was könnten wir für Wunder wirken, führten wir – studienbelegt – Infektionen reduzierende pflanzliche Kost ein und unterstützten sie gesundheitspolitisch, statt sie nach (steuerlichen) Kräften zu behindern? Dazu reichte es – wie vor 100 Jahren in Dänemark – Steuern auf tierproteinreiche Kost deutlich zu erhöhen und die auf pflanzlich-vollwertige Lebensmittel zu reduzieren oder ganz zu streichen. Es bräuchte also nicht einmal Verbote, nur etwas guten Willen. Der fehlt heute so sehr, aber warum? Mischkost bliebe Reichen und weniger Einsichtigen vorbehalten. Mit der Zeit und den immer deutlicher werdenden Unterschieden bezüglich Gesundheit und Lebenserwartung würde sie sich von selbst erübrigen.

Fassen wir die ganze Medizin ins Auge, ergibt sich mit den heutigen Möglichkeiten moderner Schul- und sie ergänzender Komplementärmedizin die Chance, unsere Gesundheit kollektiv dramatisch zu verbessern.

Wie einfach könnten wir, statt Infektionen, Epi- und Pandemien ausschließlich zu bekämpfen, Abwehrkraft und Gesundheit insgesamt fördern und Welt-Wunder wirken durch Umstellung auf pflanzliche Kost – gute 100 Jahre nach dem Wunder von Dänemark und dem in der Bircher-Benner-Klinik! Wem verdanken wir diese Unterlassungssünden, außer erfolgreichem Lobbyismus von Nahrungsmittel- und Pharmaindustrie und der entsprechenden Hörigkeit gegenwärtiger Politiker? Vielleicht auch unserer Bequemlichkeit oder gar Gier?

Was aber, wenn wir jede(r) Einzelne mit unserem eigenen kleinen Wunder beginnen und zunächst unserem Körperland Frieden bringen? Was, wenn wir unsere Verwandten und Bekannten in diesem positiven Sinne infizieren und mit gutem Beispiel überzeugen? Was, wenn aus vielen kleinen Inseln der Gesundheit größere werden? Wenn sie zusammenwachsen und wir uns zusammenfinden und gemeinsam etwas Großes bewegen? Gemeinsam in unserer Gemeinde, in unserem Kreis, in vielen Gebieten und anschließend unserem Land? Und in vielen Ländern, Kontinenten und schließlich der Welt?

Peace Food heißt nicht nur Friedensessen, es meint genau das: Frieden im Innern und Außen, mit dem eigenen Immunsystem, mit den ärmsten, hungernden Menschen auf unserem Heimatplaneten, denen wir nicht länger ihre Nahrung für unsere

Schlachttiere zweckentfremden, aber auch Frieden mit Um- und Mitwelt und den Tieren.

Da unsere Obrigkeiten – aus welchen Gründen auch immer – von dieser Lösung offensichtlich nicht nur nichts wissen wollen, sondern sie sogar nach Kräften bekämpfen, sind wir auf uns selbst angewiesen. Aber sogleich die gute Nachricht: Wir können jederzeit für und bei uns damit anfangen – und diese Entwicklung ist bereits – trotz ebenso erstaunlicher wie massiver Gegenpropaganda – erfreulich gut und stark unterwegs – eine Grassroots- oder Graswurzel-Bewegung, auf dem Weg zu einer großen, weltweiten Wiesenlandschaft.

IMPULSE ZU HEILUNG UND VORBEUGUNG
Die Beispiele für solch vorteilhafte Veränderungen des Lebensstils sind zahlreich und überzeugend, sobald wir uns dieser Möglichkeit öffnen. Solange die Menschen auf Okinawa ihre angestammte, einfache, frische Kost und den dazu passenden bodenständigen Lebensstil bewahrten, blieben sie gesund und langlebiger als Japaner sowieso schon. Sobald sich die Männer aber dem Lebensstil der US-amerikanischen Soldaten der großen Militärbasis öffneten, verloren sie Gesundheit und Langlebigkeit. Heute leben sie elender und sterben deutlich früher als ihre Frauen und die übrigen Japaner. In dem Maße, wie sich die Frauen allmählich ebenfalls dem „American Way of Life" anschlossen, erlebten auch sie den frühzeitigen Niedergang ihrer Gesundheit und vorzeitigen Tod.

Ähnliches haben US-Indianer wie die Pima, aber auch viele Südsee-Insulaner erlebt, wie auch die Menschen in Bali und überall auf der Welt, wo sie sich der Industrienahrung öffneten. Es ist ein weltweites Phänomen, und wir sind seine Zeugen. Solange indigene Völker ihren ursprünglichen Lebensstil bewahrten, konnten sie auch ihre, gemessen an den Weißen, hohen ethischen Standards erhalten. Sobald sie hingegen Lebens-, Ess- und vor allem auch Trinkgewohnheiten der Eroberer übernahmen, verfielen mit der Gesundheit auch Kultur und Ethik.

Ein eindrucksvolles Beispiel bieten die Hunzukuts – die Bewohner des Hunzatals – im Himalaja. Solange sie das fast vollkommen abgeschiedene Leben eines kleinen Bergvolkes in ihrer kargen Gebirgsregion lebten, waren sie ein moralisch erstaunlich integres und für unsere Maßstäbe ausgesprochen ehrliches Volk. Im Frühjahr, wenn ihnen regelmäßig die Nahrung ausging, begann ihre natürliche längere Fastenperiode mit ihrem berühmt guten Wasser. Sie kannten weder Verbrechen noch Kriminalität, dafür umwerfende Solidarität und tiefe religiöse Verbundenheit.

Als eine – militärischen Absichten Indiens geschuldete – Straße sie an die moderne Zivilisation anschloss, war Fasten nicht mehr notwendig und genug kalorisch ausreichende, ansonsten minderwertige Industrienahrung vorhanden. Gesundheit und Moral verfielen zusehends und gleichermaßen. Wo es bis dato keine Kriminalität gab, zog sie rasch und unerbittlich ein. Verbundenheit untereinander und die vorher unbedingte Solidarität schwanden, spirituelle Werte verloren an Bedeutung. Wenig später lebten die Hunzukuts schon in der Erbärmlichkeit, die typisch ist für spät an unsere sogenannte Zivilisation angeschlossene indigene Gemeinschaften.

Der amerikanische Zahnarzt Weston Price, der von 1870 bis 1948 lebte und als „Charles Darwin der Ernährung" galt, stellte auf Expeditionen zu Beginn des letzten Jahrhunderts Ähnliches überall auf der Welt fest: Indigene Völker, die die bewährte Kost und den Lebensstil ihrer Vorfahren beibehalten hatten, begegneten ihm fast durchgehend liebenswert, heiteren Gemüts und gastfreundlich. Dagegen brachte ihnen die Übernahme unserer Zivilisationskost bereits nach wenigen Jahren körperliche und seelische Verfallserscheinungen, und berechnende Charakterzüge begannen die natürliche Herzlichkeit zu ersetzen.

KONSEQUENZEN DREIER EINFACHER SCHRITTE
Ein Modell und drei Vorschläge, um mit kleinen Veränderungen bei Einzelnen Großes im Großen und Ganzen zu bewirken, noch

ganz ohne andere natürliche oder geistig-seelische Schritte – am Körper, in der uns vertrauten Welt der Materie, ansetzend:

Die Hindhede- und Bircher-Benner-Methode:
1. Pflanzlich-vollwertige frische Kost steuerlich bevorzugen, Tierprotein hoch besteuern.
2. Gründliche Aufklärung vom Kindergarten an über diese Ernährung.
3. Fasten als Einstieg in den Umstieg entsprechend wieder popularisieren als beste Methode, Süchte und Abhängigkeiten zu überwinden und sich davon nachhaltig zu befreien.

Gesundheitliche und soziale Konsequenzen:
a. Massentierzuchthäuser rechnen sich wegen mangelndem Absatz und höherer Auflagen nicht mehr und schließen.
b. Fleisch- und Milchwirtschaft gehen drastisch zurück und mit ihnen verschwinden viele Krankheitsbilder.
c. Die Trinkwassersituation verbessert sich mit sinkenden Nitrat-Werten drastisch.
d. Die Bewegungslust nimmt – wissenschaftlich belegt – zu.
e. Grippewellen ebben ab und schwächen sich innerhalb weniger Jahre ab, weil die Abwehrkraft kollektiv wächst, und Erreger aus dem geschonten und respektierten Tierreich nicht mehr auf abwehrstarke Menschen überspringen.
f. Todesfälle und Amputationen wegen resistenter unbeherrschbarer Keime gehen wie diese zurück.
g. Allergien werden rasch wieder so selten wie vor 100 Jahren, als sie fast unbekannt waren.
h. Zivilisationskrankheiten wie Autoimmunkrankheiten reduzieren sich drastisch wie Rheuma, MS und Hashimoto.
i. Zivilisations-Risikofaktoren wie Übergewicht, Bluthochdruck, metabolisches Syndrom, Insulin-Resistenz, Typ-2-Diabetes werden zu Ausnahmen.
j. Angst-Syndrome lassen drastisch nach, schon, weil wir die im Fleisch gebundene Angst von Schlachttieren vermeiden.

k. Herzinfarkte verschwinden (nach Caldwell Esselstyn).
l. Krebserkrankungen nehmen signifikant ab.
m. Alzheimer wird wieder so selten wie vor 100 Jahren, d. h. verschwindet.
n. Magen-Darm-Probleme gehen drastisch zurück.
o. Die Bevölkerung wird generell und auf vielen Ebenen gesünder.
p. Risikofaktoren nehmen dramatisch ab.
q. Infektionen reduzieren sich drastisch.
r. Abhängigkeiten werden insgesamt selten.

Sozialpolitische Konsequenzen:
a. Krankenkassen-Kosten implodieren.
b. Krankenhäuser werden frei und Ärzte können sich echter Vorbeugung und Aufklärung widmen.
c. Echte Vorsorge wird üblich und ersetzt Früherkennung und viel Schulmedizin.
d. Menschen bleiben bis ins hohe Alter fit: *Altern* wird *als Geschenk* erkannt.

Wirtschaftspolitische Konsequenzen:
1. Nahrungsmittelkonzerne schrumpfen dahin.
2. Pharmakonzerne schrumpfen sich gesund, während die Bevölkerung gesundet.
3. Eigenanbau wird zum Volkssport.
4. Landwirtschaftliche Industriearbeiter stellen sich neuerlich um und werden wieder zu Bauern, deren Arbeit geachtet und geschätzt wird.
5. Gemeinschaftsprojekte entstehen überall.

DURCHBRUCH ZU EIGENVERANTWORTUNG
Wer kann uns hindern, freiwillig unsere Ernährung umzustellen, wie die Dänen notgedrungen vor 100 Jahren, und an dieser Lebensstil-Veränderung zu gesunden? Ist die moderne Not noch nicht ausreichend, eigenständige Schritte zu setzen und kollek-

tive ins Gespräch zu bringen? Wer außer uns selbst kann die Lösung sofort angehen?

Projektion ist das Gegenteil von Eigenverantwortung und bedeutet, anderen die Verantwortung, sogar Schuld zu geben an eigenen Problemen und Lebensumständen. Die berühmte und beliebte Sündenbock-Methode!

Sie führt im Außen zu Feinden und Problemen, im Inneren zu Symptomen und Krankheitsbildern.

Wer andererseits seine Projektionen zurücknimmt, übernimmt auch die ganze Verantwortung für sein Leben. Dadurch befreit er es und sich von äußeren Schuldigen, Feinden und bösen Umständen, und Betreffende leben und erleben Selbstbestimmung und Eigenverantwortung.

Was immer uns im Außen begegnet, muss in Resonanz mit uns sein. Wenn es etwas ist, was uns gefällt, ist es in Resonanz mit unserem bewussten Sein. Wenn es uns missfällt, ist es in Resonanz mit unserem unbewussten Sein, unserem »Schatten«. Bewusste Wahl von Umgebung und Umwelt beeinflusst somit unsere Resonanz.

In Eigen- oder Selbstverantwortung gelangen wir ans Ziel, denn wenn niemand da draußen mehr schuld ist, liegt alle Verantwortung im Sinne der Aufgabe, Antworten zu finden, Projektionen zu beenden und Selbstverantwortung zu übernehmen, bei uns selbst. Antworten für uns selbst zu finden, führt auf den Weg zu Selbstver*antwort*ung.

Sündenböcke und andere Böcke, (auf) die wir schießen können

Viele unserer Probleme scheinen am Geld zu hängen und an denjenigen, die es im Überfluss haben und als Shareholder in Konzerne investieren, um es so weiter zu vermehren. Konzerne sind aber keine Eigenwesen, sondern von Menschen entworfene Konstruktionen zu genau diesem einen Zweck, Geld zu verdienen. Die meisten sind Aktiengesellschaften, in deren Statuten genau das als Aufgabe festgeschrieben steht. Daran ist nichts

Geheimnisvolles und dahinter steckt weder böse Absicht noch Verschwörung. All das geschieht ganz offen, und trotzdem werden Konzerne rasch zu Sündenböcken, auf die wir – und auch ich – bezüglich der Pharma- und Nahrungsmittel-Konzerne zu projizieren neigen. Eine gute Möglichkeit ist, spätestens, wenn der Zorn verraucht ist, sich wieder einzukriegen und die Projektion bewusst zurückzunehmen.

Das ist einfach, verlangt aber, sich einzugestehen, dass die Mehrheit offensichtlich diese Konzerne fördert und folglich auch will, sonst gäbe es sie nämlich nicht (mehr). Wessen Produkte wir nicht mehr kaufen, der muss letztendlich schließen. Wir bräuchten also nur aufzuhören, die jeweiligen Produkte zu kaufen, schon wäre Schluss mit ihnen und den Konzernen, die sie produzieren, beziehungsweise würden die sich rasch unseren neuen Bedürfnissen und Wünschen anpassen. Letztlich haben wir selbst also die ganze Verantwortung und auch erhebliche Macht. Gleiches gilt für Social-Media-Konzerne. Solange wir diejenigen weiter nutzen, die zensieren, brauchen wir uns eigentlich nicht zu beschweren.

Am schwierigsten ist wohl, das immer bei sich selbst zu erkennen. Für mich heißt das zum Beispiel, trotz allem Erfolg von *Krankheit als Symbol* und *Peace Food* ist es mir offensichtlich (noch) nicht gelungen, eine Mehrheit von (m)einer ganzheitlichen psychosomatischen Medizin und einem gesunden Lebensstil zu überzeugen. Sie verbindet Psyche und Soma in dieser Reihenfolge und ergänzt sie mit den Säulen der Gesundheit: Ernährung, Bewegung, Entspannung, Atem und Umwelt, wogegen kaum jemand ist. Aber sie verlangt Eigenverantwortung, und das ist den meisten wohl noch zu unbequem oder beschwerlich.

Dabei ist es so einfach zu durchschauen, dass Konzerne
1. von Menschen gegründet sind, um möglichst viel Geld zu verdienen und
2. nichts verkaufen können, was wir nicht kaufen.

Unser Einkaufszettel gibt uns also erhebliche Macht über unser Leben und auch über Konzerne und zwar viel mehr als der Wahlzettel – außer in der Schweiz mit ihrer Basisdemokratie.

Wir entscheiden also mehrheitlich, was Konzerne und Bauern produzieren und sind folglich auch verantwortlich dafür. Einmal mehr sind wir diejenigen, deren Aufgabe es ist, Antworten zu finden, statt aufzugeben im Sinne von resignieren. Das Wort re-signieren bedeutet, die Unterschrift oder Signatur unter den Vertrag mit dem Leben und der Welt zurückzuziehen.

Statt Wut auf angeblich Schuldige im eigenen Bauch zu kultivieren, wäre es viel sinnvoller, zielführender und obendrein gesünder, Mitgefühl im Herzen zu entwickeln. Wut, die wir im Bauch mit uns herumtragen, schwächt uns und unser Immunsystem und macht uns anfällig für Krankheitsbilder und Fehlverhalten wie Lust auf Vergeltung oder gar Rache.

Wer denselben Fehler wie bei der Schweinegrippe zehn Jahre später zum zweiten Mal macht, ist entweder dumm, unwissend oder hat böse Absichten. Im ersten Fall ist es besonders leicht, hier keine Schuld zuzuschreiben. Auf intellektuell minderbegabte, also dumme Menschen zu projizieren, ist völlig unangemessen. Ich bin meiner Tochter Naomi so dankbar, dass sie mir diesen Zahn gezogen hat. Ihr IQ ist unmessbar, aber sie leidet offensichtlich nicht an ihrem in dieses Leben mitgebrachten Down-Syndrom. Vielmehr genießt sie ihr Leben und lehrt uns Eltern und ihre Umgebung ganz nebenbei Gefühle von Herzlichkeit und Vertrauen. Wir lieben sie vorbehaltlos und in Dankbarkeit als Tochter, von der wir so viel an Gefühl lernen dürfen.

Natürlich sind nicht alle intellektuell minderbegabten Menschen so liebevoll und herzlich wie Trisomie-Kinder. Einige, die ausreichend Intellekt haben und sich weigern, ihn konstruktiv zu benutzen, machen es uns nicht gerade leicht. Aber Mitgefühl verdienen sie trotzdem, gerade wenn sie sich und uns übel mitspielen. Vielleicht sind sie einfach unwissend. Könnte es sein, dass die Obrigkeiten in der Pandemie-Krise gar nicht überblick(t)en, was für Kollateralschäden ihre Angst-Kampagne auslöst(e)?

Es ist immerhin denkbar, tatsächlich hatten auch die meisten Mediziner bis zur Einführung der sogenannten Psychoneuroimmunologie keinen blassen Schimmer von den Auswirkungen der Angst aufs Immunsystem. Auch wer so unwissend ist und vorgibt, anderen zu helfen, als Mediziner oder was immer für ein Ratgeber oder gar als Minister oder Regierungschef, kann einem doch vor allem leidtun. Er tut der Gemeinschaft, die ihn sich allerdings freiwillig auserkoren hat, Leid an, aber am meisten natürlich seiner eigenen Seele.

Böswillige Menschen, im dritten Fall, vergehen sich am meisten an ihrer Seele und verbiegen sich für Geld oder Macht, vielleicht auch für beide und verdienen noch mehr Mitgefühl, denn was könnte man sich selbst und seiner Seele Schlimmeres antun?

Projektion bedeutet, anderen Schuld zu geben und damit Schatten zu schaffen. Wie erwähnt, schafft sie im Außen Feinde, im Innern Krankheitsbilder und überall Unfrieden. Wer seine Projektionen dagegen zurücknimmt, übernimmt die volle Verantwortung für sein Leben. Dadurch wird er so viel freier vom „Außen".

Diese Freiheit zu ermöglichen, ist ein zentrales Anliegen dieses Buches. Denn wir sind durchaus noch zu retten, aber wohl nur, wenn wir vom Projizieren zu Eigenverantwortung wechseln und im Schatten, unseren unbewussten und unakzeptierten Anteilen, den Schatz erkennen, den es im Leben zu heben beziehungsweise zu durchlichten gilt.

Niemand ist schuld, aber alle sind wir verantwortlich und darauf angewiesen, (endlich) angemessene Antworten für unsere Gesundheit und unsere Welt zu finden. Das ist der Weg zu unserer und zur Rettung der Erde, der einzigen Heimat, die wir haben. Das sehen wir letztlich wohl alle so (ein). Nur einige fassen den Begriff Heimat weit und beziehen ihn auf die ganze Welt – und andere eng und nur auf ihr Land. Enge kommt von Angst, und bedarf der Ausweitung, um letztere zu (er-)lösen. Der hier notwendige Schritt zur Bewusstseinserweiterung ist ein Lernschritt, und Lernen macht glücklich. Dem Thema Angst widmen wir uns in einem eigenen Kapitel, um nicht nur die Enge des Nationalismus zu überwinden, sondern auch die Angst vor dem Neuen, Wundervollen und vor den Lösungen für eine glücklichere Zukunft.

Wir sind noch zu retten! Desto rascher und nachhaltiger, je mehr wir auf Eigenverantwortung setzen. Und die Corona-Krise ist die Chance, bei uns selbst zu beginnen.

ANGST (AUS-)LÖSEN

DIE GESCHICHTE (MIT) DER ANGST

Im Mittelalter wartete vor dem Stadttor einer kleinen, von einer Mauer umringten Stadt der Tod, um dem Bürgermeister zu sagen, er wolle 100 Einwohner zu sich holen. Zu Tode erschrocken, rannte der Bürgermeister in die Stadt und erzählte allen davon. Den Einwohnern fuhr die Angst in die Knochen und sie verbarrikadierten sich panisch in ihren Häusern. Schon bald waren über 1000 gestorben. Der Bürgermeister ging wieder vors Stadttor, wo der Tod noch wartete und sagte wütend und verzweifelt: „Tod, du hast gesagt, du wollest dir 100 holen, aber nun sind es schon über 1000." Da antwortete der Tod: „Ich habe 100 Alte und Kranke geholt, für die übrigen bist du verantwortlich."

Wer diese kleine Geschichte versteht, weiß schon alles Wesentliche über das Wesen des Todes und der Angst. Allen beiden werden wir am Ende des Kapitels wieder begegnen und sie hoffentlich ganz anders sehen und besser verstehen.

Angst ist ein urmenschliches Thema mit einer ungeheuren und oft unterschätzten Macht und lässt sich so leicht schüren. Sie zu überwinden ist anspruchsvoll, aber möglich, wenn wir die Enge darin (lat. eng heißt *angustus*) in Weite wandeln. Machen wir uns also *auf*, es lohnt sich.

Wie stark Angst wirkt, zeigt die Placebo- und Nocebo-Forschung. Hartmut Schröder von der Uni Frankfurt/Oder erklärt zum Nocebo-Effekt, dieser könne durch alle Reize hervorgerufen werden, die auf die Patienten zukommen: „Vermittelt wird das meisten über Angst und diese Reize können zum Beispiel auch aus den Medien kommen, sie können aus der Arzt-Patienten-Kommunikation kommen und sie können natürlich auch aus den Beipackzetteln von Medikamenten kommen." Schröder demonstrierte es an einem alltäglichen Beispiel der ärztlichen Praxis, der Verordnung von Betablockern, sehr häufig verschriebenen Medikamenten. Was dort täglich geschieht, zeigte er in einer bezüglich der Angst-Wirkung bisher noch gar nicht in ganzer Tragweite beachteten, bahnbrechenden Studie.

Wer Männern Betablocker zur Nervenberuhigung und Stabilisierung des Blutdrucks verschreibt, hat die Pflicht, sie aufzuklären, dass sie selten erektile Dysfunktionen auslösen können. Wer diesen wissenschaftlichen Fachausdruck in das verständlichere Wort „Impotenz" übersetzt, löst unter 100 Männern bei 30 tatsächlich Impotenz aus.

Bleibt dieser beängstigende Tatbestand unerwähnt, trifft dieses Symptom aber nur zwei Männer. Die Angst wirkt also unglaubliche 15-mal stärker als das Medikament. Viele Ärzte wissen oder ahnen das und unterlassen diese Aufklärung, nuscheln sie undeutlich oder übersetzen den Fachausdruck nicht, um die Angst und mit ihr diese Nebenwirkung erfolgreich zu minimieren.

Was bedeutet die Erfahrung, dass die ausgelöste Angst über die Seele so viel stärker wirkt als das Medikament im Körper?

Bei der Pandemie ging es um so viel mehr als um eine nebenbei erwähnte ängstigende Bemerkung. Hier handelt(e) es sich um systematische Angst- und Panikverbreitung von oben, unter Einbezug der gesamten öffentlich-rechtlichen(?) und so ziemlich aller Mainstream-Medien. Hinzu kam der große Medien- und Geldeinfluss des Multimilliardärs und Impfbefürworters Bill Gates, und der von ihm mitfinanzierten und mitgelenkten WHO, des Robert-Koch-Instituts und dessen US-Variante CDC sowie wichtiger Medien und Institutionen, die er durch nachweisbare Geldströme auf seine Impf-Linie brachte. Hinzu kamen Facebook und Instagram, die Medienmacht von Google und YouTube, die ebenfalls in diesem Sinne agieren, indem sie zensieren oder sogar löschen, was nicht impf-konform ist oder das aufgebaute Angstfeld schwächt.

In Rekordzeit gelang diesem Konsortium der Aufbau eines weltweiten Feldes von Angst, dem sich mit wenigen Ausnahmen alle Länder ergaben. Solch geballte Medienmacht erzeugt ein unglaublich mächtiges Feld, unvergleichbar mit einer nebenbei fallengelassenen Bemerkung über Impotenz.

Wir müssen also davon ausgehen, dass die Angst-Wirkung in diesem Fall ungleich stärker war als beim Nocebo-Versuch von Hartmut Schröder, wo sie aber auch schon den Effekt des Medikaments um das 15-Fache überstieg. Wie viel mehr wird die Angstkampagne bewirken? Man stelle sich nur vor, die Wirkung einer normalen Grippeepidemie würde „nur" verfünfzehnfacht? Nehmen wir die Zahlen der Hongkong Grippe von 1968 mit 40 000 Toten. Mit 15 multipliziert, wären wir bei 600 000 Toten, bei der starken Influenza-Grippe von 2018 mit laut RKI über 25 000 Toten in Deutschland auch bei fast 400 000 Opfern.

Liegt da nicht der Verdacht nahe, mit solcher Angstverbreitung über alle einflussreichen Kanäle sei die Wirkung jedes beliebigen Virus immens und für viele unvorstellbar zu verstärken? Aber wer sollte das tun und warum?

ANGST-WIRKUNGEN

Was Angst anrichtet, ist auch seelisch klar belegt. Nach dem bekannten Vorarlberger Psychotherapeuten und Psychiater Reinhard Haller hemmt Angst bei vielen Menschen die Selbstwertregulierung. Wo aber das Selbstwertgefühl verloren gehe, versuchten viele durch extreme Bemühung und Überanpassung ihr inneres Gleichgewicht zu bewahren. Nach dem deutschen Neuropsychiater Herwig Scholz entstehen dadurch Stress und in Folge Depressionen und psychosomatische Syndrome wie Erschöpfungszustände. Die Pandemie lieferte für beides überdeutliche Belege.

Bei der Generalprobe mit dem vergleichsweise harmlosen Schweinegrippe-Virus konnte die Kampagne noch nicht wirklich Fuß fassen, ganze Klinikbelegschaften verweigerten in Deutschland die Impfung nach deren schrecklichen Nebenwirkungen in Skandinavien und den USA. Zehn Jahre später war die Kampagne ungleich breiter angelegt und das Virus deutlich virulenter, das heißt: ansteckender, wie auch seine späteren Mutanten.

Wie gefährlich das Virus und die zahlreichen Mutanten wirklich sind, lässt sich bis heute nicht sicher sagen. Der weltweit angesehenste und Industrie-unabhängige Epidemiologe John Ioannidis von der US-amerikanischen Stanford University sieht von Beginn an und auch Anfang 2021 weiterhin die Sterblichkeit nicht höher als bei Influenza-Grippe. Wobei die, insbesondere für ältere Menschen, alles andere als harmlos ist, wie oben erwähnte Zahlen von 1968 und 2018 belegen.

Müssen wir bei der Pandemie von einem einmaligen, nie dagewesenen (un-)absichtlichen Nocebo-Experiment ausgehen? Ob die Angstverbreitung mit diesem ungeheuer(lich)en Ziel betrieben oder schlicht aus Unwissenheit entstanden ist, kann und will ich nicht entscheiden. Einiges spricht jedenfalls dafür, dass die Nebenwirkungen der Kampagne die Gefährlichkeit des Virus mittlerweile in den Schatten stellen.

Dieses Szenario mag deutlich zeigen, welche Macht Angst hat. Es gilt zusätzlich zu durchschauen, wie sie instrumentalisier- und (aus-)lösbar ist.

Als Beispiel nur einige Aspekte der Angst-Wirkung, um die sich die Regierenden nicht kümmern. Was bewirkt wohl die Angstverbreitung und daraus resultierende Enge der Pandemie-Ära für das Verhältnis der Kinder und Jugendlichen zu uns Alten? Wir sind noch groß geworden mit Respekt und sogar Ehrfurcht unseren Groß(en)Eltern gegenüber, die wir vielleicht bewunderten und liebten, die uns Sicherheit und manche Weisheit mitgaben. Und nun seien die Kinder eine Gefahr für die Alten. Beide Seiten sollen sich fernhalten voneinander und sich sogar voreinander schützen. Hat jemand „da oben" die seelischen Konsequenzen bedacht?

Sie bringen ganz nebenbei eine Kindergeneration um die spielerische Leichtigkeit dieser für die weitere Entwicklung so wichtigen Jahre, verderben größeren die Pubertät und bürden kommenden Generationen – auch nebenbei – unglaubliche finanzielle Lasten auf. Die nächsten Generationen werden in mancher Hinsicht für die jetzigen Maßnahmen der Regierenden zahlen (müssen).

Sind wir tatsächlich in einer Herrschaft verantwortungsloser Alter gelandet, die nur noch über die Runden kommen wollen, und junger, die ausschließlich die eigene Karriere im Auge haben, und sich nicht mehr um die Zukunft kommender Generationen von (Kindes-)Kindern scheren? Das wäre das Ende des Generationenvertrages, von dem unsere und jede Gesellschaft lebt.

Aber Vorsicht vor Projektionen, sowohl die alten als auch die jungen Regierenden halten ihr Tun für besonders verantwortlich. Den Schaden bei den Jungen begründen sie mit der Notwendigkeit, die (Ur-)Alten zu schützen, wobei die sich durch die Maßnahmen meist alleingelassen und vernachlässigt fühlen.

Als Arzt muss ich natürlich auch fragen, warum den Alten nicht wenigstens mit ausreichenden und obendrein ausgesprochen günstigen Vitamin-D-Gaben das Schlimmste erspart wird?

Unsere Ver*antwort*lichen, die kaum noch Antworten auf die Herausforderungen finden, sondern nach der nachweislich erfolglosen Methode „Immer mehr vom Selben" agieren, brauchen sicher vor allem Mitgefühl und Unterstützung – vielleicht auch mit einem Wahl- als Denkzettel.

Aus meiner Sicht fehlen Vor(aus)sicht, Rück- und Nachsicht mit den in vieler Hinsicht, medizinisch und sozial, selbst beim Sterben noch alleingelassenen Alten – wie aber auch mit Kindern und Jugendlichen, die einerseits um Entwicklungsjahre betrogen wurden, andererseits die ganze Zeche langfristig zahlen.

Solche Aspekte gibt es einige, und es geht längst nicht nur um Infektionszahlen auf Basis eines wenig verlässlichen und von vielen – etwa seinem Erfinder – als für diese Zwecke ungeeignet empfundenen PCR-Tests, was schließlich und sehr spät sogar die WHO zugab.

ANGST-POLITIK ÜBERALL

Die weltweit ausgebrochene Angst verbreitet eine *fürcht*erliche Enge, lässt uns aber auch – bei gutem Willen – erkennen, wie sehr wir alle im selben Boot sitzen. Und gem*einsam* ist so viel besser als einsam. Sobald wir in der Tiefe der Ängste deren identische Quelle entdecken, können sich aus Enge und Gegeneinander Weite und Miteinander und sogar Solidarität entwickeln. Machen wir uns *auf* (den Weg) zu und für solch wundervolle Verbundenheit!

Unser guter Wille ist die himmlische Lichtseite des Bösen (Willens), das wir so gern bei anderen sehen beziehungsweise auf diese projizieren.

Die Durchsetzung unpopulärer Maßnahmen ist sowohl durch Weckung von Verständnis möglich als auch durch Angst-Druck. Heute ist Angst oft das (Druck-)Mittel der Wahl zur Durchsetzung von Impfungen, sogenannter Vorsorge und zum Verkauf von allem Möglichen.

Im Bereich der (Schul-)Medizin hat sich Angstmache weitgehend durchgesetzt. Die meisten Menschen assoziieren Schulmedizin mit Krankheit und versuchen, sie so lange wie möglich zu meiden. Freiwillig zum Arzt zu gehen, um sich ein Rohr von oben in den Magen und von unten in den Darm schieben zu lassen, ist natürlich unbeliebt, weil unangenehm und schmerzhaft. Es gehört zu jener Früherkennung, die Schulmediziner so fälschlich als Vorsorge, Vorbeugung, Prophylaxe oder Prävention ausgeben. Mit guten Argumenten ließen sich wohl viele trotzdem überzeugen, weil Früh- natürlich viel besser als Späterkennung ist. Aber aus verschiedenen Gründen bevorzugen viele Mediziner Angstmache nach dem Motto „Wenn Sie nicht zur Krebsvorsorge kommen, werden sie schon sehen …!" Diese Aussage macht Angst und soll es wohl auch. Das ist ein Armutszeugnis für Mediziner, denn unsere ärztliche Aufgabe ist im Gegenteil, von Furcht zu befreien. Sie ist ein Krankheitsbild und kann schwerste Konsequenzen heraufbeschwören wie etwa Selbstmorde aus Angst, an Alzheimer zu leiden oder unheilbar krank zu sein.

Ganze Straßenzüge zur Mammographie einzuladen und oft genug in den Praxen geradezu zu nötigen, ist obendrein gefährlich und laut Aussagen des Gynäkologen Volker Zahn schon vor Jahrzehnten nur bei ernstem Krebsverdacht verantwortbar. Eine Studie des renommierten schwedischen Karolinska-Instituts enthüllte schon vor Jahrzehnten, dass dadurch mehr Schaden als Nutzen entsteht, sprich, mehr Krebs verursacht als rechtzeitig erkannt und behandelt wird – ausführlich beschrieben im Buch *Das Medizinkartell*[2]. Als ich 2019 *Krebs – Wachstum auf Abwegen* schrieb, war ich erstaunt, wie einhellig die gynäkologische Kritik an routinemäßiger Mammographie inzwischen ist. Warum nur wird sie weiter so aggressiv beworben und durchgeführt?

So weckt man nicht gerade Vertrauen, sondern schafft eine eskalierende Spirale von Misstrauen. Je mehr Frauen sich dieser Gefährdung entziehen, desto mehr Angst-Druck bauen manche Mediziner auf – insgesamt zum Schaden der Betroffenen, aber auch der Glaubwürdigkeit der Schulmedizin, und setzen, die Macht der Angst verkennend, einen Teufelskreis in Gang.

Ähnliches gilt für entsprechende Prostata-Untersuchungen bei Männern. Sie sind in England schon lange abgeschafft, weil der angerichtete Schaden in keinem Verhältnis zum Nutzen steht.

Wachsende Angst und Skepsis bezüglich sogenannter Vorsorgeuntersuchungen auf Seiten der PatientInnen und reflektorisch zunehmender Angstdruck von Seiten der Schulmediziner-Mehrheit führen in eine ausweglose Sackgasse, die allen schadet.

Der Ausweg läge einerseits in wirklicher Vorsorge wie sie die „Integrale Medizin" bietet, also Sicht-, Verhaltens- und Lebensstil-Veränderungen, die zum Beispiel Brustkrebs wirklich vorbeugen. Beispielsweise verringert die eingangs geschilderte Kostumstellung auf *Peace Food* allein schon das Risiko, daran zu erkranken nach Claus Leitzmann um 50 Prozent, das Risiko für den zweittödlichsten, den Dickdarmkrebs, sogar um 90 Prozent und das obendrein mit ausnahmslos positiven Nebenwirkungen. Auch in der Unterscheidung zwischen Vorsorge und Früherkennung, wobei letztere immer noch deutlich besser als Späterkennung ist, läge eine Chance. Gäbe es hier ehrliche Aufklärung, würden sich wohl viel mehr Menschen für echte Vorbeugung als für Früherkennung entscheiden. Angstmache, um PatientInnen zu unbeliebten Maßnahmen zu nötigen, widerspricht obendrein dem hippokratischen Eid.

Ähnlich ist die Situation bezüglich Impfungen. Die Impfmüdigkeit stieg – jedenfalls bis zum Ausbruch der Pandemie – besonders in der gebildeten Bevölkerung. Das lag wohl daran, dass Ignorierung und Nicht-Anerkennung von Impfschäden und die Leugnung zum Teil schwerer Nebenwirkungen sich herumsprachen.

Wachsendem Widerstand in der Bevölkerung begegnete die Schulmedizin auch hier mit zunehmender Angstmache bei häufig verunsicherten Eltern. Solche Angst-Druck-Strategien sind zutiefst unärztlich, aber viele Mediziner finden offenbar keinen anderen Weg. Sie verdienen unser Mitgefühl, scheitern sie doch am hohen Anspruch ihres wundervollen Berufes.

Dabei sind Auswege und nebenwirkungsfreie Vorbeugung einfach. Statt einseitig auf Kampf und Krieg gegen Bakterien oder Viren zu setzen, ist die bereits erwähnte Steigerung der Abwehrkräfte eine einfache, weitgehend unterschätzte und dabei so hilfreiche Option. Tatsächlich geht es hier nicht um eine Alternative, da beides vereinbar ist, weshalb statt Alternativ- der angemessenere Ausdruck Komplementärmedizin ist.

Wir sollten die freie Wahl haben, ob wir uns und unsere Kinder impfen lassen oder ihre Abwehrkräfte steigern oder auch beides wollen. Das fällt den jeweiligen Vertretern beider Seiten leider nicht leicht. Schulmediziner bezeichnen immer noch zu oft selbst studienbelegte Möglichkeiten der Komplementärmedizin als wirkungslos, während Komplementärmediziner – aus meiner Sicht oft begründet – vor studienbelegten Impfnebenwirkungen warnen.

ANGST-BEFREIUNG

Angst ist menschlich. Die Pandemie kann grundsätzlich zeigen, wie sie zu entfachen, aber auch zu verarbeiten ist. Vor allem gilt es – wie der Betablocker-Nocebo-Versuch zeigt – im Auge zu behalten, wie leicht Angst entsteht, und wie sie dann stärker wirkt, sogar als Pharmaka und möglicherweise Viren. Bei Hartmut Schröders Experiment war der Schaden nur durch die angstmachende Erwähnung einer nicht mal gefährlichen Nebenwirkung 15-mal stärker als die des Mittels selbst. Wie viel stärker wird dann die Wirkung einer auf allen Kanälen betriebenen Angstkampagne sein? Ist es möglich, dass die entfesselte Angst die Gefährlichkeit des Virus längst übersteigt, zumal weniges unser Abwehrsystem so schwächt wie Angst? Das ist jedenfalls zu befürchten, und so braucht dieses zugegebenermaßen nervige Thema mehr Raum.

Ängste lassen sich nach verschiedenen Kriterien einteilen. Der deutsche Psychologe Fritz Riemann ordnete sie in seinem berühmten Buch *Grundformen der Angst* nach den Planetenbewegungen. Sie lassen sich aber auch nach den verschiedenen Formen der Angst bezüglich einer Pandemie ordnen, wie es der Historiker Daniele Ganser in einem Vortrag anregt. Unser Ziel ist, die gemeinsame Basis der Ängste in diesem Zusammenhang zu finden, um das Problem in der Tiefe zu verstehen und zu lösen.

Denn sobald wir die Enge der Angst in wachsende Weite wandeln, verliert sie ihren Schrecken und löst sich auf. Wie Dunkelheit ist Angst durch Bekämpfen nicht zu bezwingen, aber wie die Dunkelheit dem Licht, weicht die Enge der Angst der Weite des Bewusstseins.

Die Angst vor Krankheit

Hinter der Hauptangst vor dem Virus steckt eine durchaus realistische Angst aus der Vergangenheit. Der Schwarze Tod – die Pest – hat, wie später die Cholera-Epidemien, Millionen Leben gekostet. Die Spanische Grippe war ein entsetzliches Desaster vor 100 und die Hongkong-Grippe vor 50 Jahren, und jedes Jahr sterben Tausende, besonders alte Menschen an Influenza-Grippe, die für Vorgeschädigte durchaus bedrohlich ist. Es gibt also genug Todesangst auslösende Szenarien in der Vergangenheit, die sich mit einer Seuche, einer weltweiten Pandemie, in der Seele aktivieren lassen.

Dass die Todesangst bei Covid-19 trotzdem für die überwältigende Mehrheit unrealistisch ist, lässt sich mit Fakten belegen, spielt bezüglich der entfachten Angst aber nur eine geringe Rolle. Die Angst sitzt tiefer und hat sich mit der Grundangst zu sterben verbunden. Sätze wie jener des österreichischen Kanzlers, jeder Österreicher werde bald jemanden kennen, der an Corona gestorben ist, oder seines Vize, der von 100 000 Toten in Österreich schwadronierte, weckten die Angst rasch und effektiv. Wer diesen extrem übertriebenen und damit letztlich falschen Aussagen und Zahlen mit den wirklichen nackten Fakten begegnet, tut sich schwer, zu Tode Erschreckte zu beruhigen. Nicht mal als Arzt kannte ich auf dem Höhepunkt der zweiten Welle persönlich einen an Corona Gestorbenen. Befragte ich Seminargruppen, waren es keine 5 Prozent, die persönlich jemanden kannten. Tatsächlich waren es in Österreich Anfang November 2020 exakt 1290 Tote, die nicht mal unbedingt „an", sondern auch „mit" Corona verstorben waren.

Jeder vorzeitige Tod ist bedauerlich. Auch wenn solch böse Märchen faktisch leicht zu widerlegen sind, ändert das wenig an mit (Wort-)Bildern geschürter und in die Seelen gepflanzter aktivierter Angst. Sie sitzt viel tiefer, vor allem, wenn sich die angstmachenden Meldungen und Bilder ständig wiederholen.

Als Ärzte und Therapeuten kennen wir das. PatientInnen mit Spinnen- oder Schlangenphobie kann man x-mal sagen, dass es in den deutschsprachigen Ländern gar keine gefährlichen Spinnen gibt. Die Chance, am Biss einer der letzten verhärmten Kreuzottern zu sterben, ist geringer als vom Blitz erschlagen zu werden. Spinnen- und Schlangenangst bleiben – von der realen Wahrscheinlichkeit unberührt – wegen der in *Krankheit als Symbol* dargestellten seelischen Themen in der Tiefe.

Die Geister, die Politiker und Journalisten gerufen und geradezu beschworen haben, sind schwer wieder loszuwerden. Selbst wenn das Angst-Märchen vom Tod von Millionen in unseren

Ländern im Rückblick durchschaut sein wird, lassen sich die Spuren der Angst rückwirkend deutlich schwerer auflösen.

Unser Gehirn lässt Bilder (des Schreckens) tief sinken und sich festsetzen und Zahlen an uns abprallen. Das liegt wahrscheinlich daran, dass Bilder unser Leben schon immer nährten, bestimmten und Schreckensbildern als Warnung in bedrohlichen Zeiten der Entwicklungsgeschichte besondere Bedeutung zukam.

Befreiende Fakten
Allerdings kann Durchschauen und Verstehen der Wirklichkeit allmählich doch beruhigen und vor allem vorausblickend Wachsamkeit gegenüber ständig wiederholten Bilderbotschaften und dahinterliegenden Absichten fördern.

Wem im Hotelzimmer ob eines Schusses im Nebenzimmer die Angst einschießt und ins Mark (der Knochen) fährt, der hat zwei Möglichkeiten: Mit der Angst im Nacken unters Bett zu flüchten und dort bis zum Morgen in der Hoffnung auf Rettung auszuharren. So wird er lange leiden und sich die Nacht über quälend ängstigen. Traut er sich dagegen nach dem ersten Schreck auf den Balkon und riskiert einen Blick ins Nachbarzimmer, wird ihm die Feier dort und die Erkenntnis, dass der Knall von einem Sektkorken stammt, schlagartig die Angst nehmen. Sein verspannter Nacken, das „verschreckte Knochenmark" können entspannen und Nerven sich beruhigen. Insofern bietet diese zweite Möglichkeit offensichtlich Vorteile.

Das ist bei der Angst vor Coronainfektionen nicht anders. Tatsächlich kann Verängstigten rechtzeitige Aufklärung und die Erkenntnis helfen, dass nur ein kleiner Teil der Weltbevölkerung wirklich infiziert ist und von diesem sehr kleinen Teil nur ein wiederum kleiner Teil erkrankt und davon nur ein winziger Teil daran sterben wird. Natürlich bleibt es bitter, wenn Menschen vorzeitig sterben. Allerdings trifft es weit überwiegend alte Menschen über 80 mit entsprechenden Risikofaktoren. Und Menschen müssen nun mal sterben – und besonders häufig in hohem Alter und wenn sie vorerkrankt sind.[3]

Die Zahlen sind wahrscheinlich noch zu hoch, da nicht zwischen „an" und „mit" Corona Verstorbenen unterschieden wird. RisikopatientInnen sind obendrein gut zu behandeln, wie ich es seit vier Jahrzehnten mit Erfolg tun darf. Wer wirklich will, kann auch vorbeugend die immer wieder zitierten Risiken Übergewicht, Typ-2-Diabetes, Bluthochdruck und Nikotinsucht loswerden. Die Pandemie ist sogar eine gute Chance, diese lösbaren Aufgaben in Angriff zu nehmen. Dazu habe ich bewährte Bücher geschrieben und Videos zu Beginn der ersten Welle auf Facebook gestellt, als das noch erlaubt war.

Besonders wirksam wird die Hilfe durch gut vorstellbare, bildliche Situationen wie der größeren Wahrscheinlichkeit, vom Blitz erschlagen zu werden, mit dem Flugzeug abzustürzen oder der ungleich größeren, bei einem Autounfall umzukommen.

Da ein*geschoss*ene Angst so tief sitzt, sollten wir alle, aber besonders Politiker und Journalisten an den Angst-Geschützen überlegen, wie sinnvoll es ist, weiter solche Panikwellen loszutreten. Diese werden viele treffen, aber auch auf die Seelen der Angstauslöser zurückschlagen. Das heißt, Verantwortliche in Regierungen und Redaktionen verdienen vor allem unser Mitgefühl, wie auch die Urheber bewusst gefälschter Berichte im Netz und der Gerüchteküche (Fake News). Am meisten Mitgefühl aber brauchen die Verängstigten, und zwar aller Angst-Fraktionen.

In ihrer Todesangst vor dem Virus vertrauen die Opfer dieser größten Angst(-gruppe) besonders auf starke, Sicherheit demonstrierende Führungspersonen, eben richtige Führer. Denen übergeben sie gern mehr und manche sogar alle Rechte. Wer unter Todesangst vor Infektion leidet, für den haben Verfassung und Grundgesetz weniger Bedeutung als Angstminderung durch Anvertrauen an vermeintlich starke Führung. In vor Angst blindem Vertrauen können sie auch viel mehr Macht übergeben als notwendig und allen guttut. Reinhard Haller hat diese Tendenz als typisch für Verängstigte, in ihrer Selbstwertschätzung verunsicherte Menschen beschrieben. Sie versuchten, durch intensivste Bemühung und Überanpassung ihr inneres Gleichgewicht zu retten.

Ist das nicht, was wir erleb(t)en? Suchte nicht die Mehrheit Zuflucht bei autoritären Führergestalten?

Die Angst vor Freiheitsverlust und Diktatur
Solch widerstandsloses Anvertrauen an starke Führergestalten der vielen von Virusangst Gequälten verstärkt noch die Angst der zweiten Angstfraktion. Die fürchtet eine (Gesundheits-)Diktatur, und auch diese Angst ist, einmal geweckt und mit Bildern verbunden, schwerwiegend, sind doch Menschen in Deutschland und Österreich in der Diktatur schon zu Tode gefoltert und hingerichtet worden. Dass die Regierungen beider Länder mehr oder weniger direkt zum Denunzieren animieren, macht die Angst dieser Gruppe nur noch größer, belebt es doch schreckliche Erinnerungen an die Vergangenheit. Es belastet aber auch die Seelen der Denunzianten.

Also ist auch bei dieser Gruppe eine realistische Quelle von Todesangst in der Vergangenheit zu finden. Schrittweises Einschränken und Rücknahme der Grundrechte und Vergehen gegen die Verfassung, wie in Österreich vom Verfassungsgericht festgestellt, lässt tiefe Ängste aufbrechen und den Wunsch, den Anfängen zu wehren. Die mit dieser Angst Geschlagenen deuten es als sicheres Zeichen von Gefahr im Verzug, während mit (Todes-)Angst vor dem Virus Geschlagene damit kein Problem haben und Einschränkung der Grundrechte vielfach sogar wünschen.

Wer aber eine heraufziehende Diktatur fürchtet, lässt sich von jeder weiteren maßvollen oder -losen Verschärfung der Maßnahmen seine Befürchtungen bestätigen. Seine ganz anders geartete Angst wächst unter Umständen ins Uferlose. So fällt es ihm auch schwer, zwischen sinnvollen Maßnahmen wie Händewaschen und Vermeiden von Anhusten oder -niesen und medizinisch kontraproduktiven, wie Masken bei Bewegung in freier Natur, zu differenzieren.

Diese Gruppe versucht ihre Angst durch engen Zusammenhalt untereinander zu beschwichtigen und projiziert ebenfalls auf die Führung, allerdings statt Hoffnung auf Rettung negative

Bilder von Diktatur und Entrechtung, sogar Faschismus. Wenn dann noch, schon lange als macht- und egobesessen bekannte Politiker sich in einen Wettbewerb bezüglich neuer Maßnahmen hineinsteigern im Konkurrenzkampf um die Gunst der ersten und größten Angstfraktion, ist die Eskalation zwischen beiden Gruppen vorprogrammiert.

Dabei eint beide in der Tiefe der Seele ihre Todesangst. Viel wäre gewonnen, ließen sie sich nicht gegenseitig weiter aufhetzen und in solche Auseinandersetzungen treiben.

Medizinisch absurde, sogar kontraproduktive Maßnahmen wie Maskenpflicht in der Natur provozieren dann eher subversive Partys, die wiederum zu Denunziation animieren und Teufelsspiralen in Gang bringen. Masken werden dann eher als Maulkörbe denn als Gesundheitsmaßnahmen interpretiert und viele fühlen sich sinnlos schikaniert und tappen in die Wutfalle.

Impfangst

Eine wachsende Zahl von Menschen im deutschsprachigen Raum ist und war schon vor der Pandemie impfkritisch oder einfach -müde, in Österreich etwa waren – laut Umfragen – überhaupt nur noch 43 Prozent der Menschen bereit, sich impfen zu lassen. Dafür gibt es Gründe. Einige kennen – wie ich – Kinder und Erwachsene, die entsetzliche, lebenslange Schäden durch Impfungen erlitten haben. Die Delfineos-Kindergruppen für behinderte Kinder in TamanGa machen mir das und die Macht der Bilder alljährlich bewusst. Am schlimmsten betroffene Kinder in Spezialrollstühlen verdanken dieses Schicksal oft Impfschäden. Diese persönlichen Katastrophen werden in unserer Impfindustrie-freundlichen Welt oft weder anerkannt noch entschädigt. Aber die Geschichten, die die solcherart abgestraften Eltern erzählen und die Bilder ihrer Kinder sprechen Bände und graben sich tief in die Seele. Betroffene Eltern erzählen diese in ihrem Kummer und ihrer Enttäuschung bezüglich Vater Staat und Schulmedizin bei jeder Gelegenheit, fühlen sie sich doch zutiefst verraten und alleingelassen.

Auch die über 700 Menschen, die in Skandinavien nach der letzten, von den Regierungen so dringend empfohlenen Schweinegrippe-Impfung an Narkolepsie erkrankten, die vielen, die in den USA die schweren Lähmungen des Guillain-Barré-Syndroms erlitten, die Klinikbelegschaften, die sich in Deutschland dieser gefährlichen Impfung widersetzten, sind keine Impfwerbung. Auch die Tatsache, dass die Obrigkeiten in Deutschland einen harmloseren Impfstoff gegen die Schweinegrippe als die Normalbevölkerung bekamen, hat nicht gerade Vertrauen aufgebaut.

Zunehmend mehr Menschen kennen auch die Studien, die belegen, wie viele Nachteile Impfungen mit sich bringen können. Fast alle mir bekannten homöopathischen Ärzte sind zugleich Impfkritiker wie auch viele naturheilkundliche Kollegen und Heilpraktiker und selbst zunehmend Schulmediziner. Der US-Wissenschaftsjournalist Neil Miller hat ein ganzes Buch mit über 400 wissenschaftlichen und impfkritischen Studien herausgegeben, die selbst mich noch das Fürchten lehrten.[4] Diese Studien können tatsächlich allein ein Buch füllen, aber noch ungleich wirksamer sind die Bilder Betroffener. In zwei bayrischen Dörfern lernte ich die liebenswürdigen „Dorftrottel" kennen, wie sie dort früher genannt wurden, die die Pockenimpfung dazu verurteilt hatte, und die früh an deren Spätfolgen verstarben.

Die in meiner Kindheit übliche Salk-Polio-Impfung wurde von der WHO wegen zu vieler Todesfälle verboten. Dann kam die Schluckimpfung mit dem Slogan „Kinderlähmung ist bitter, Schluckimpfung ist süß". Sie wurde tatsächlich auf einem Stück Würfelzucker verabreicht und ist heute wegen noch mehr Todesfällen verboten. Inzwischen wird wieder die Salk-Impfung propagiert. Um da mitzumachen und solche Impfpropaganda nicht zu durchschauen, braucht es schon ein schwaches Gedächtnis. Damit kann ich nicht dienen.

Im Anfang liegt alles – auch beim Impfen
Nach dem drittwichtigsten der Schicksalsgesetze liegt alles schon im Anfang begründet. Malcolm Gladwells erwähntes Buch *Blink*

ist voller Studien dazu. Edward Jenner, der Begründer und Entdecker der (Kuhpocken-)Impfung, impfte seinen Sohn, der wahrscheinlich durch die Fremdeiweiße eine Gehirnentzündung mit anschließender geistiger Behinderung erlitt. Er starb schon mit 21 Jahren an Tuberkulose, die häufig nach Impfungen auftrat. Etwas später impfte Jenner den fünfjährigen John Baker, der schon wenige Tage danach verstarb. Auf dem Totenbett gestand Jenner, der Menschheit mit der Impfung statt einem Segen ein Monstrum hinterlassen zu haben.

Nach meinen Erfahrungen kann ich da leider nicht widersprechen. Obwohl kein genereller Impfgegner, bin ich doch froh, meinem Gefühl folgend nie geimpft zu haben. Seit meiner Entscheidungsfreiheit mit 16 ließ ich auch mich nicht mehr impfen. Mit 70 kann ich sagen, dass ich da auch nichts verpasst habe. An Grippewellen nehme ich wegen der beschriebenen abwehrsteigernden Maßnahmen schon lange nicht mehr teil, Arbeitsausfälle hatte ich bisher auch nie.

Letztlich steckt auch hinter der Angst vor Impffolgen die vor dem Tod. Unter den Angstfraktionen ist diese der Angst vor Entrechtung und Diktatur näher als der vor dem Virus. Hinzu kommt hier noch die Angst vor Zwangsimpfungen und entsprechender Vergewaltigung. Auch wenn diese in unseren Ländern unrealistisch erscheint, ist die Angst davor doch real. Und wo Erpressung ins Spiel kommt, weil Nicht-Geimpfte mit Diskriminierungen rechnen müssen, wird die Nähe zur Angst vor Freiheitsverlust deutlich. Die – medizinisch gesehen und mit Studien belegt – für mich als Arzt unverantwortliche Masern-Zwangsimpfung fördert diese Angst noch.[5]

Würde Impfung wirklich sicher schützen, müssten Geimpfte eigentlich ganz angstfrei bezüglich Ungeimpfter sein. Tatsächlich haben sie aber Angst vor ihnen und beschuldigen sie nicht selten, sie und andere zu gefährden, weil sie nicht zur Herdenimmunität beitragen. Dabei ist gerade das Umgekehrte der Fall. Wer das natürliche Krankheitsbild durchlebte, hat die beste Immunität und trägt selbstverständlich zur Herdenimmunität bei.

Existenzängste durch Shutdowns

Wird auch 2021 die Wirtschaft wieder mit Shutdowns und angstgesteuerten chaotischen Maßnahmen vor die Wand gefahren wie 2020, dürfte sich für viele Firmen und Selbstständige der Lockdown in einen Knockdown wandeln. Schon vorher kann Existenzangst bei Unternehmern wie auch Angestellten und Arbeitern eskalieren. Wird diese Angst mit Geldgeschenken abgefangen, muss das später jemand bezahlen. Bei dieser Art Pandemie-(Miss-)Management müssen Kinder und Enkel die Zeche begleichen, was wiederum Eltern in Verzweiflung bringen kann, wenn sie hilflos mitansehen müssen, wie die Zukunft ihrer Kinder belastet oder gar verspielt wird.

Als am Schwarzen Freitag 1929 die Börse zusammenbrach und in Folge die Wirtschaft, waren die Konsequenzen reihenweise Selbstmorde und Abstürze in Depressionen, deren schlimmste Nebenwirkung wiederum erfolgreiche Selbstmorde sind.

Jeder weitere Lockdown wird das wirtschaftliche Desaster verschärfen. Tatsächlich scheinen viele Obrigkeiten zu glauben, sie könnten einerseits beliebig Geld drucken und andererseits mit Impf-, Pharma- und Nahrungsmittelindustrie die Wirtschaft am Leben halten. Das glaubt außer ihnen kaum jemand, jedenfalls niemand mit Ahnung von Wirtschaft. Die Angst vor Konkursen und entsprechenden menschlichen Zusammenbrüchen ist im Frühjahr 2021 deutlich und allenthalben in der Wirtschaft und darüber hinaus spürbar.

Existenzängste laufen letztlich auf die Angst hinaus zu verhungern, zu erfrieren und jedenfalls unterzugehen. Damit stoßen wir auch hier wieder auf die immer gleiche größte Angst, die vor dem Tod. Insofern leiden in der Tiefe alle Angstfraktionen an Todesangst.

Die Angst vor der Angst

Hinzu kommt eine wachsende Gruppe sensibler Menschen, die zunehmend am herrschenden Angstfeld leiden, aber auch an Einsamkeit, durch Bewegungsmangel wachsendem Übergewicht und vielen vegetativen Beschwerden, die in ihrer Summierung zu Lebensüberdruss und Verzweiflung führen.

Die verschiedenen, aber auf dasselbe Grundthema hinauslaufenden Ängste lassen viele schlechter schlafen und leben. Laut Bericht von ORF Wien vom 11.12.2020 ist der Verkauf von Schlaf- und Beruhigungsmitteln in Apotheken in den letzten Monaten der Pandemie stark gestiegen. Auch Psychologen und Ärzte werden öfter denn je wegen Schlafstörungen und Depressionen aufgesucht. Überforderungen in Familien mit Homeoffice, -schooling, Arbeitslosigkeit und obendrein ständig wechselnden neuen Regeln und Verordnungen triggern alte Angstmuster tief in unserer Seelenbilderwelt, die sich nachts meldet und am Schlaf hindert.

Zusätzlich entwickeln die aufgebauten Angstfelder ihre Eigendynamik. Angst kann Angst machen und auch wenn das „nur" ein seelisches Phänomen ist, sind die Folgen verheerend. Folgendes Drama mag das verdeutlichen. Als der Fahrer eines Kühlwagens durch Versehen eines Kollegen freitagnachmittags bei laufenden Kühlaggregaten auf der Ladefläche eingeschlossen wurde, kam bei dem Ärmsten die Angst auf, er würde bis zur Entdeckung am Montagvormittag erfroren sein. So geschah es auch. In der Zeitung landete die Nachricht aber, weil der andere Fahrer auch die Kühlung ausgestellt hatte und es gar keinen objektiven Grund zum Erfrieren gegeben hatte. Angst ist zutiefst seelisch und gerade deshalb extrem wirksam.

Todesangst als Mutter aller Ängste

Halten wir fest: Alle Gruppen leiden in der Tiefe ihrer Seele gleichermaßen an Todesangst, nur von anderen Bildern befeuert. Sie geraten leicht aneinander und verlieren darin ihrerseits oft jedes Maß. Dann stehen sich plötzlich sogenannte „Gesundheitsgefährder" und aus dem anderen Blickwinkel „Faschisten" gegenüber, dabei haben beide Seiten einfach nur nachvollziehbare Angst. Diese bezieht sich oberflächlich auf scheinbar fast entgegengesetzte Themen, in der Tiefe aber auf die gleiche gemeinsame Grundangst vor dem Tod. Insofern gilt auch hier: Gemeinsam wäre für uns so viel besser als einsam. Wir sitzen tatsächlich im selben Boot, die große Angst nimmt nur an der Oberfläche unterschiedliche und von der individuellen Lebensgeschichte abhängige Gestalt an. Auf der Basis dieser Erkenntnis könnten wir beginnen uns gegenseitig zu verstehen, unsere Einstellung zueinander zu wandeln und mutwillig aufgerissene Gräben wieder zuzuschütten und stattdessen Solidarität miteinander zu entwickeln. Gemeinsam statt einsam täte uns so gut.

Das beschriebene Szenario steigerte die Ängste der verschiedenen Angstfraktionen in Teufelskreisen über Monate immer weiter. Verschiedenen Regierungen dürfte das recht sein, denn nichts macht Menschen gefügiger und gehorsamer als wachsende Angst und Spaltung untereinander.

Wollen wir aus diesen Teufelskreisen heraus und Angst und Enge überwinden, müssen wir uns auf tiefster Ebene mit unserer Angst aussöhnen. Lateinisch „angustus" heißt wie gesagt „eng" und das ist unübersehbar der Wortstamm des deutschen Wortes Angst. Die erste Enge unseres Lebens ist die im Geburtskanal. Insofern ist die Aussöhnung mit dieser oft traumatischen Enge-Erfahrung ein wesentlicher Schritt zur Versöhnung mit dem Leben. Auch hier ist schon Todesangst mit im Spiel, wie mir gute 30 Jahre Schattentherapie zeigten, die das Durchleben der Geburt einschließt.

Letztlich geht es um die Auseinandersetzung und Aussöhnung mit unserer Sterblichkeit und der Endlichkeit unseres und allen Lebens. Dieser größten (Ur-)Angst vor dem einzig sicheren im Leben, dem Tod, ist nicht so einfach beizukommen, aber es ist möglich und so empfehlenswert.

Ein Beispiel mag helfen: In meiner Münchner Praxis wurde ich vor Jahrzehnten aus einer Psychotherapie-Sitzung gerissen, weil Passanten Sturm läuteten. Direkt vor der Praxis war ein Obdachloser tot zusammengebrochen und mein Arzt-Schild suggerierte „in dieser verzweifelten Situation" Hoffnung. Der alte Mann war tot, aber die versammelten Passanten drängten auf sofortige Lebensrettung. Eine Krankenschwester ließ sich verleiten zu reanimieren, und weil das zu zweit so viel leichter ist, half ich ihr. Durch Herzmassage und Mund-zu-Mund-Beatmung wurde seine Gesichtshaut wieder rosiger, was die Menge begeisterte. Der Notarzt kam, schrieb ein EKG, dessen Nulllinie den Tod bestätigte und wollte die Menge zerstreuen. Aber da hatte er die Rechnung ohne die Leute gemacht, das heißt, ohne deren Todesangst. Sie bedrängten ihn, die Reanimation fortzusetzen. So bugsierten wir ihn reanimierend in den Notarztwagen. Nach einem weiteren EKG mit demselben Nulllinien-Resultat bekam der alte Herr seine letzte Ruhe. Der erfahrene Notarzt diagnostizierte, „das ganze Theater" sei der eigenen unbewältigten Todesangst der Leute geschuldet. Er hatte wohl recht, denn die Bürger der „Weltstadt mit Herz" ließen im Winter ständig und selbstverständlich Gelegenheiten aus, noch lebende und auf den warmen Belüftungsschächten des Hauptbahnhofes vor der Kälte Schutz suchende Penner zu retten. Da griff niemand ein, sondern die Polizei vertrieb sie regelmäßig in die Kälte. Das enorme Engagement vor meiner Praxis diente wirklich nur der Abwehr eigener uneingestandener Todesangst. Die ließ es nicht zu, Zeuge des Sterbens zu werden. Nur ein Passant hatte einen beruhigenden Singsang angestimmt, wohl um die Seele des alten Mannes zu begleiten oder ihr Loslösung und Abschied zu erleichtern. Das ließ die einzig sinnvolle Lösung leise anklingen.

    Irgendwann wird uns allen das letzte Stündlein schlagen. Aber davor haben wir so viele Stunden, in denen es uns nicht schlägt, und die wir nutzen können. Und wir sind gut beraten, uns auf diese eine letzte Stunde gut vorzubereiten. Denn sicher ist: Am Ende lässt sich Gevatter Tod nicht zur Herausgabe von mehr Zeit bewegen. Mit all der im Laufe des Lebens in Geld gewechselten Zeit können wir nicht eine Stunde Lebenszeit kaufen. Das gelingt weder durch ein Schachspiel gegen den Tod wie in Ingmar Bergmanns Film *Das siebente Siegel*, noch dem *Jedermann* von Hugo von Hofmannsthal oder dem *Brandner Kaspar* in der bayerischen Version und nicht dem Patriarchen im Hollywood-Film *Rendezvous mit Joe Black*. Auch sonst ist kein Fall bekannt, wo es einem von uns gelungen wäre, dem Tod am Ende noch Zeit abzuringen. Unsere große Chance liegt vielmehr darin, ihn schließlich als Freund anzunehmen.

Das Ende als Chance
Was ist möglich im Hinblick auf das sichere Ende? An erster Stelle steht die Aussöhnung mit unserer Endlichkeit. An zweiter können wir so leben, dass unsere Seele lange und gern im Körperhaus aushält, indem wir es optimal in Stand halten. Die eingangs erwähnte gute Nahrung und auf dem Gegenpol Essenspausen beim Fasten, aber auch ausreichende Bewegung und tiefe Entspannung sind dabei erwiesenermaßen hilfreich.

Mit dem Fleisch von Tieren verzichten wir auch auf deren darin gespeicherte Todesangst vor dem Schlachten. Die Neurotransmitter der Panik und Angst sind bei allen Säugetieren identisch und insofern auch gleichermaßen wirksam. Wo Tiere eine halbe Stunde im Schlachtgang mit Aussicht auf die Tötungsbox anstehen, ist am Ende ihr Fleisch mit diesen Neurotransmittern gesättigt. Davon werden auch wir gesättigt, auch mit deren Angst.

Die langlebigsten und gesündesten Menschen auf der Erde sind die seit vielen Generationen in allen Phasen ihres Lebens pflanzlich-vollwertig lebenden Adventisten in Südkalifornien um die Stadt Loma Linda. Nach Mitteilungen von Claus Leitzmann (ehemals Uni Gießen) werden Männer dort durchschnittlich über 89 und Frauen über 91, Hundertjährige sind eher die Regel als die Ausnahme und das bei guter Gesundheit. An ihnen wird die Ursache für diese gesunde Langlebigkeit sehr deutlich, denn die auf Vegetarismus zurückgefallenen Adventisten werden weniger alt und die auf normale US-Kost regredierten nicht älter als andere US-Amerikaner.

Was könnte der Grund sein für die Angst so vieler, das Richtige und sich und der Welt etwas so Gutes zu tun? Ist es der wegfallende Grund für Jammer und Klagen? Ist der Weg zur Selbstverantwortung zu steil? Oder ist es so etwas wie eine unbewusste Todessehnsucht? Aus Erfahrung kann ich sagen, es ist so einfach wie es gut schmeckt.

Praktische Schritte zur Aussöhnung mit der Todesangst
Gute Filme können zur Aussöhnung anregen und beitragen wie *Die Bücherdiebin*. In *Hollywood-Therapie* ausführlich gedeutet, bringt dieser Film uns – anfangs fast unmerklich – die Sicht von Gevatter Tod nahe und wir erleben ihn als Freund statt als Feind. In *Rendezvous mit Joe Black* spielt Brad Pitt einen sehr sympathischen Tod – geradezu zum Verlieben. Shirley MacLaine zeigt uns, wie sie ihr Leben *Zu guter Letzt* noch hinbekommt und in Frieden gehen kann. Auch der japanische Film *Nokan* kann gute Dienste leisten. Als Vorbereitung auf den Tod ist auch das zum selben Lebensprinzip gehörende Thema „Zeit" von zentraler Wichtigkeit. Die neun Filme der Zeitserie aus *Hollywood-Therapie* sind dabei sehr hilfreich.

Aussöhnung mit Sterben und Tod zu ermöglichen, war ursprünglich Thema der Religionen. Aber beide großen Kirchen haben diese Aufgabe wohl nicht nur zu Pandemie-Zeiten aus den Augen verloren. Da wurde es nur besonders deutlich. Die Pest wurde von der katholischen Kirche sogar auf schreckliche Weise für die Mordorgie der Inquisition instrumentalisiert, statt zur Aussöhnung mit der Endlichkeit zu dienen. Das wiederum enthüllt mitreißend der Film *Gefährliche Schönheit – Die Kurtisane von Venedig*. Bei der modernen Pandemie hat sie, wie auch die evangelische, nur einfach versagt, auch wenn wenige mutige Priester und Pfarrer ihrer Aufgabe treu blieben und Sterbenden zur Seite standen.

Bei Bert Hellinger habe ich erlebt, wie er, schon auf die neunzig zugehend, nach gerade überstandener schwerer Krankheit einen leeren Stuhl neben sich auf die Bühne stellen ließ. Meine Nachfrage ergab, der sei für den Tod, der jetzt immer an seiner Seite sei. Auch wenn das nicht für jeden passen mag, ist es ein hilfreicher Gedanke, für den Tod immer (einen) Platz zu haben. Er sitzt mit uns am Tisch – und in guter Absicht, wie *Die Bücherdiebin* deutlich macht. Er ist viel mehr „Freund Hein" als Todfeind und kann uns so viel lehren, wie achtsam zu leben und unsere Zeit zu nutzen im Sinne von carpe diem.

Tatsächlich üben wir mit jedem Einschlafen am Abend das große Entschlafen am Lebensabend. Dieser Übergang von einer zur anderen Bewusstseinsebene verdient Aufmerksamkeit, und jedes Einschlafen und damit jeder Abend bietet eine gute Chance des Anfreundens damit. So drastische Rituale wie das Schlafen im eigenen Sarg bei den Tempelrittern sind heute wohl besser durch Filme wie die erwähnten zu ersetzen. Aber noch bis in unsere Zeit bekam man im Kärntner Maltatal zum 50. Geburtstag (s)einen Sarg geschenkt und musste auch schon mal probeliegen.

Mir persönlich hat die *Liste vor der Kiste* sehr geholfen, eine sogenannte Bucket List zu schreiben, die im Film *Das Beste kommt zum Schluss* die Hauptrolle spielt, neben Jack Nicholson und Morgan Freeman. Darauf werden alle Aufgaben und Träume geschrieben, die in diesem Leben noch anstehen und insofern (lebens-)wichtig sind, die unbedingt noch erlebt werden wollen. An Silvester oder am Geburtstag lässt sich in einem kleinen Ritual abstreichen, was wir im vergangenen Jahr erledigen konnten. Die *Liste vor der Kiste* erinnert mich alljährlich, wie sich mein Leben füllt, aber auch erfüllt und die noch zu erfüllenden Themen einerseits ab- und andererseits an Wichtigkeit zunehmen.

In dem kleinen Buch *Von der großen Verwandlung: Wir sterben und leben weiter* habe ich anlässlich des langsamen Sterbens meiner geliebten Schwiegermutter zusammengetragen, was ich ihr noch sagen und mitgeben wollte. Tatsächlich hat Gevatter Tod sich als Freund entpuppt und ihr Zeit gelassen, bis es fertig war und die Schwägerin ihr noch daraus vorlesen konnte.

Wir sind noch zu retten – umso leichter, je mehr von uns sich mit der Endlichkeit ihres Lebens aussöhnen. Denn nichts nimmt der Angst so wirksam ihren Stachel. Die Obrigkeiten haben Corona genutzt, sie zu wecken. Wir können Corona als Weckruf nutzen, sie zu überwinden.

AUS DER ANGST-UND-ENGE-FALLE AUSSTEIGEN?

Sobald wir verstehen, dass wir alle letztlich an derselben Todesangst leiden, entfällt der Grund, auf andere, ähnlich Verängstigte, zu projizieren und gegen sie zu hetzen. Es ist im Gegenteil eine Zeit der Erkenntnis, dass wir alle im selben Boot sitzen, und daher eine Zeit für Solidarität und Versöhnung. Wir können dieses Elend überstehen – und zwar ungleich besser gemeinsam als einsam.

Da Todesangst die Mutter aller Ängste ist, können wir, wenn wir sie überwinden, mit ihr allen Ängsten die Grundlage nehmen. Das würde uns so sehr helfen, mutiger und engagierter zu leben. Sobald wir erkennen, dass es ein Leben vor dem Tod gibt, können wir es couragiert für Entwicklung nutzen. Tatsächlich sind Menschen, die ihr Sterben durchlebt haben, etwa weil sie spät reanimiert wurden und schon über die Schwelle hinüber waren, anschließend verblüffend angstfrei. Auch wer in der Schatten- oder Reinkarnationstherapie sein Sterben oft durchlebt, ist danach weitgehend von Angst befreit. Was könnte uns noch Angst machen, wenn deren Basis verschwunden ist?

Politiker, Journalisten oder Mediziner könnten uns mit Angstmache nicht mehr einschüchtern und in unserer eigenen Selbstwertschätzung destabilisieren, was sie ziemlich machtlos erscheinen ließe. Die Erfahrung, aber auch schon das Wissen, dass Sterben „nur" eine besonders tiefe und befreiende Form des Loslassens ist, entkräftet Drohungen, Erpressungen und Angstverbreitung.

Tief religiöse Menschen sind aus ähnlichen Gründen oft angstfrei, man denke nur an die frühen, im alten Rom hungrigen Raubtieren zum Fraß ausgelieferten Christen. Sie und viele Märtyrer nach ihnen wussten, tiefer als in Gottes Hand können wir nicht fallen. Wer an eine höhere Macht glaubt, ist von weltlicher Macht schwer einzuschüchtern, weswegen derart inbrünstig Gläubige für viele autoritäre Obrigkeiten zum Problem werden – von den Pilgrim Fathers, die vor der eigenen Kirche in die neue Welt flohen, bis zu Falun-Gong-Anhängern, die heute in China als Staatsfeinde gelten. Selbst drakonische Strafen können sie nicht beugen. Nach immer neu auftauchenden Berichten droht ihnen in China sogar der Tod durch Organausschlachtung. Aber auch in unserer Kultur waren Mystiker wie der immerhin Adlige Eckehart von Hochheim, bis heute bekannt als Meister Eckhart, und die ebenfalls Adlige Hildegard von Bingen für die katholische Kirche ein Problem. Wer die Einheit in allem erkennt, wird für weltliche Hoheiten unberechen- und unbeherrschbar.

Neben dem Durchleben der Todeserfahrung, der Aussöhnung mit der Angst vor dem Tod und tiefer Gläubigkeit bietet auch das Durchschauen der Verbreitung und Entstehung von Angst einen gewissen Schutz davor, ihr zum Opfer zu fallen.

Wir sind noch zu retten – mit der Auflösung der Todesangst nur so viel leichter.

Legale und illegale Angstfraktionen

Wer die Angstmache der Obrigkeiten vor der Seuche an- und übernimmt, darf sich vordergründig, aber keineswegs seelisch auf der sicheren Angst-Seite wähnen. Er gehört zur einzigen Fraktion in dieser *fürcht*erlichen Angst-Zeit, die nicht von Regierung und (ihren?) Mainstream-Medien niedergemacht und abgestraft wird.

Wer seiner Pflicht als Arzt nachkam, Angst durch Erklärungen, Faktenanalysen und Hinweise auf Auswege zu nehmen oder wenigstens zu mindern, wurde verunglimpft und zensiert, wie ich persönlich erlebte.

Auch die anderen Angstfraktionen sahen sich Beschimpfungen „von oben" als „Corona-Leugner", „Covidioten", „Verschwörungstheoretiker" bis hin zu „Rechtsradikalen" ausgesetzt. Das gilt für alle, die sich für die Wahrung der freiheilich-demokratischen Ordnung einsetzen und Angst vor Entrechtung haben, vor wirtschaftlichem Untergang, vor Impfschäden und vor direkten oder indirekten Zwangsimpfungen. Zwar werden letztere immer wieder in Abrede gestellt, aber zwischen und inzwischen auch schon in den Zeilen werden Erpressungen deutlich nach dem Motto „Wer nicht geimpft ist, darf das und das und jenes nicht mehr ...". Oder anders ausgedrückt: Es wird möglich, sich von den Pandemie-Zwangsmaßnahmen mittels Impfung freizukaufen. Ein Ausschluss vom gesellschaftlichen Leben für nicht Geimpfte läuft aber doch auf eine versteckte Art von Zwangsimpfung hinaus. Insofern fürchten viele, die Durchsetzung der Impfung mit allen Mitteln gegen alle Widerstände sei das eigentliche Ziel. Aber ist es so einfach?

Mitglieder dieser diskriminierten Angstfraktionen versuchen ihre Ängste durch ihren Gruppenzusammenhalt, ihre gemeinsamen Auftritte etwa bei Demonstrationen zu mindern. Je mehr sie sind, desto sicherer fühlen sie sich, selbst vor „Machthabern", deren nebulös-unklare Agenda sie verschreckt. In dem Gefühl, sich das alles nicht länger gefallen zu lassen, sind sie sich einig, sonst allerdings in nicht vielem. Einigkeit aber fühlt sich stark und schon fast mächtig an und jedenfalls stärkt sie den Mut und bedient so den Gegenpol der Angst. Deshalb ist es ihnen auch sehr wichtig, dass sie ganz viele sind bei den Demonstrationen. Die Obrigkeiten und ihre Mainstream- und öffentlich-rechtlichen(?) Medien beharren auf dem Gegenteil. Es handle sich nur um „eine kleine Gruppe Rechtsradikaler". Immerhin ist erkennbar, dass so die Wahrheit auf der Strecke bleibt.

Wenn, wie in Berlin, im Polizeibericht anfangs mehrfach von mindestens 800 000 Demonstrierenden die Rede ist und dann offiziell von 17 000 bis 20 000 gesprochen und geschrieben und die Polizei auf diese Linie „eingeschwenkt wird", verdeutlicht sich das Dilemma. Dabei zeigen dieselben Medien, die 800 000 auf 20 000 herunterbrechen, Bilder, die jedenfalls weit über 20 000, eher 100 000 Menschen in Berlin Unter den Linden erkennen lassen. So wird vielen klar, wie die Wahrheit in diesen Zeiten unter die Räder kommt. Wo aber die Informationen nicht mehr verlässlich sind, fühlen sich viele verlassen, und das schürt wiederum Angst.

Dass die DemonstrantInnen ihre eigene Zahl auf weit über eine Million und manche gar auf mehrere Millionen übertreiben, passt ebenso dazu. Sie fühlen sich wie Millionen. Aber es sind auch Tausende von PolizistInnen, die wissen, dass hier von beiden Seiten falsch gespielt wird und sie für die eine offizielle Seite ihre Knochen hinhalten (müssen). Bricht da mal einer, wie geschehen, aus und spricht von seiner eigenen, ganz anderen Wahrheit, wird er postwendend auf dem Dienstweg diskriminiert, damit so etwas nicht wieder passiert oder gar Gleichgesinnte auf den Plan ruft. So ging es auch einem Ministerialbeamten, der den angerichteten Kollateralschäden ein Papier widmete. Methoden, die nicht zu einer freiheitlichen Gesellschaft passen, wandeln sich in Angst-Quellen.

Angstverstärkend kommt noch hinzu, wie enorm beide Seiten projizieren. Dass es sich bei der „kleinen Gruppe Rechtsradikaler" um offizielles Wunschdenken handelt, ist offensichtlich. Aber auch die Äußerung eines prominenten Organisators des Widerstands, da oben seien nur Faschisten und auf der Straße lauter Demokraten, ist ähnlich weit von der Realität entfernt. Das verharmlost den Faschismus und verkennt Reichskriegsflaggenschwenker als Demokraten.

Die „guten" Bürger mit ihrer von den Machthabern initiierten und insofern einzig „legitimierten" Angst bekommen noch mehr Angst vor unübersehbaren Demonstranten-Massen – und nicht nur, weil sie oft die Vorschriften der Gefahren-Minimierung ignorieren, die die Regierung zur Minderung der von ihr selbst geschürten Angst ausgegeben hat. Sondern auch, weil ihnen so viele mit ganz anderer Meinung Angst einflößen bezüglich des eigenen Standpunktes. Wenn Millionen anders denken, könnte vielleicht doch etwas dran sein?

Die Widerständler haben sichtbar Freude daran, sich keinen Maulkorb anlegen zu lassen und widersetzen sich oft vorsätzlich der Maskerade. Wie sagte schon Wolf Biermann, der unermüdliche Barde gegen die DDR-Diktatur: „Was verboten ist, das macht uns grade heiß." Auch dass die „illegalen" Angstgruppen kein Forum, jedoch die geballte Medienmacht gegen sich haben und schon länger in den entscheidenden sozialen Medien zensiert und gelöscht werden, lässt sie keineswegs aufgeben, sondern verbittern und ihren Widerstand nur verzweifelter zeigen. Solche Teufelskreise zu durchschauen, hilft, sich von ihnen zu befreien.

Wer auf breiter Front beschimpft und verunglimpft wird, radikalisiert sich natürlich. Die Geschichte der letzten deutschen außerparlamentarischen Opposition oder APO, ebenfalls Stiefkind einer großen Koalition mit kaum Opposition im Parlament, könnte wenigstens die Deutschen daran erinnern.

Mit selbst so vielen Verunglimpfungen am Hals, habe ich die Verunglimpfenden „Zeugen Coronas" genannt, wobei ich damit nur ausdrücken wollte, dass sie offensichtlich selbst an ihre – in meinen Augen – (hinter-)fragwürdigen Interpretationen der Pandemie glauben. Der Anklang an die Zeugen Jehovas ist dabei keineswegs böse gemeint, da ich nichts gegen diese habe, lediglich ihre Bibelinterpretation nicht teile. In unserem Zentrum Taman-Ga ist eine Zeugin angestellt und geschätzte Kollegin. Bei uns herrscht Glaubensfreiheit.

Wie sollen Verunglimpfte die Anhänger der Politik der Lockdowns und der Impfpropaganda nennen, diejenigen, die daran glauben wollen, dass es notwendig war, Menschen so in Angst und Panik zu versetzen, Kinder und Jugendliche um ihre Zukunftsaussichten zu bringen, Alte einsam sterben zu lassen und die Wirtschaft nebenbei zu ruinieren? Dafür gäbe es schlimme Namen, aber es lohnt nie, Gleiches mit Gleichem zu vergelten. Das alttestamentarische „Auge um Auge, Zahn um Zahn" führt nur zu Blinden und Zahnlosen.

„Zeugen Coronas" finde ich angemessen, handelt es sich doch um Menschen, die offenbar selbst Angst haben und an das Elend und die Angst glauben, die sie verbreiten und brauchen, um ihre Interessen, die sie für allgemeingültig halten, durchzusetzen.

In dem Maße, wie wir die Zusammenhänge durchschauen, lässt sich auch mit den Verunglimpfungen leben. Ausgrenzung und Herabsetzung hinterlassen aber Spuren, die eigentlich niemand wollen kann. Gräben und Mauern durch eine Gesellschaft sind für beide Seiten schlimm, wie wir doch schon ganz konkret mit „der Mauer" erleben mussten. Wer im Bewusstsein der Polarität lebt, erkennt, wie ähnlich sich beide Lager sind. In dieser Erkenntnis läge unser aller große Chance, das Kriegsbeil zu begraben und Frieden zu schließen.

Ob ich die Angstmache vor den Viren glaube und all meine Hoffnung auf einen starken (An-)Führer projiziere, der Impfungen aller durchsetzt, oder alles Böse auf Obrigkeiten projiziere, was ist der Unterschied? Erstere sind meist unterwürfig, letztere oft fanatisch – beide haben (Todes-)Angst und sind Opfer von Projektion.

Der erprobte Ausweg: Nach dem *Schattenprinzip* muss alles, was mich da draußen stört oder gar in Wut versetzt, mit mir selbst zu tun haben. Alle Fraktionen teilen dieselbe große Angst ums Leben. Auch insofern wäre Mitgefühl statt Wut angesagt und so viel besser Solidarität mit- als Kampf gegeneinander.

Wege in die Falle durchschauen: Mechanismen der Angstverbreitung

Nur wer durch die Enge der Angst hindurchgeht, erntet die Weite der Freiheit. Nur wer die Mechanismen der Angstverbreitung durchschaut, kann sich davor schützen.

Wird eine Angstkampagne auf dem erlebten Niveau über ein Jahr gefahren, ernten wir die Ergebnisse entsprechend auf vielen Ebenen. Wir verstehen heute, wie das geht. Als der vormalige US-Außenminister Colin Powell vor der UNO-Vollversammlung ein Röhrchen mit Anthrax-Bakterien hochhielt und beredt davor warnte, der Irak hätte viel von diesem tödlichen Mittel und obendrein Massenvernichtungswaffen, bekamen die meisten US-Amerikaner genug Angst, um einem Krieg zuzustimmen. Jahre später entschuldigte sich Powell öffentlich für seine Lüge und bezeichnete sie als Tiefpunkt seiner Karriere. Das verschaffte ihm Respekt, änderte aber nichts mehr an den Folgen seiner Angstmache. Der aufgrund dieser und ähnlicher, ständig wiederholten Lügen von der US-Bevölkerung mitgetragene Überfall auf den Irak mit über einer Million Toten, vor allem Irakern, war da bereits Geschichte.

Wir reagieren auf verbale und noch mehr auf Angstmache mittels Bildern sofort und spätere Korrekturen haben praktisch keinen Einfluss mehr. So wurden fast alle Kriege mit später aufgedeckten Lügengeschichten in Gang gebracht: Der als Start des Zweiten Weltkrieges von deutscher Seite inszenierte Überfall angeblicher polnischer Soldaten auf den deutschen Sender

Gleiwitz – in Wirklichkeit steckten deutsche SS-Soldaten in den polnischen Uniformen und erschossen deutsche Soldaten – über die erwähnte Massenvernichtungswaffen-Lüge vor dem zweiten Irakkrieg bis zur – inzwischen nachgewiesenermaßen – von der US-Regierung bei einer Werbeagentur beauftragten Inszenierung des Überfalls irakischer Soldaten auf eine Neugeborenenstation beim ersten Irakkrieg. Tatsächlich war die angebliche kuwaitische 15-jährige Hilfskrankenschwester, die diese entsetzliche Geschichte unter Tränen berichtete, die Tochter des kuwaitischen Botschafters in Washington. Sie ließ sich als Werkzeug der US-Propaganda zur Kriegsvorbereitung missbrauchen. Man wird die 15-Jährige dazu genötigt haben, aber das wird ihre Seele und die der Hintermänner nicht entlasten.

Diese „Angstmach-Geschichten" sind heute (auf-)geklärt und als Inszenierungen beziehungsweise Lügengeschichten entlarvt. Nur ändert das rückwirkend nichts mehr. Außer wir lernten daraus und würden kritischer bezüglich der Lenkung, Stimmungsmache, Beeinflussung, Manipulation und letztlich Propaganda von Regierungen, auch besonders der eigenen.

Folgen der Angstverbreitung

Trotz der wundervollen Alternativen, Überzeugung und Inspiration ist Angstmache heute in der Medizin gebräuchliches Mittel, um PatientInnen gefügig zu machen und ihren Eigenwillen zu unterlaufen, wenn nicht zu brechen. Kein Wunder also, wenn die Politik diese Methode besonders bei Gesundheitsthemen ebenfalls benutzt.

Tatsächlich funktioniert das „gut", und wenn sich die Angstverbreiter an der Spitze zudem noch als entscheidungsstark und hart darstellen, werden sie obendrein mit großer Zustimmung und wachsender Gefolgschaft belohnt. Das wiederum ist unsere Verantwortung.

Tatsächlich flüchten sich, wie gesagt, besonders Ängstliche gern unter die Fittiche scheinbar starker Führungspersönlichkeiten und vertrauen ihnen blind – zur Angstminderung. Auch jene ihrer „Gegner", die, statt vernünftig zu argumentieren, blindwütig gegen die Obrigkeiten angehen, tun das zur Minderung ihrer Angst. In großer Zahl gemeinsam einen übermächtigen Gegner zu bekämpfen, stachelt eigenen Mut an und bildet so wenigstens einen Gegenpol zur Angst.

„Angst ist ein schlechter Lehrmeister" weiß der Volksmund, aber das Volk tendiert in Angst überall zu starken Führern, die es nicht selten ins Verderben führ(t)en. US-Amerikaner wechseln im Krieg nie den (An-)Führer oder Präsidenten, weswegen besonders schwache Präsidenten nicht selten, um ihre Wiederwahl zu sichern, einen Krieg begannen.

Mit Angstmache ließe sich in der Politik fast alles erreichen, sagte Obernazi Hermann Göring beim Kriegsverbrecherprozess in Nürnberg. Auf die Frage, wie es möglich war, ein ganzes Volk so gefügig zu machen und auf solche Verbrechen einzuschwören, antwortete er, das habe nichts mit Faschismus zu tun, sondern ausschließlich mit Angstverbreitung. Tatsächlich gibt es ein Handbuch darüber, was sich politisch mit dem Einflößen von Furcht alles erreichen lässt.

Konsequenzen

Statt sich mit Angstverbreitern und der Aversion gegen sie zu beschäftigen, wäre es für uns und unser Immunsystem ungleich heilsamer, Konsequenzen für uns selbst zu ziehen. Zwar ist es gesund, seine Meinung offen auszudrücken und nicht gegen eigene Überzeugungen zu leben, aber statt in einen Kampf einzusteigen, der zum Dauerstress wird, ist es gesünder, den Verantwortlichen Mitgefühl entgegenzubringen bezüglich der Konsequenzen, die sie sich mit Manipulationen (un)bewusst einhandeln.

Ist es nicht ungemein entlastend, dem Bibelsatz „Die Rache ist des Herrn" zu folgen? Persönlich wichtig ist, den geradezu aufgedrängten Themen wie Angst und Tod Beachtung zu schenken und sie zu (er)lösen.

Wer maßlose Maßnahmen als Schikanen erlebt und sich ohnmächtig und ausgeliefert fühlt, mag dagegen mutig Stellung beziehen. Aber mindestens so wichtig ist auch hier, das Thema der darin liegenden Ohnmacht für sich selbst wahr und wichtig zu nehmen und sich zu fragen, wie es darum im eigenen Leben steht. Die erlöste Variante der Ohnmacht ist das christliche „Dein Wille geschehe". Ob wir das im Vaterunser noch beten oder nicht, es enthält tiefe Lebensweisheit, die wir alle früher oder später akzeptieren werden. Das ist nur eine Frage der Zeit, und diese ist – wie alle Religionen und Traditionen und die moderne Physik seit Einstein wissen – eine Illusion.

MANIPULATION ODER INSPIRATION

Nach dem anstrengenden Thema Angst steht uns nun mit der Manipulation noch ein weiteres unangenehmes ins Haus, das zum eigenen Schutz zu durchschauen ist. Manipulation ist allgegenwärtig, sowohl in Politik wie Wirtschaft – in letzterer nur leichter zu durchschauen. Da wird viel Angst geschürt nach dem Motto: Wenn du nicht rechtzeitig kaufst, verspielst du alle Chancen oder gerätst ins Hintertreffen, verlierst gegen die Konkurrenz, bist endgültig nicht dabei – egal wo, du kannst die Erwartungen nicht erfüllen, schneidest schlechter ab als andere, gefährdest deine Stellung. Angstmache oder Drohungen laufen auf Ähnliches hinaus, wie etwa in der Politik nach dem Modell „Freiheit statt Sozialismus", was bedeuten soll: Wenn du nicht „uns" wählst, bist du Schuld, wenn Unfreiheit und Sozialismus über alle hereinbrechen. Oder im Klartext: „Wir sind die besten und haben die besten Waren oder Führungskräfte." Wenn du dich also nicht für unsere Dinge oder Leute entscheidest, bist du gegen das Beste und natürlich schlecht dran und schneidest schlecht ab. Selbst wenn du mit kleinen Vergünstigungen und Geschenken bestochen wirst, sollst du positiv beeinflusst und gebunden werden, was Stress macht, wenn du dann nicht kaufst oder sie wählst. Oder du wirst unter Druck gesetzt mit Formulierungen wie „nur noch bis Mitternacht", „jetzt oder nie" und damit „deine letzte

Chance". Ob über Niedrigpreise, Vergünstigungen, Einladungen, Bevorzugungen, Drohungen, Angstmache, Versprechungen, Verknappungsmanagement – „nur noch wenige Plätze", „nur noch bis Monatsende" – du wirst gebunden und letztlich manipuliert. All das verursacht Stress.

Dieses weltweit wachsende Spiel mit unseren Aspirationen lässt kaum noch Raum für Inspirationen, die entscheidend wären für ein gutes Leben aus Seelen-Sicht. Tatsächlich wollen wir alle – in der Tiefe unserer Seele – Gutes. Aber wie erreichen wir es? Folgen wir dem gängigen Motto „The winner takes it all", werden wir aller Wahrscheinlichkeit nach zu den Verlierern gehören und Opfer des verbreiteten Manipulations-Feldes. Denn es gibt immer nur einen Gewinner. An der Spitze der Hierarchie ist es einsam. Auch der Platz des (Einfluss-)Reichsten auf dem Friedhof macht das Grab nicht gemütlicher. Um aber die Welt der Manipulationen zu verlassen, müssen wir sie gründlich durchschauen, um dann mit Leib und (vor allem) Seele in die der Inspirationen wechseln zu können.

Ziel ist hier, diese Manipulationsfallen aufzuzeigen, damit du dich nicht einfangen und damit abhalten lässt, Inspirationen zu finden für deine Ziele. Mein persönliches Beispiel mag hier dazu anregen, dein eigenes zu finden.

Im Studium der Medizin wurden wir trainiert, PatientInnen für unsere, beziehungsweise die Angebote der Schulmedizin gefügig zu machen. Wir wurden geradezu gedrillt, sie zur Allopathie, dem Kampf gegen Symptome mit den Mitteln der Pharmaindustrie, zu verleiten. Sie sollten uns abkaufen, dass die Pharmakonzerne nur das Beste für sie bereithielten und dass sie sich sofort dafür entscheiden müssten. Klar, wer statt Vorbeugung nur Früherkennung bieten kann und ständig wartet, bis das Kind schon in den Brunnen gefallen ist, hat dann keine Zeit mehr zu verlieren.

Meine Inspiration für den Arztberuf bekam ich aber durch großartige Vorbilder wie die eingangs erwähnten Hindhede und Bircher-Benner und durch eigene Erfahrung beim Umgang mit meinen persönlichen Symptomen. Vor allem aber durch meine PatientInnen in Bezug auf ihre Entwicklung zu Lebenslust und Energiefülle. Wie eingangs geschildert, ist das Wunder von Dänemark für jede(n) in eigener Sache nachvollziehbar und vor allem jederzeit kopier- und wiederholbar. Beim Fasten, bei pflanzlich-vollwertiger Kost, beim Waldbaden und vielem anderen habe ich erlebt, was möglich ist, wenn wir uns von alten, bewährten Wegen inspirieren lassen. Vor allem wurde mir bewusst, wie viel Freude das Leben schenkt, sobald wir seine Spielregeln kennen und anwenden. Inspiration wartet überall, in der Natur, aber auch in Kunst und Kultur. Warum sparen wir die nur immer zuerst ein?

Vater Staat tat während der Pandemie so, als bräuchte es weder Kunst noch Kultur. Aber gerade die können uns anregen zu wirklich tiefen Lösungen und nachhaltigem Handeln.

MACHT- UND MANIPULATIONSTECHNIKEN DURCHSCHAUEN AM BEISPIEL MESSAGE CONTROL

Es ist hinlänglich erforscht, wie ständige Wiederholung Botschaften erst wirklich durch- und ankommen lässt und im Bewusstsein verankert. Werbung nutzt das schon lange und behämmert potentielle Kunden geradezu mit der immer gleichen Message. Mindestens siebenmal muss man angeblich eine Botschaft hören, bis sie endgültig sitzt. Wer die Botschaften beherrscht, gewinnt gleichsam die Herrschaft. Insofern ist es so entscheidend, wem Presse und öffentlich-rechtliche(?) Medien folgen und wessen Botschaften sie lancieren. Vielleicht habt ihr gemerkt, der Slogan „Gemeinsam statt einsam" ist mir ein Anliegen und kam schon oft.

Was Regierungen diesbezüglich vermehrt veranstalten, entlarvt eine ORF-Sendung mit dem doppeldeutigen Titel „Gute Nacht Österreich" bezüglich Message Control in der Pandemie.[6]

Was wäre, wenn unsere Medien Mut und Hoffnung weckten, zu gesundem Lebensstil animierten? Was könnten sie an Gesundheitsbewusstsein verbreiten und wie sehr zu Eigenverantwortung inspirieren?

Wie sehr könnten sie die Opfer und deren Leid minimieren, würden sie Hoffnung statt Angst verbreiten! Wo sie es aber nicht tun, müssen sie auch das irgendwann verantworten.

TECHNIKEN ZU MANIPULATION UND TÄUSCHUNG

Heute kommen raffinierte Täuschungsmethoden aus Psychologie und Psychotherapie wie NLP (Neurolinguistisches Programmieren) und als dessen Bestandteil sogenanntes „Reframing" ins Spiel der Manipulation. Bei letzterem stellt man eine Angelegenheit in einen neuen Zusammenhang, Rahmen oder Kontext, der sie ganz anders, etwa viel harmloser erscheinen lässt. NLP ist eine Methode, die Richard Bandler und John Grinder im Wesentlichen den Stars der Psychotherapie – Virginia Satir, Fritz Perls und Milton Erickson – abschauten, um auf geschickte Art und Weise ins Bewusstsein anderer Menschen vorzudringen. Was dort dann geschieht, kann, muss aber durchaus nicht, gut gemeint sein. Inzwischen wird NLP längst von Politikern, Managern und auch Psychotherapeuten ge- und missbraucht. Ein noch leicht zu durchschauender Aspekt sind Pseudo-Alternativen, im Stil von „Sie können jetzt oder gleich entspannen".

Reframing erlaubt, ohne direkt zu lügen, trotzdem nicht die Wahrheit zu sagen, schon gar nicht die ganze. Ein bekanntes Beispiel lieferte die deutsche Regierung, die sich darin für über 100 000 Euro unterweisen ließ, es ist aber auch aus (deutlich günstigeren) Büchern rasch lernbar. Der Schweizer Friedensforscher Daniele Ganser erklärt es am Beispiel der Aufstockung des deutschen Wehretats aufs Doppelte, nämlich von über 40 auf über 80 Milliarden US-Dollar, um der Forderung des US-Nato-Chefpartners nachzukommen. Die gewaltige Summe von 80 000 000 000 US-Dollar könnte aber die deutsche Bevölkerung verschrecken, zumal so vieles in Deutschland heute dieses Geld mehr verdiente. Der einfache Trick besteht nun darin, diese Summe nie zu erwähnen, sondern nur davon zu sprechen, dass man den Wehretat auf 2 Prozent des BIP (Brutto-Inlands-Produkt) erhöhen werde. Da die meisten gar nicht sicher wissen, wie hoch die gewaltige Summe des BIP ist, verbreiten die 2 Prozent keine vergleichbar abschreckende Wirkung, sondern vermitteln das Gefühl, die Summe sei locker, gleichsam aus der Portokasse, aufzubringen. Würde die wirkliche Summe von über 80 Milliarden erwähnt und statt des Ausdrucks Wehretat das der Wirklichkeit eher entsprechende Wort Rüstungsetat verwendet, sähe das ganz anders aus. Dann würde klar, es wird (auf-)gerüstet, obwohl es gar keine Feinde gibt, derer man sich erwehren müsste, und verteilt gigantische Summen zur Rüstungsindustrie um. Wie viele Kindergartenplätze und Krankenhausbetten samt höherer Löhne für die Angestellten ließen sich damit schaffen, Straßen und Brücken sanieren, Stadtsäle und Schwimmbäder renovieren? – um nur weniges zu erwähnen.

Wer sprachlich wenig geschult ist und NLP und Reframing nicht kennt, hat kaum Chancen die oft bittere Wahrheit hinter den Reden vieler Politiker zu erkennen.

Schon der Stoiker auf dem römischen Kaiserthron, Marc Aurel, sagte: „Nicht die Dinge an sich sind es, die uns beunruhigen, sondern vielmehr ist es unsere Interpretation der Bedeutung dieser Ereignisse, die unsere Reaktion bestimmt."

Wer die erwähnten Methoden und Tricks (aus-)nutzt, hat leichtes Spiel mit Menschen, die sie nicht kennen und nichts davon ahnen.

Shakespeare sagte: „Es gibt nichts, was an sich gut oder schlecht wäre, nur das Denken macht es so."

Wäre es nicht gut, viel achtsamer zu sein, sowohl bezüglich des Gehörten und Gesehenen und unserer Sinneseindrücke, als auch bezüglich dessen, was wir darüber denken? Achtsamkeit ist überhaupt ein wundervoller Schlüssel zu Entwicklung und Erwachen. Praktisch alle Meditationsformen und -übungen bauen darauf und sind geeignet, uns vor Fehleinschätzungen zu schützen, die eigenen Möglichkeiten zu nutzen und in Schattenbereiche (das) Licht (der Erleuchtung) zu bringen. Die Achtsamkeitsübungen des Buddhismus können hier einen wundervollen Beitrag leisten.

DER MACHT-SCHATTEN – AM BEISPIEL HYPNOSE

Noch ein weiteres Thema aus der Psycho-Trickkiste, ein Hypnose-Beispiel, kann uns helfen, das Paradoxon zu durchschauen und weiter zu klären, warum es gerade der Wunsch, Gutes zu tun, ist, der zum Bösen verführbar macht. Es muss nur raffiniert genug geschehen und schon wird unsere leichte Verführbarkeit zum Parade-Eintrittstor für den Schatten.

Unsere große Falle ist, unser Kuschelhormon Oxytocin nur in der eigenen Familie, früher immerhin in der Sippe zu verteilen, statt über die ganze Welt – letztlich die zu eng empfundene Heimatliebe. Dabei waren wir auch hier schon viel besser unterwegs. Es ist noch nicht so lange her, da bekriegten sich in Deutschland noch einzelne Fürstentümer nach egomanem Willen von Gebietsfürsten und Feudalherren. Dann lernten wir den Heimatbegriff auf Königreiche wie Bayern und Preußen auszudehnen und schließlich auf Deutschland. An Europa arbeiteten wir noch, als die Pandemie vorbeikam und alles Konstruktive vorbei war. Europa müsste heute schaffbar sein. Aber warum eigentlich Afrika ausschließen, dem wir als Kolonialherren so viel antaten und wo einiges *gut*zumachen wäre?

Hypnose hat einen großen Machtschatten, der entsprechend fasziniert. Die Mehrheit will verstehen, was dabei im Bewusstsein passiert, und eine Minderheit damit Macht ausüben. Nehmen wir an, jemand sei sehr gut hypnotisierbar und führe sogar posthypnotische Befehle willig aus, wie nur wenige Menschen. Aber er wird trotzdem nicht aufgrund noch so geschickter Suggestion aus dem Fenster des zehnten Stockwerks springen. Sein Selbsterhaltungstrieb ist stärker und verhindert es. Suggeriert ihm aber ein Hypnotiseur lange und intensiv genug, er sei ein Vogel, der endlich wieder frei fliegen dürfe, mag ihn das verleiten, zu springen und seine Schwingen zum letzten Mal auszubreiten.

Nutzen Psychotherapeuten Techniken wie Hypnotherapie, NLP oder dessen Aspekt des Reframing, tut es die große Mehrheit, um zu helfen. Aber es gibt auch hier schwarze Schafe wie den Therapeuten von Brian Wilson, Kopf der US-Popgruppe „The

Beach Boys". Der Film *Love and Mercy* zeigt sehr deutlich, wie Psychotherapie, ins Gegenteil verkehrt, Angst und psychotisches Geschehen hervorbringen kann.

Unter dem Strich bleibt: Mehrheitlich wollen wir das Gute, aber wir unterliegen auch relativ leicht der Gefahr, uns manipulieren zu lassen oder in der Menge oder gar Masse auf Grund von Resonanz anderen ziemlich blind zu folgen. Gerade weil wir gutgläubig annehmen, dass diese es gut mit uns und allen meinen.

WÄCHTER AN DIE SINNES-TORE

Achte auf deine Gedanken, denn sie werden Worte.
Achte auf deine Worte, denn sie werden Handlungen.
Achte auf deine Handlungen, denn sie werden Gewohnheiten.
Achte auf deine Gewohnheiten, denn sie werden dein Charakter.
Achte auf deinen Charakter, denn er wird dein Schicksal.

Die erwähnten Manipulationsfallen zu durchschauen ist hilfreich. Ein Weg, sich vor falschen Reden, Bildern und der Verführung durch sie zu schützen, ist, nicht alles zu glauben, was mitgeteilt und über Bilder vermittelt wird. Menschen lügen – wissenschaftlich belegt – sehr oft und Bilder immer öfter. Es ist gut, im Voraus zu wissen, denn im Nachhinein ist es eben meist (zu) spät.

Als Colin Powell nach dem Krieg seine erwähnte Lüge als Karrieretiefpunkt eingestand, erschien er menschlich anständig, erweckte aber über eine Million Toter nicht wieder zum Leben. Das Eingeständnis mag die Seele erleichtert haben, aber die Last der Verantwortung wird er damit nicht los und verdient Mitgefühl. Aufgrund (s)einer Entschuldigung ist das leichter zu gewähren, auch wenn es ihn weder ent-schuldet noch entschuldigt.

Der Osten kennt den Ausdruck von den Wächtern an den Sinnestoren. Diese können wir rechtzeitig an allen Sinnespforten in Stellung bringen und entsprechend trainieren – nicht nur bezüglich dessen, was hereinkommt, sondern auch bezüglich alles von uns Geäußerten.

Unsere Augen bekommen heute im Photoshop-Zeitalter gar nicht so selten Potemkinsche Dörfer angeboten, und nicht erst seit der Pandemie und geschickt zur Panikmache eingesetzten Bildern von Bergen von Särgen. Schon der russische Feldmarschall Potemkin täuschte seinerzeit Katharina die Große mit Attrappen und geschickt platzierten bäuerlichen Statisten über die Besiedlungsfortschritte in Neu-Russland. Dass seine Täuschungstaktik zu einem geflügelten Wort wurde, zeigt, wie verbreitet diese Art Manöver schon damals war. Heute brechen wir damit alle Rekorde. Eine neue Software kann jeden Menschen nackt ausziehen, im wahrsten Sinne des Wortes. Aber keine Bilder von sich mehr zu erlauben, ist im Zeitalter von Selfies und Bilderplattformen auch illusorisch.

Die Ohren sind noch weniger geschützt vor Lügengeschichten und Täuschungsmanövern, lassen sie sich doch nicht einmal aktiv schließen wie die Augen. Die weinende 15 Jährige aus Kuwait und die Vorstellungen, die sie durch ihre Lügengeschichte weckte, wirkten ebenso fatal wie beeindruckend. Man stelle sich vor: Neugeborene, die auf dem kalten Boden erfrieren, weil „Böse" (Iraker) ihnen die Brutkästen gestohlen hatten. Gehörtes wirkt auch über Bilder, eben innere Bilder, oft sogar noch stärker, weil eigene Phantasie sie ausschmückt und oft dramatisiert.

Selbst unsere Nasen werden heute mehr denn je belogen, wie das Buch des früheren Spiegel-Autors Hans-Ulrich Grimm *Die Suppe lügt* belegt. Wir werden heute mit vielfältigen künstlichen Aromen getäuscht. Das geht so weit, dass schon so auf künstliches Aroma gepolte US-College-Studenten echten Erdbeergeschmack gar nicht mehr als solchen erkennen. Die Rinde eines australischen Baumes mit Säure versetzt, schmeckt (für sie) mehr nach Erdbeeren. Solche Panschereien werden gern als „naturidentisch" bezeichnet. Das lässt sich noch leicht als Rationalisierung durchschauen, ist doch Baumrinde natürlich *natür*lich und Säure kommt auch in unserem Magen vor. Warum also nicht naturidentisch? Das sind nur sprachliche Tricks. Wer weiß und erkennt schon sofort, dass es sich bei naturidentischen Stoffen ausschließlich um künstliche handelt, anderenfalls wären sie einfach natürlich. Wirklich identische Stoffe – etwa einen lebensfähigen Grashalm – wie Mutter Natur herzustellen, sind wir gar nicht fähig.

Ein verlässliches Mittel um klarer zu sehen und besser zu hören, ist ein guter *Riecher*. *Ein gutes Näschen* zu entwickeln für die Wahrheit hinter den absichtlich und unabsichtlich herbeigeführten Täuschungen ist unsere Chance. So ein „guter Riecher" nimmt bereits Anleihen beim sechsten Sinn. Vieles lässt sich ahnen, wenn die Wächter an den Sinnestoren funktionieren und ein wacher kritischer Geist und ein intuitives Bauchgefühl zusammenarbeiten und über uns wachen.

Auch um den Geschmackssinn steht es nicht so viel besser, denn auch der Gaumen wird heute von der Nahrungsmittelindustrie mit einer Fülle von Geschmacksverstärkern bis hin zu erwähnten Aromastoffen hinters Licht geführt.

Könnte die Corona-Infektion mit Geschmacks- und Geruchsverlust auch ein weiteres Zeichen für uns sein, wieder mehr auf diese Sinne zu achten, den echten Geschmack der Speisen und ihrer Aromen wertzuschätzen? Den Duft der Freiheit zu genießen und der Anrüchigkeit zum Himmel stinkender Unfreiheit vorzuziehen? Das Kostbare neuerlich zu schätzen und respektvoll(er) damit umzugehen? Uns nicht mehr täuschen zu lassen, weder in Bezug auf künstliche Geschmacksverstärker und Aromastoffe, noch gesellschaftspolitisch? Wie wäre es, Mutter Natur mit all ihrem Geschmack und ihrer Unvergleichbarkeit wieder den Vorzug zu geben und Vater Staat, wo er – ohne Not – übergriffig wird, in die Schranken zu weisen? Lasst uns guten Geschmack entwickeln – von der Kost bis zu (Lebens-)Kunst und -Kultur.

Holen wir Achtsamkeit und Aufmerksamkeit in unser Leben, können wir auch allfällige Fallen leichter erkennen und meiden.

Übertrieben wäre – und mit dem Schatten ist immer zu rechnen – wenn wir in Misstrauen versinken und nichts und niemandem mehr glauben und vertrauen würden. Dann versäumten wir die wundervolle Kraft des Glaubens, von der William James schwärmte.

Insofern ist es besonders wichtig, Menschen in unserer Nähe zu haben, denen wir wirklich und vorbehaltlos vertrauen können, gleichsam blind, um ansonsten offenen Auges wach durchs Leben zu gehen.

IMMER MEHR VOM SELBEN

Dieser bekannte, von Paul Watzlawick entlarvte Slogan kann einiges erklären. Werbetechnisch ist *immer mehr vom Selben*, also beständige Wiederholung, durchaus erfolgreich, sie führt nur zu keinen wirklich nachhaltigen Lösungen. Die liegen, wie schon Einstein wusste, nicht auf der Problemebene, sondern tiefer. Die Politik belegt das eindrucksvoll, verfährt sie doch ständig nach diesem Slogan und verfährt sich entsprechend. Erstens behämmerte sie uns während der Pandemie ständig mit den immer gleichen Angstparolen. Und zweitens schafft sie schon lange keine nachhaltigen Lösungen mehr, sondern liefert laufend Beispiele des Verstoßes gegen Watzlawicks Erkenntnis.

Wenn etwas nicht funktioniert, wie der Lockdown-light, und man verschärft und steigert es dann noch zum Lockdown-hard, erfüllt das genau den von Watzlawick aufgedeckten Irrweg: *Immer mehr vom Selben* ist zwar einprägsam und das Lebensrezept der meisten, aber es bringt wirkliche Lösungen nicht näher.

Wie ist ihnen da oben und uns hier unten noch zu helfen? Eine auf Platons und Einsteins Erkenntnissen aufbauende wundervolle Möglichkeit, die auch Paul Watzlawicks Einsicht integriert, ist die Arbeit mit Ur- oder Lebensprinzipien. Sie ermöglicht nachhaltige Heilung, echte Vorbeugung und die Verwirklichung von Vorsätzen. Einstein wusste, dass Problem- nie Lösungsebene ist. Platon wusste: Hinter jedem Ding ist eine Idee. Wir sind also gut beraten, wirkliche Lösungen auf der Ideenebene zu finden.

Wer hinter einer Infektion den Kampf des Immunsystems mit Erregern erkennt, findet darin leicht als enthaltene „Idee" das Prinzip der Aggression. Insofern ist es besser, seine Kämpfe oder eben Aggressionen im Bewusstsein auszutragen, als sie zu verdrängen und auf die Körperebene sinken zu lassen.

FAZIT

Da schlussendlich doch alles auffliegt und an die Oberfläche kommt, ist es einfach intelligenter, auf Lügen und Leichen im Keller zu verzichten. Lügengebäude stürzen immer ein. Das ist nur eine Zeitfrage.

Ein Problem aber ist, dass sie den Lauf der Zeiten und somit die Geschichte bestimmen, die große und nicht selten auch unsere eigene kleine. Und sobald sie schließlich auffliegen, können sie den Lauf der Zeit nicht mehr umkehren und folglich verursachtes Unglück nicht aufheben. All den Lügnern der großen und kleinen Geschichte wird es irgendwann am Ende leidtun, löst aber entstandenes Elend nicht rückwirkend auf.

Das ist verheerend, aber vor allem für das Seelen(un)heil der Täter. Ihnen echtes Mitgefühl entgegenzubringen statt Wut, ist ein *wunder*voller Ausweg für uns selbst und unser Selbst. Und obendrein hat wirkliches Mitgefühl als eine Form der Liebe noch am ehesten die Chance, auch beim Gegenüber etwas *gutwärts* zu bewirken.

Wir sind noch zu retten. Je früher wir Manipulationen durchschauen, desto eher und besser. Würden wir scharenweise dagegen protestieren, müssten Obrigkeiten sich etwas anderes überlegen oder einfach zur Wahrheit zurückfinden.

MITGEFÜHL ALS LÖSUNG

Bei so vielen Ränkespielen mit so harten Konsequenzen liegt es für die hinters Licht Geführten nahe, dass sie aus der Haut fahren und wütend reagieren. Aber das schwächt nur das Immunsystem der Wütenden und bestätigt die Obrigkeiten eher in ihrer Einschätzung als sie zur Umkehr zu bewegen.

Wie immer wir die Lage sehen und interpretieren, die Pandemiezeit bietet uns einigen Lernstoff. Wer dieselben (Fehl-)Entscheidungen im Sinne von Angstverbreitung wie schon bei der Schweinegrippe vor zehn Jahren trifft, fordert unser Mitgefühl geradezu heraus. Wie der Arte-Film *Profiteure der Angst* belegt, wurden damals die Gefahren gnadenlos übertrieben, heute wie damals alle Hoffnung auf die Schulmedizin und ihre Impfung gesetzt und vor zehn Jahren ein Desaster an Impfschäden angerichtet, sodass die Impfkampagne abgebrochen werden musste. Milliarden Euro wurden in den Sand gesetzt für das bezüglich der Grippe wirkungslose, aber von den Nebenwirkungen her bedenkliche Medikament Tamiflu. Hoffen und beten wir, dass die Covid-19-Impfung nicht wieder so entgleist und etwaige Nebenwirkungen, wenn schon, dann rasch auftreten, um die Kampagne für die Mehrheit noch rechtzeitig abzubrechen. Bei einer RNA-Impfung bleibt durchaus so vieles unklar und damit auch mittel- und langfristig bedrohlich. Sie könnte – schlimmstenfalls – Schäden bis ins Erbgut und die nächste Generation bewirken oder diese wegen Unfruchtbarkeit ausfallen lassen. Es ist ein Großversuch mit menschlichen Versuchskaninchen, der schlimmstenfalls in einen Großversuch bezüglich Mitgefühl umschlagen könnte. Falls das schief geht, ist Mitgefühl in großem Stil gefordert und keinesfalls Rechthaberei. Insofern hoffe ich inständig, dass es gut geht und uns solch kollektives Leid erspart bleibt. Wenn ich dafür von Kritikern der Maßnahmen beschimpft werde, bekommen auch sie mein ganzes Mitgefühl. Wer allen Ernstes, nur um Recht zu behalten, auf ein Desaster an Nebenwirkungen oder gar Todesfällen hofft, hat wirklich Mitgefühl verdient. Wobei ich ausdrücklich Mitgefühl, nicht Mitleid empfehle.

Viele Mitbürger und Kritiker der Maßnahmen schafften es nicht so einfach, Mitgefühl aufzubringen, sondern entwickelten Verachtung und Wut auf „die da oben". Wut und Verachtung brauchen aber ein Ziel und führen so zu Projektion.

Statt in Opferfalle und Täterrolle zu tappen, aufeinander loszugehen und Schuld zu projizieren, wären wir mit Eigenverantwortung und Solidarität miteinander so viel besser dran – alle. Das erscheint mir unsere wichtigste gemeinsame Aufgabe, um dem entstandenen Elend zu entkommen und uns noch zu retten.

Der Weg zu Mitgefühl bleibt stets offen – anderen und uns selbst gegenüber. Statt in Selbstmitleid zu verfallen, könnten wir in Eigenverantwortung Schritte zur eigenen Abwehrsteigerung unternehmen.

Obendrein lässt sich mit Eigenverantwortung im Sinne der Krankheitsbilder-Deutung auch gleich Verantwortung für unsere aufgelaufenen Konflikte übernehmen. Entzündungen beziehungsweise Infektionen sind in der Psychosomatik von *Krankheit als Symbol* in den Körper gesunkene Auseinandersetzungen. Auf dem Weg zu nachhaltiger psychosomatischer Heilung wäre auch noch der Körper einzubeziehen und auf pflanzlich-vollwertige Kost umzusteigen, Bewegung einzuplanen und so weiter. Da wir dann keine weitere Grippewelle mehr fürchten müssen, wird es auch echte Vorbeugung statt üblicher Früherkennung. Die Beispiele der Dänen und der Schweizer vor 100 Jahren und so vieler *Peace-Food*-Esser heute stehen dafür und machen uns Mut.

Wenn also unsere Obrigkeiten in der Pandemiekrise zu Eigenverantwortung aufrufen, ist das richtig und wundervoll, solange wir es nicht nur auf soziale Distanz als Ansteckungsvermeidungsstrategie beziehen, sondern auch auf wesentlichere Schritte wie ganzheitliche und nachhaltige Lebensstilveränderungen.

WUT IN MITGEFÜHL WANDELN

Natürlich wäre es gut, würden Regierende als Vorbild mit gutem Beispiel vorangehen und sich *selbst verantwortlich* verhalten. Das wäre wichtig für sie und uns. Aber darauf sind wir gar nicht angewiesen, denn wir können bei uns selbst beginnen, jede(r) für sich jederzeit.

Herrschende, die sich nicht vorbildlich verhalten, werden uns entweder Projektionsfläche oder Spiegel. Ersteres führt bei vielen zu Wut im Bauch. Die aber schadet den Wütenden am meisten, weil sie deren Mitte besetzt, damit ihr Bauchgefühl verdrängt und sie sogar „blind vor Wut" machen kann und obendrein noch das Abwehrsystem schwächt. Als Spiegel ermöglichen uns Regierende Eigen-Ehrlichkeit. Wir sind in Resonanz mit ihnen, haben sie mehrheitlich gewählt und damit auch, was sie anrichten. Je mehr Wut wir also auf PolitikerInnen und ihre Maßnahmen entwickeln, desto mehr hat das mit uns zu tun, desto wichtiger werden sie für uns, da sie uns unsere dunklen, unbewussten Seiten ver*deut*lichen. Wie sagte Mooji: Wir sehen die Welt nicht wie sie ist, sondern wie wir sind.

Nach meinem Ansatz liegt unser größter Schatz im Schatten. Wir wachsen an unseren Symptomen und Problemen, unseren inneren und äußeren Feinden. Deshalb ist es wohl Grundforderung unserer (christlichen) Kultur, unsere Feinde zu lieben. Freunde zu lieben ist vergleichsweise leicht. Sie spiegeln uns, was wir an uns schon mögen oder noch verwirklichen wollen. Feinde zeigen uns, was wir an uns ablehnen oder schlimmstenfalls sogar hassen, aber letztlich in uns sehen lernen und integrieren müssen. Feinde sind unsere größte Chance, Mitgefühl zu üben und es wachsen zu lassen in Richtung des wichtigen zweiten Metasatzes der christlichen Kultur: Liebet eure Feinde.

Entwicklung und Selbstverwirklichung sind – aus spiritueller Sicht – das Wichtigste im Leben. Daher sind beste Freunde ebenfalls eine wundervolle Hilfe. In gut vier Jahrzehnten habe ich keine Burn- oder Bore-out-PatientInnen erlebt, die eine(n) beste(n) Freund(in) hatten, mit der oder dem sich alle wesentlichen Themen des Lebens besprechen lassen.

Freunde geben uns Gelegenheit, sie zu lieben wie uns selbst. Wenn wir also zuerst lernen, uns selbst anzunehmen und zu lieben, dann die Freunde wie uns selbst und anschließend die Feinde, ergibt sich eine wundervolle Schule des Mitgefühls und der Liebe. Wir können Feinden und Widersachern also geradezu dankbar sein, wenn sie sich als Projektions- und Übungsfiguren zur Verfügung stellen. Nach Yogi Bayan gilt: best attitude = gratitude. Dankbarkeit ist die für uns beste Haltung. Wie Mitgefühl stärkt sie auch noch unser Immunsystem.

Ähnlich wichtig ist, seine Schatten mit Bewusstheit zu durchlichten und all die in ihrer Unterdrückung gebundene Energie zu befreien und konstruktiv-erlöst ins Leben zurückzuholen. Schatten-Integration ist der Königsweg zu Befreiung und Erleuchtung. Auf dem Weg zu Vollkommenheit und Allverbundenheit müssen wir letztlich alles integrieren, weshalb ich meinen ärztlichen Ansatz „Integrale Medizin" nenne.

ÄUSSERE UND INNERE FEINDE

Das gilt für innere wie äußere Freunde und Feinde. Erstere spiegeln uns unsere Tugenden, Talente und Begabungen. In den Jahrzehnten meines Arztseins ist mir weniges so klar geworden wie die wundervolle Tatsache, dass wir alle B*egabungen* mit ins Leben bringen. Im Wort B*egab*ung erkennen wir schon die Gaben. Sie sind die zu entdeckende Aufgabe und dem Leben zu *geben*, ja bereitwillig zu schenken. Wenn wir das schaffen, wird es uns beglücken und (auf-)leben lassen. Zum Glück gibt es dafür viele *anmachende* Beispiele.

Im alten Rom war der Ausdruck „Talente" ein Ausdruck für Geld. Tatsächlich lohnt die Entwicklung und Förderung unserer Talente und wird sich in entsprechendem Lohn ausdrücken – der materiell und seelisch anfällt. Talente können uns auch zu Ehre gereichen und uns Honorare (lat. honor = Ehre) einbringen und verdienen – vor allem, wenn wir damit anderen und damit letztlich uns selbst dienen, kann der Ver*dienst* nicht ausbleiben.

Tugenden sind die andere Seite der Medaille, die lichten Seiten der Schatten. Sich ihnen zuzuwenden und sie zu entwickeln und zu fördern, ist ebenso wichtig wie Schatten zu erkennen und zu erlösen. Insofern bin ich froh, zur Ergänzung des *Schattenprinzips* nun auch *Heilsame Tugenden*[7] geschrieben zu haben.

Die Praxis hat gezeigt, dass der bessere Weg durch die Schatten ins Licht führt, also durchs *Schattenprinzip* zu den *Heilsamen Tugenden*. Wer direkt aufs Licht zusteuert wie sogenannte Lichtarbeiter, wird irgendwann von seinen verdrängten Schatten eingeholt. Positives Denken, Affirmations-Akrobatik und Wunschlisten ans Universum zur Schattenvermeidung und geradezu -bekämpfung führen erst recht zu Schattenerfahrungen, die dann, weil so unerwartet, meist schwer zu bewältigen sind.

Diesbezüglich durfte ich viel mit PatientInnen erleben, denn auf den ersten Blick ist der direkte Weg ins Licht verlockender, weil einfacher, als der über die Durchlichtung eigener Schattenreiche. Tatsächlich ist er aber bestenfalls ein Umweg, schlimmstenfalls ein gefährlicher Abweg. Wir ersparen ihn uns hier, indem wir aus der Erkenntnis der Probleme Lösungen entwickeln.

„Wer sich alles ersparen will, dem bleibt nichts erspart", weiß der Volksmund, denn den holen seine Schatten ein. Ein guter Freund formulierte: „Wer sich nichts ersparen will, dem bleibt auch nichts erspart." Letzteres hat aber den immensen Vorteil, dass man sich rechtzeitig auf die Schatten einstellen kann. Sich ihnen bereitwillig zu widmen, sobald sie auftauchen, beinhaltet die Chance, mit ihnen nachhaltig fertig zu werden und die in ihnen gebundene Energie in Glück in einem erfüllten Leben zu lenken.

Entsprechend hat sich dieses Buch zuerst den auftauchenden Schatten in Gestalt von Symptomen und Problemen zu widmen, um darin deren Chancen und Gaben zu entdecken. Nach dem Polaritätsgesetz, dem wichtigsten der *Schicksalsgesetze* und Mutter aller Schatten, sind sie darin verborgen.

Ein großer Schatten ist die ausführlich betrachtete Enge der Angst, der Gegenpol zur Weite der Offenheit. Der seitenlange Weg durch die Angst ist zugegebenermaßen mühsam, lohnt die Mühen aber allemal im Hinblick auf die wundervolle Lösung.

Bei Krankheitsbildern wie Infektionen kommen unbewusste Konflikte hinzu. Sind diese in Form von Epidemien über ein Land oder eine Gesellschaft verbreitet, ist diese als Ganze betroffen. Pandemien bringen uns folglich mit Ängsten und Konflikten in Berührung, die die ganze Welt angehen.

Wer das wichtigste der *Schicksalsgesetze*, das der Polarität, (aner-)kennt, versteht, dass alles immer zwei Seiten hat. Und wir müssen uns nicht einmal zwischen beiden entscheiden – denn statt „entweder oder" gilt „sowohl als auch".

Bei Infektionen, Epi- und Pandemien mag die Schulmedizin ihren Krieg gegen Erreger führen mit Lockdowns, Impfungen,

Virostatika und Antibiotika. Solange sie dabei nicht neben den Viren noch die Gesellschaft zerstört, sei ihr das unbenommen. Wir sollten nur zusätzlich den Gegenpol betrachten und mit ins Spiel unseres Lebens bringen und die Abwehrkraft mobilisieren und so stärken, dass wir selbst – im Sinne von Heilung – mit den entsprechenden Erregern fertigwerden oder sich das Thema – durch Vorbeugung – auflöst, bevor es überhaupt zum Ausbruch von Infektionen kommt.

Eine Studie der Ohio State University, die 49 Impfstudien der letzten 30 Jahre nachuntersuchte, ergab, dass Stress, Depression und ein ungesunder Lebensstil wie Rauchen negativen Einfluss auf die Immunantwort des Körpers habe. Umgekehrt fanden die Forscher, dass ein günstiger Lebensstil wie wörtlich „eine pflanzenbasierte Ernährung" die Immunantwort des Organismus fördert. In anderen Worten, gesunde Lebensführung macht sogar Impfungen effektiver.

PRAKTISCHE AUSWEGE AUS DER WUT

Gefährliche Ränkespiele, die spät auffliegen, können bei Getäuschten Ent-täuschung, aber auch Wut auf Initiatoren auslösen. Aber Wut im Bauch verstärkt – wie gesehen – nur eigene Probleme, schwächt die Abwehr zusätzlich zum Immunkollaps durch Angst und verschafft insofern Erregern und weiteren Aufregern leichtes Spiel. Wer außer sich ist, kann weniger gut bei sich bleiben, auf sich aufpassen und das für alle Organe und das ganze Leben wichtige Gleichgewicht wahren.

Die bessere Lösung ist auch hier Mitgefühl, denn alle Täter tun sich und ihrer Seele am meisten an. Wer immer wieder dieselben Fehler macht und offensichtlich die Welt nur mit einseitiger, etwa Viro-Logik, betrachtet, ist offenbar nicht fähig oder willens, aus Fehlern zu lernen. Bei deren Wiederholung und hinzukommender Beratungsresistenz können uns Verantwortliche vor allem leidtun.

Sicher ist, alle unsauberen Inszenierungen und Lügengeschichten fliegen immer auf – es ist nur eine Frage der Zeit. Das erkannte auch Abraham Lincoln und formulierte: „Man kann alle Leute einige Zeit täuschen und einige Leute alle Zeit, doch man kann nicht alle Leute alle Zeit täuschen."

Das gilt es auf breiter Basis zu durchschauen. Aber offenbar liegt es im Wesen einiger, immer wieder – eingebildeten vordergründigen Vorteilen zuliebe – auf Täuschungen zu setzen. Von einem übergeordneten Standpunkt aus schadet es den Tätern am allermeisten und fliegt ihnen immer irgendwann um die Ohren. Bis dahin leiden beide Seiten, aber am meisten die Verursacher, schon an der Angst, irgendwann aufzufliegen.

Mitgefühl setzt auf die Zauberkraft des Vergebens, die schon in der Bibel Paulus, der erste christliche Botschafter, empfiehlt, als er sagt: „Lasst die Sonne nicht über eurem Zorn untergehen." Auch die Bibel ist natürlich der Polarität unterworfen. Ich zitiere sie gern als Grundlage unserer Kultur. Aber auch bei ihr sind Achtsamkeit und Vorsicht geboten. Wir sollten unsere Frau nicht steinigen, egal was sie getan hat und was das Alte Testament diesbezüglich rät. Aber es ist auch viel Wunder- und Wertvolles darin, wie eben die Aufforderung: „Vergib deinem Bruder, bevor die Sonne untergeht."

Praxis:
Von Angst nichts wissen zu wollen, ist menschlich, aber nur das Durchschauen eng- und angstmachender Mechanismen schützt vor weiterer Angst und beschert Weite und Offenheit.

Eine Möglichkeit, leichter zu vergeben, ist, einen erhöhten, *darüber hinwegsehenden* Standpunkt einzunehmen, um Abscheu oder Wut in Mitgefühl zu wandeln.

Wie aber kommen wir zu einem übergeordneten Standpunkt?
1. Eine Methode ist, in der Zeit vorauszublenden und sich das Ganze mit einem Abstand von 10 oder 20 Jahren rückblickend vorzustellen.
Oder sich zu fragen: Wie wird die Geschichte das einmal sehen und einordnen? Wird sie sich überhaupt noch dafür interessieren? Wird sich noch irgendwer daran erinnern?

2. Auch gedanklich räumlichen Abstand einzunehmen, kann gut helfen. Ein Indianer namens Emahó riet, sich solche Situationen vom Mond beziehungsweise Weltall aus vorzustellen.
3. Eine weitere Möglichkeit ist zu schauen, was aus den Betrügern oder Verursachern der Wut geworden ist. Hitler, Göring und Goebbels haben sich umgebracht, andere Ober-Nazis wurden gehängt. Viele nach Lateinamerika geflüchtete hatten den Rest ihres Lebens auf der Flucht ständig Angst, doch noch entdeckt zu werden. Einigen ist das passiert wie Adolf Eichmann, dem Buchhalter des Massenmordes. Simon Wiesenthal, der Nazijäger, berichtete, wie diese sich fast immer als jene guten Bürger getarnt hatten, die sie vor der Nazizeit waren, und wie viel Angst sie bis zu ihrer Enttarnung und Verurteilung auszustehen hatten. Von einigen berichtete er seinen Eindruck, sie seien sogar froh gewesen, wenn die Angst des jahrelangen Versteckens ein Ende fand.

Die eiserne Lady Margret Thatcher, die mit ihrem Falklandkrieg über 1000 Tote zu verantworten hat, flüchtete sich ebenso wie ihr Freund Ronald Reagan ins große Vergessen namens Alzheimer. Der persische Schah ist (s)einem Krebsleiden erlegen. Honecker und seine ebenfalls mit schwerer Schuld beladene Frau durften nach Lateinamerika ausreisen. Er ist dort rasch an Krebs gestorben, seine für Kindsraub und Bösartigkeiten wie Zwangsadoptionen verantwortliche Frau hatte vielleicht das schwerere Los, ihre Schandtaten lange zu überleben. Ceausescu ist in Rumänien scheinbar besser davongekommen, als ihn seine eigenen Leute an die Wand stellten und kurzerhand erschossen.

Selbst Diktatoren wie Ulbricht und Pinochet oder die Diktatoren der iberischen Halbinsel, Franco und Salazar, trafen es nicht wirklich besser. Wer den Zeitrahmen weitet, wie ich es in 30 Jahren Schatten- oder Reinkarnationstherapie erlebte, weiß, wie besonders schwer nicht eingestandene und bereute Schuld in der nächsten Runde auf der Seele lastet. Abraham Lincoln hatte mehr recht als er vielleicht ahnte, weit über die Grenzen unserer beschränkten Sicht hinaus. Verbrechen zu begehen lohnt sich in keinem Fall. Zum Schluss sind alle Rechnungen zu begleichen. Was so schön und beruhigend klingt, ist es auch. Aber es bedeutet, alles, was wir uns selbst eingebrockt haben, müssen wir auch selbst auslöffeln.

4. Als Viertes kann die Zuflucht zur eigenen Tradition helfen. Die erwähnte Gewissheit und Aussicht auf absolute Gerechtigkeit am Ende mag erhitzte Gemüter beruhigen und uns den Bibelsatz zurück ins Gedächtnis rufen: „Die Rache ist des Herrn." Damit brauchen wir uns nicht zu belasten, denn Rache oder gar Blutrache, die beide aus großer unbewältigter und zugleich überwältigender Wut erwachsen, schaden vor allem wieder denjenigen, die sie leben und ausüben. Nicht nur Christen können da also grundsätzlich entspannen, andere Religionen haben eigene Worte dafür. Hier gilt das Gesetz des Karma oder alttestamentarisch „Auge um Auge, Zahn um Zahn". Wir können also entspannt und beruhigt entscheiden, uns darum nicht zu kümmern. Wobei über diesem Gesetz noch Christus' Gnade steht. Wer aus ganzem Herzen Gnade vor Recht ergehen lassen kann, ist gut auf dem Weg.

5. Natürlich gilt hier auch der christliche Meta-Satz: „Liebet eure Feinde." Liebe fällt aber alles andere als leicht, wenn man richtigen Zorn auf jemanden empfindet, weil der die Freiheit beschneidet oder gar nimmt, in wirtschaftlichen Ruin treibt durch Rücksichtslosigkeit oder droht und erpresst.

6. Christus sagt in der Bergpredigt: „Ihr habt gehört, dass gesagt worden ist: Auge um Auge, Zahn um Zahn. Ich aber sage euch: Leistet dem, der euch etwas Böses antut, keinen Widerstand, sondern wenn dich einer auf die rechte Wange schlägt, dann halt ihm auch die andere hin."

„Zahn um Zahn" mag zwar gegenüber der noch älteren Tradition des spontanen Tötens aus dem Affekt ein Fortschritt gewesen sein. „Die andere Wange bieten" jedoch ist alles andere als ein Zeichen der Schwäche, sondern ein Akt besonderer geistig-seelischer Stärke.

WAS IST ZU TUN, UM UNS (ALLEN) ZU HELFEN?

Warum reicht (uns) all das noch nicht? Warum, etwa um beim gleichen Beispiel zu bleiben, ist die Mehrheit nicht längst auf so eine leichte, *kost*bare und so viel Leben rettende Möglichkeit eingestiegen wie pflanzlich-vollwertige Kost zur Beendigung aller Grippewellen, zur Rettung unserer Um- und Mitwelt und Erlösung der Tiere von so viel Qual? Ist dieser Schritt zu einfach, um ihm eigenes und fremdes Elend zu opfern? Wollen wir es uns und allen gar nicht so leicht machen? Warum glaubt die auch ansonsten schweigende Mehrheit lieber einer längst der Einseitigkeit und oft sogar Fehlinformation überführten Medienwelt, die im Übrigen auf den widerlichen Satz setzt: Only bad news are good news – nur schlechte Nachrichten sind gute? Warum vertraut sie lieber einer längst juristisch des Betrugs und der Geldgier überführten Pharma- und Impfindustrie? Warum greift sie nicht auf die wenigen vorhandenen anständigen Medien und die Medizin aus der Apotheke von Mutter Natur zurück?

Wir sind noch zu retten! Aber dafür müssen wir lernen, mit der Angst fertig zu werden und uns nicht mehr so manipulieren, sondern von Corona aufwecken und vielleicht sogar -rütteln zu lassen. Denn für das, was auf uns zukommt, braucht es Mut und freien Geist.

Es gilt im Laufe unserer Auseinandersetzung da noch viel tiefer zu schürfen bezüglich der Frage: *Sind wir noch zu retten? Und wie?* Trauen wir uns, für eine Lösung an die Grundfesten unseres Welt- und Menschenbildes zu gehen.

KAPITEL 2
Die großen Chancen unserer neuen Zeit

VERSCHLAFENE REVOLUTIONEN UND GUTE NACHRICHTEN

NEUE LUST ZU DENKEN STATT ALTER ENERGIESPARPROGRAMME

Die nächste inzwischen überfällige Revolution betrifft unser Gehirn. Über Jahrhunderttausende war es richtig, es im Sparmodus zu nutzen, ist es doch so ein Energiefresser. Insofern war es gut, auf die Entwicklung von Routinen zu setzen, weil die am effektivsten helfen, Energie zu sparen.

Aber heute haben wir in den Industrienationen kein Energieproblem mehr, sondern unser Fett längst abbekommen und leiden, im Gegenteil, schon zunehmend an Übergewicht. Wir bekommen mehr als genug Kalorien und können es uns gut leisten, in unserem Oberstübchen großzügig Energie zu verbrennen und ständig neu und kreativ zu denken – zurück und voraus und vor allem in jedem Augenblick. Es ist eine höchst wirksame, wenn auch bisher noch wenig populäre Methode, an Wichtigkeit zu- und an Gewicht abzunehmen.

Unser Hirn verbrennt tatsächlich verhältnismäßig mehr Energie als Muskeln, vor allem, wenn wir es intensiv nutzen. Ich habe das ausprobiert: Sobald ich mich in einer Seminarwoche vor die TeilnehmerInnen stelle und frei formuliere, verbrauche ich ungleich mehr Energie als beim Vortragen aus einem Manuskript. Der Unterschied ist sogar deutlich auf der Waage ablesbar. Noch krasser wird es natürlich, wenn ich bei ersterem stehe und bei letzterem sitze. Seit ich das weiß, nutze ich immer für Online-Arbeit und manchmal auch zum Schreiben und Lesen (m)ein Stehpult, sozusagen als Alterssport.

Zweitens und noch bedeutender: Wir wissen schon über zwei Jahrzehnte um die sogenannte Neuroplastizität unseres Gehirns, das heißt, seine Fähigkeit, zu allen Zeiten des Lebens durch Lernen zu wachsen und neue Vernetzungen beziehungsweise Synapsen zu bilden. Unser Gehirn ist ein wahres Wunder: Sobald wir es entsprechend fordern und damit fördern, erlaubt es uns, über das ganze Leben im Hinblick auf Intelligenz weiterzuwachsen und sich unseren Bedürfnissen anzupassen.

Diese große Chance haben wir lediglich über Jahrhunderte ignoriert. Die Einführung der allgemeinen Schulpflicht, der Handwerkslehre und der Universitäten war ein großer Fortschritt, aber nach deren Besuch das Lernen einzustellen ein ebenso großer Irrtum. Hinzu kam, dass die Wissenschaft daraus – ohne jeden Beleg – ein Dogma machte und behauptete, Nerven könnten sich nicht erneuern und keine neuen Verbindungen bilden.

Im Jahr 2000 erhielt der österreichisch-amerikanische Entdecker der Neuroplastizität, Eric Kandel, den Nobelpreis für diese bahnbrechende Arbeit, die mit uralten gegenteiligen Vorurteilen wissenschaftlich aufräumte. Er bewies: Wir können in einer Tour und in jedem Alter neue Nerven bilden und kreative Verbindungen zwischen ihnen. Der Auslöser und springende Punkt dafür ist, das Gehirn zu fordern und damit zu fördern. Hier gilt wie für alle lebenden Systeme: „Use it or loose it – benutze oder verliere es." Dass die Nerven als einziges Zellgewebe später im Leben nicht mehr nachwachsen können, war ein dummes Märchen, das uns die Wissenschaft – ohne jeden Beleg – lange eintrichterte. Wir haben das im Studium noch falsch gelernt, aber das war vor Kandels Entdeckung.

Tatsächlich hat die Wissenschaft damit eine unsinnige, begrenzende, selbsterfüllende Prophezeiung ins Leben gesetzt. Wenn es sowieso keinen Sinn hatte, warum sollte man sich später im Leben noch um Lernen und Wachsen bemühen? Also tat es kaum jemand und so wurde der Unsinn wahr. Selbsterfüllende Prophezeiungen sind eine große Gefahr, vor der es auf der Hut zu sein und die es zu durchschauen gilt.

Aber warum, ist zu fragen, ist diese Tatsache 20 Jahre nach der Nobelpreisverleihung heute immer noch eine Art Tabu und wird kaum zu unser aller Nutzen verbreitet?

Eric Kandel ist obendrein ein hervorragendes Beispiel für seine eigene Entdeckung, ging er doch mit über 80 noch täglich ins Labor und arbeitet weiter – vielleicht am nächsten Nobelpreis. Der Verzicht auf geistige Pensionierung hilft nebenbei wie auch der auf Tierprotein gegen die neue Volksseuche Alzheimer.

Ein weiteres Zaubermittel für uns und unser Gehirn, sozusagen sein Dünger, sind Anerkennung, Lob und Wertschätzung. Der deutsche Psychiater Joachim Bauer fand, unser Gehirn giere geradezu nach Anerkennung, die auf Gehirnebene ähnlich wirke wie jene Drogen, die die Ausschüttung des Glücks- und Belohnungshormons Dopamin veranlassen.

Der österreichische Psychiater Reinhard Haller schreibt in *Das Wunder der Wertschätzung*, Anerkennung stimuliere auch die Ausschüttung körpereigener Opiate und des sogenannten Kuschelhormons Oxytocin.

Schon im 18. Jahrhundert wusste der französische Philosoph Voltaire: Wenn wir andere anerkennen, färbt das gleichsam auch auf uns selbst ab. Unser Gehirn genießt gleichermaßen Lob und zu loben. Daraus lässt sich eine wundervolle Win-win-Situation entwickeln. Je mehr wir loben, desto besser geht es uns und den gelobten Menschen unserer Umgebung. Sie blühen unter unserem Lob geradezu auf und wir selbst auch, was weiteres Lob anregt und eine Art Glücksspirale in Gang setzt. Das lässt sich selbst auf Dinge und sogar ganze Länder übertragen. Ein herabgesetztes und beschimpftes Land wird darben, das gelobte Land dagegen aufblühen. Aber auch hier können wir klein bei uns selbst mit dem eigenen Garten und seinen Pflanzen anfangen. Das erlebe ich krass in Zypern, die eigenen Gärten blühen. Aber alles, was nicht eigener Garten ist, gilt hier offensichtlich als Abfallhalde. Was aber wäre, wenn wir unsere Erde als jenen Garten Eden betrachteten, als der sie einmal begonnen hat? Wir gewännen ein Paradies auf Erden!

Eine Gesellschaft, die sich von Kritikern und Skeptikern, die von all dem das Gegenteil bewirken, dominieren und Journalisten das Feld überlässt, die nur schlechte für gute Nachrichten halten, lebt also mit weniger Glückshormon Dopamin und Kuschelhormon Oxytocin. Angstmachende Politiker und Mediziner muss man sich leisten können und wird sie mit schlechter Stimmung bezahlen. Die Angstorgie um die Pandemie zeigt das überdeutlich und verschafft uns schlechte Karten und Stimmung. Das können wir – bei uns selbst beginnend – jederzeit ändern. Sobald wir es als Problem erkennen, lässt es sich wandeln. Wer sich selbst anerkennt und viel lobt, hat mehr vom Leben, wer das anderen gewährt, noch vermehrt.

Wir sind noch zu retten! Und es wird so viel leichter und schöner, wenn wir unser Gehirn gut leben, wachsen und sich mit uns weiter entwickeln lassen, es und uns und andere zu loben beginnen, um uns und ihm und ihnen Gutes zu tun und den großen Erdgarten in unsere Verantwortung einschließen und zum Erblühen bringen.

DAS HOHE LIED DER NACHT
Moderne Forschung bringt heute noch einen weiteren wundervollen Punkt der Erkenntnis ins Spiel: das erst kürzlich entdeckte sogenannte glymphatische System des Gehirns. Dessen Zellen ziehen sich nachts etwas zusammen und in den Zwischenräumen wird der alltägliche Abfall gleichsam weggespült. Dazu gehören auch die biochemischen Rückstände oder Spuren von Wut und Hass, Ängsten und Sorgen, kurz, was wir heute Stress nennen. Längst wissen wir, wie wichtig die Nacht zum Wachsen in jeder Hinsicht ist. Körperlich lassen sich in täglichem Training Reize setzen, aber wachsen können Muskeln nur in der Nacht, und Gelerntes kann sich nur nachts im Gedächtnis verankern. Wenn

Wachstum nur im Schlaf stattfindet, wundert es uns schon kaum noch, wenn auch Wunden nachts rascher heilen, und nicht nur körperliche, auch über seelische kann da am besten Gras wachsen. In Psychotherapien gesetzte Reize brauchen ebenfalls eine gute Nacht, um sich zu verankern und selbst Abnehmen ist im Schlaf leichter und erfolgreicher.

Hinzu kommt heute das Wissen, wie notwendig guter Nachtschlaf für Regeneration und Aufräumen unserer Gehirn-Zentrale ist. Wer bewusst sozusagen glymphatisch lebt, und seinem Hirn entsprechende Zeiten einräumt, in denen es sich selbst aufräumen beziehungsweise durchspülen kann, wirkt sympathisch und aufgeweckt, weil ausgeschlafen und wach.

Noch eine eigene Erfahrung, die sich gut mit der unserer Vorfahren deckt: Je früher vor Mitternacht er stattfindet, desto besser wirkt Schlaf. Mir persönlich ist zur Gewissheit geworden: Erstens, der Schlaf vor Mitternacht zählt doppelt, was Regeneration angeht, und zweitens: Meine kreativste Zeit ist gut ausgeschlafen von Sonnenaufgang bis Mittag. Unsere ganz frühen Vorfahren begaben sich wohl mit Sonnenuntergang zur Ruhe, jedenfalls bevor sie das Feuer domestizierten. Sicherlich standen sie auch mit der Sonne auf, um früh für genug Nahrung zu sorgen. Also machten sie wohl tatsächlich, was wir heute Naturschlaf nennen, lange vor Mitternacht einschlafen, um frühmorgens mit der aufgehenden Sonne ausgeschlafen zu beginnen. Das imitiere ich schon seit Jahrzehnten. Am frühen Morgen und Vormittag habe ich meine viel-und-siebzig Bücher geschrieben, am Nachmittag nur noch Artikel, am Abend Mails. Das ist mir zum bewährten Rhythmus geworden. Ab Sonnenaufgang trinke ich zwei Kannen Tee von frischen Kräutern, um das Hirn nochmals nachzuspülen, was ihm spürbar gut bekommt. Erst mittags ist für mich break-fast, Fastenbrechen. Zu einem frühen Abendessen trinke ich nicht mehr viel und danach gar nicht mehr, um die Träume der Nacht ungestört zu genießen – ohne mich von der Blase wecken zu lassen.

Zum Thema Schönheitsschlaf, von dem meine Groß(e)Mutter schwärmte, fehlen mir persönliche Erfahrungen, aber er wird auch vor Mitternacht empfohlen. Wirklich gutes Nachtleben ist also Schlafen und Träumen, während sich das Hirn mittels seines glymphatischen Systems für uns herausputzt. Was wir heute unter Nachtleben verstehen, ist wohl eher schlechter Ersatz für unbefriedigende Tage.

Viele kennen den Spruch „Morgenstund hat Gold im Mund" und hoffentlich alle die Erfahrung, die besten Ideen morgens beim Aufwachen und unter der Dusche zu empfangen. Wohl deshalb der gute Rat aus alten Zeiten, wichtige Entscheidungen nochmals zu überschlafen.

Der holländische Sozialpsychologe Ap Dijksterhuis belegte in verschiedenen Studien, dass intensives Nachdenken, Grübeln oder schweizerisch „Hirnen" zu weniger guten Ergebnissen führt als tiefe Entspannung. Insofern ist also auch wissenschaftlich erklärbar, wenn morgens vieles besser läuft, zum Beispiel auch Beischlaf. Dass ausgeschlafene Typen mehr draufhaben, ist schon lange mehr als ein Verdacht.

Was für eine himmlische Botschaft: Das Wichtigste, alles Wachstum, geschieht im Schlaf. Wir brauchen uns also nicht ständig die Peitsche zu geben, um Großes zu erreichen. Das gelingt besser und geradezu spielerisch leicht im Schlaf einer guten Nacht.

Der Charme natürlicher Rhythmen ist heute gut belegt. Selbst US-Schulmedizin-Star David Agus singt deren hohes Lied. Aber schon Rudolf Steiner wusste: „Alles Leben ist Rhythmus". Harvard-Professor Richard Alpert, der spätere Weisheitslehrer Ram Dass, sagte: „Alles Leben ist Tanz", die moderne Physik weiß: „Alles ist Schwingung", und schon der Vorsokratiker Heraklit erkannte: „Panta rhei" – alles fließt.

Früher ins Bett und früher aufstehen ist ein altes, wundervolles Programm für Gesundheit im Allgemeinen und die unseres Gehirns und Denkens im Speziellen. Vor allem sind natürliche Rhythmen hilfreich, die der archetypisch weiblichen Hälfte des Tages, Abend und Nacht, Zeit und Raum lassen.

FRIEDLICHE REVOLUTION ZU EINEM NEUEN WELTBILD

All das animierte mich, mein bisher optimistischstes Buch *Heilsame Tugenden* zu wagen, gleichsam als Ergänzung zum *Schattenprinzip*. Allein die oben erwähnten, von Erfahrungen untermauerten Fakten zusammengenommen, könnten uns wundervolle Synergien und eine Revolution im Denken bescheren und für ein neues Weltbild öffnen, unser nächstes großes Thema. Als positive Nebenwirkung stoppen sie den Trend zu körperlichem Verfetten. Sie erlaubten uns, Beziehungen und Berufe lebendiger und ein Leben lang lebendig zu halten, statt in Routine abgleitend langsam dahinzusiechen.

Dass wir in jedem Alter unser Hirn und unsere geistigen Fähigkeiten wachsen und sich entwickeln lassen können, ist schon lange bekannt, hat es aber nicht annähernd ins Bewusstsein der Mehrheit geschafft. Es ist eine so gute Nachricht für alle und besonders für uns in der zweiten Lebenshälfte.

Diese schwierige Zeit ist nach meinem Gefühl genau die richtige, für diese bisher schlummernden Erkenntnisse zu erwachen und eine Revolution daraus zu entwickeln, um bisher vernachlässigte Möglichkeiten zu erwecken und zu Synergien zu verbinden. Was für eine wundervolle Zukunft stünde uns bevor! Wir wären plötzlich doppelt so viele, weil wir Alten dann wieder dazu zählten und mit uns zu rechnen wäre, zumal wir obendrein schon mehr Erfahrung, auch oft mehr Zeit und manchmal Geld mitbringen. Zusammen haben wir mehr als doppelt so gute Aussichten, ist doch das Ganze mehr als die Summe seiner Teile.

DEN GUTEN KERN IN UNS ENTDECKEN

Unser Ausflug in die Welt geschürter Ängste und Auswege, zu Ernährungsumstellung bis zur Aussöhnung mit der eigenen Sterblichkeit wird wohl noch nicht reichen, in einer Mehrheit neue Hoffnung zu wecken. Dafür müssen wir viel weiter zurückgehen und tiefer schürfen, uns fragen, wer sind wir eigentlich, die wir uns oft so unvernünftig verhalten, so eigenartig reagieren und dann wieder so liebevoll? Bei der Suche nach einer Antwort auf die entscheidende Frage: Wer sind wir? kann uns die Frage helfen: Woher kommen wir? Denn im Anfang liegt alles begründet.

Sind wir Menschen zutiefst schlecht oder doch *im Grunde gut*? Erleben wir wirklich nur schlechte Nachrichten als gute, wie Journalisten sagen – only bad news are good news? Oder machen sie uns das nur vor und beweisen es allein dadurch, weil sie nichts anderes berichten? Wollen wir oder jedenfalls die Mehrheit, gar nichts anderes hören? Oder ist es doch eher so, dass dieser Satz dafür sorgt, dass vor allem Schlechtes berichtet und damit zur selbsterfüllenden Prophezeiung wird? Oder stecken hinter all dem nur Konzerne und ihre Geldgeber, und handelt es sich um eine Verschwörung, die Angst vor uns selbst schüren will? Ist der Mensch wirklich des Menschen Wolf? Kommt all das Böse aus unserem tiefsten Seelengrund oder wird es von Verlegern und Journalisten in die Welt gesetzt, weil es sich besser verkauft und so ein Feld des Bösen erst aufbaut?

Tatsächlich stimmt der Ausdruck nicht mal im Hinblick auf journalistischen Erfolg. Eine neue Studie der renommierten US-Universität UCLA (University of California, Los Angeles) und der Universität von Michigan widerlegt das viel strapazierte Dogma: Tatsächlich ist die Höhe der erzielten Aufmerksamkeit davon abhängig, wie stark Informationen vom Erwarteten und vom Üblichen abweichen. Ob solch außergewöhnliche Informationen negativ oder positiv sind, ist für ihre Wirksamkeit in Bezug auf die erregte Aufmerksamkeit und damit die Auflage irrelevant.

Reinhard Haller schreibt in *Das Wunder der Wertschätzung*: „Wertschätzender Umgang ist, wie man heute sagt, eine Win-win-Situation. So erstaunt es nicht, wenn in individuellen Gesprächen und in Meinungsumfragen eine steigende Sehnsucht nach erfreulichen Nachrichten und positiven Botschaften, nach Zentrierung auf das Gute und Schöne, nach mehr Achtung und Anerkennung festzustellen ist. Die Menschen haben offensichtlich genug von Kriegsreportagen und Katastrophenberichten, von Skandalen und Fake News, von destruktiver Kritik und öffentlicher Brandmarkung sowie der Entwürdigung von Mensch und Natur. Sie wollen und brauchen wieder mehr Wertschätzung."[8] Ihn seit Jahrzehnten kennend und schätzend, kann ich Reinhard Haller nur aus ganzem Herzen zustimmen. Dieses Zitat entspricht einem Gefühl, das ich seit langem habe und durch meine psychotherapeutische und beratende Tätigkeit immer und ausnahmslos bestätigt sah.

Andererseits ist aus unserer Geschichte heraus verständlich, dass Warnungen und schlechte Nachrichten wichtiger, sogar lebensrettend waren. Für unsere Vorfahren war es über Jahrmillionen entscheidender, sich frühzeitig vor drohenden Gefahren zu warnen, als von der Schönheit der Erde zu schwärmen. Für den Tag und den Austritt aus der Höhle war die Nachricht „Säbelzahntiger von links" wichtiger als „Heute wieder schönes Wetter".

Diese frühe Prägung, die über unendliche Zeiten ging und lange auch ebenso richtig wie wichtig war, ist uns nicht nur in Fleisch und Blut übergegangen, sie ging bis tief ins Mark und sitzt uns folglich noch immer in den Knochen. Für einen Coach der Gegenwart oder ein heutiges Restaurant etwa heißt das konkret: Eine miese Bewertung wiegt neun gute auf, denn erstere wird sofort viel engagierter verbreitet. Und das gilt offenbar nicht nur für die Presse, sondern für uns alle.

André Heller sagt es sinngemäß poetischer: Trifft ein Wolf einen anderen Wolf in tiefster Nacht im finsteren Wald, denkt er: „Aha, ein Wolf". Trifft ein Mensch im tiefsten Dunkel nächtlichen Waldes einen anderen, denkt er: „Ma, a Mörder!" Das stimmt wohl, aber warum ist das so? Ist es unsere ursprüngliche Empfindung und *natür*lich oder angelernt? Ist es unsere Urangst, oder wurde sie uns erst später beigebracht?

Was stimmt letztlich? Ist der Mensch so schlecht und braucht ständig schlechte Nachrichten? Oder halten diese ihn in sich selbst bestätigender Weise in einer längst vergangenen und von der Entwicklung überholten Zeit fest?

Meine Erfahrungen

In drei Jahrzehnten Psychotherapie und vier Jahrzehnten ärztlicher Beratung hatte ich nie auch nur eine(n) einzige(n) Patient(in), die/der an sich schlecht oder böse war. Auch Rückfragen bei unseren anderen Psychotherapeuten ergaben keinen solchen „Fall". Waren unsere PatientInnen einfach außergewöhnlich gute Menschen, die auch ausnahmslos das Gute wollten? War das unserer wundervollen Resonanz zu verdanken und die große Ausnahme? Diesbezüglich blieb ich skeptisch, kannte ich doch die vielfältigen wissenschaftlichen Belege wie das Stanford-Prison-Experiment, das sogar verfilmt als *Das Experiment* schlechthin die ganze Bosheit der Menschen gegenüber anderen Menschen offenbarte.

Der durch dieses Experiment, das die Welt bewegt und erschüttert hatte, weltbekannte Studienleiter Philip Zimbardo hatte Studenten angeworben, sie dem Zufallsprinzip folgend in „Gefangene" und „Wärter" eingeteilt und dann beobachtet, wie sich von ganz allein schreckliche Gewaltorgien von Seiten der „Wärter" gegen die „Gefangenen" ergaben.

In der deutschen Verfilmung des „Experiments" konnte einem ganz anders werden, wie knapp unter der Oberfläche der Schatten lag und nur darauf wartete, in die Wirklichkeit durchzubrechen. Und da war auch das nach dem ebenfalls weltbekannten Psychologen Stanley Milgram benannte Experiment mit der Schockmaschine, das auch die ganze Bosheit ganz normaler Menschen zum Vorschein brachte. Milgram animierte Versuchspersonen, im Namen der Wissenschaft andere zu quälen, mit dem Ergebnis, dass die Mehrheit auf Befehl zu Bestien wurde.

So viele Wissenschaftler konnten sich doch nicht so durchgängig und gleichlautend geirrt haben. Was war nur bei uns los, dass wir so grundsätzlich gute PatientInnen hatten? Wo sich mal eine(r) Böses zuschulden kommen ließ, war es meist aus guter Absicht geschehen oder einfach schiefgelaufen. Er bereute es anschließend, versuchte es wiedergutzumachen und bemühte sich um Besserung.

Die raschen, brutalen Schattendurchbrüche, die wir von diesen beiden renommierten, unumstrittenen und weltbekannten Wissenschaftlern belegt bekamen, glaubte ich wohl, sie blieben dem Schatten-Therapeuten in mir aber unklar. Bei unseren PatientInnen war der Schatten tief in ihrem Unbewussten verborgen und es brauchte einigen Einsatz und diverse raffinierte Tricks, um ihn überhaupt hervorzulocken.

Andererseits quollen nicht nur Nachrichtensendungen, sondern auch Actionfilme nur so über von Schattendurchbrüchen. Zuschauer mussten den Eindruck bekommen, sie ereigneten sich am laufenden Band und bei geringsten Anlässen. Machten wir etwas falsch, stellten wir uns so besonders ungeschickt an in unserer Schattentherapie? Taten wir uns unbewusst so schwer, um uns wichtigzumachen und unserem Thema mehr Bedeutung zu geben? Wollten wir uns etwa unbewusst als besondere Helden aufspielen, die etwas so Schweres und Anspruchsvolles vollbrachten, nämlich in die Tiefe des so äußerst schwer erreichbaren Schattenreiches unserer PatientInnen vorzudringen? Wohingegen man jede Zeitung aufschlagen, jede Nachrichtensendung testen konnte – die ersten Seiten und Minuten strotzten nur so vor schrecklichsten Schattenaus- und -durchbrüchen. Irgendetwas konnte da nicht stimmen.

Auch in Fasten-, Meditations- und Ausbildungsgruppen, die ich seit gut 40 Jahren zu verschiedenen Themen leite, ergaben sich mir keine Hinweise auf das Böse in uns, im Gegenteil erlebte ich hilfsbereite, zuvorkommende, unterstützende Menschen, die einander beistanden und sich um Hilfsbedürftige kümmerten, Behinderte in Rollstühlen versorgten, Blinde führten.

Aus den Erfahrungen mit 30 Jahren Schatten- oder Reinkarnationstherapie kannte ich obendrein so viele Geschichten beziehungsweise von PatientInnen in Trance berichtete Inkarnationserlebnisse, die auf einen guten Anfang unserer frühen Vorfahren schließen ließen als kommunikative, aufgeschlossene und einander zugetane Wesen, die anders wohl gar nicht überlebt hätten.

Dazu wiederum passt auch der Mythos unserer frühen Vorfahren aus der Steinzeit, wie ihn die US-Amerikanerin Jean Auel in ihrer Erdkinder-Serie von Ayla und dem Clan des Bären in poetischer Form erzählt. Darin wird deutlich, warum unsere Vorfahren, die Cromagnonmenschen, mit ihrer neugierigen, freundlichen, auf Austausch und Kommunikation ausgerichteten Art die kräftigeren und gröberen „Flachschädel", wissenschaftlich Neandertaler, im Evolutionsrennen überholten.

Diese Diskrepanzen in der Darstellung von Gut und Böse erlebte ich auf vielen Ebenen: Während die objektiv und offiziell erhobenen Fakten stark darauf hindeuteten, dass vieles besser wurde, berichteten die Nachrichten stets vom Gegenteil. Tatsächlich nahm – bis zum Corona-Koma – der Hunger auf der Welt kontinuierlich ab, die Anzahl der Verkehrstoten ging zurück, da die Autos immer sicherer wurden. Trotz dramatischer Kriegsberichterstattungen: Die Zahl der Kriegstoten nahm ab, sogar die der Terrorismusopfer, und Flugzeuge wurden immer sicherer. Trotzdem machten Journalisten aus jedem der seltener werdenden Abstürze so viel, dass der gegenteilige Eindruck entstand und die Menschen immer mehr Angst vor Abstürzen bekamen. Vieles wurde tatsächlich immer besser, aber die Nachrichten immer schlechter. Früher war jedenfalls längst nicht alles besser. Allerdings gewann ich aus meiner langjährigen Arbeit als Psychotherapeut, der im Rahmen der Reinkarnationstherapie so viele uralte Geschichten von seinen Patienten hörte, den starken Eindruck, dass wir viel besser begonnen hatten als wir heute unterwegs sind. Das war natürlich kein wissenschaftlich anzuerkennender Beleg, aber auch Anthropologen stellten fest, wie viel freundlicher und friedlicher die letzten indigenen Völker waren. Auch der schon erwähnte US-Zahnarzt Weston Price sammelte weltweit Belege dafür.

Der spirituelle Weg aus der Einheit in die Einheit
Bei mir kam auch noch die Spirituelle Philosophie hinzu, die in allen großen Kulturen und insbesondere den Hochkulturen In-

diens, Ägyptens, dem Land der Sumerer und anderer das gleiche Muster findet: Aus der Einheit kommend, nehmen wir demnach unseren Weg in die Peripherie des Lebensmandalas, um anschließend wieder zurückkehren in die Mitte der Einheit. Der Weg durch diesen Entwicklungskreis findet sich abgebildet in praktisch allen Kulturen von den Mandalas des Ostens bis zu den Rosenfenstern christlicher Gotik. Auf dieses universelle Muster bezieht sich auch Christus' (Lebens-)Weg-Beschreibung: „So ihr nicht umkehret und wieder werdet wie die Kinder, das Himmelreich Gottes könnt ihr nicht erlangen." Wir sollen also wieder die Unschuld der Kinder zurückerlangen.

In den Traditionen besteht weitgehende Einigkeit darüber, dass es auf dem Rückweg darum gehe, die Lebensbühnen – wie wir sagen – im Entwicklungskreis von der destruktiv-unerlösten zu ihrer konstruktiv-erlösten Seite zu bearbeiten. Dabei ist es naheliegend, sich gutwärts zu orientieren und etwaige Schand und Schattentaten wieder gutzumachen, anstatt weiter belastende Karmafrüchte zu säen und sich eine ungute Suppe einzubrocken, die später wieder auszulöffeln ist. Buddhisten sprechen von Bhoga, Weltessen, und meinen damit, dass wir alles *Angerichtete* auch verzehren müssen, das heißt, alles kommt auf uns zurück. Diese Einstellung prägt die allermeisten Religionen, auch die christliche mit ihrer Idee des Jüngsten Gerichts, wo über alles abgerechnet wird, oder die ägyptische, wo die Göttin Math am Ende die Herzen wiegt und die zurückweist, deren Herz als zu leicht befunden wird. Daraus ergibt sich wie selbstverständlich und von innen heraus eine weit überwiegende Tendenz bei bewussten Menschen, sich gutwärts auf dem Heimweg der Seele zu orientieren.

Auf diesem Weg haben wir nur eine Chance als gute Menschen, die ihre Verfehlungen ausgleichen, das Fehlende aus Fehlern lernen, die Enttäuschungen als Ende von Täuschungen verarbeiten und nutzen, um zum Schluss frei von den beiden großen Täuschern Raum und Zeit in die Einheit heimzukehren. Wenn das Himmelreich Gottes in uns liegt, wie Christus sagt, wie sollten wir dann mehrheitlich so schlechte, dem Bösen verschriebene Egoisten sein? Wir kommen aus dem Paradiesgarten der Einheit, hatten also einen vollkommenen Beginn.

Da im Anfang alles liegt, kann das von den Medien (herauf-) beschworene bösartige Leben doch nur ein Irr- und Umweg, eine Sackgasse sein. Die große Mehrheit der Menschen aber trägt den guten Kern in sich, erkennt ihn über ihre religiöse Anbindung auch immer wieder und folgt im Wesentlichen diesem Weg der Läuterung mit der Perspektive der Ein- und Heimkehr ins Paradies der Einheit. Auf dem Weg durch die Welt der Gegensätze, in der Polarität, mag das oft anders erscheinen, aber das grundsätzliche Streben ist doch deutlich positiv.

In der Schatten- oder Reinkarnationstherapie erleben wir auch ausnahmslos, wie unser aller individuelles Leben mit einer Einheitserfahrung im Mutterleib beginnt. Noch bevor unsere Mutter überhaupt merkt, dass sie nicht mehr allein in ihrem Körperhaus ist, erlebt unsere Seele im winzigen Körper des Embryos die wundervolle Erfahrung freien Schwebens im körperwarmen Fruchtwasser. Da so früh zu Beginn unseres Lebens drinnen und draußen in der Fruchtwasserwelt dieselbe Temperatur herrscht und wir nur Unterschiede mit unseren Sinnesorganen wahrnehmen können, erleben wir unsere Wahrnehmung noch grenzenlos. Das aber ist die Erfahrung von Einheit mit allem. Aus diesem Paradies kommen wir und dorthin werden wir im übertragenen Sinn dereinst zurückkehren. Wenn unsere Seele ihr Körperhaus wieder verlässt im Moment der (Er-)Lösung im Tod, erleben wir die Rückkehr in die Einheit. Auch aus diesem Grund brauchen wir den Tod – wie eingangs nahegelegt – nicht so zu verteufeln. Zwischen dem Start im Mittelpunkt des Lebensmandalas und unserer Rückkehr dorthin liegt die Schule des Lebens, in der wir lernen. Auf dem Hinweg geht es darum, sich hinauszuwagen ins Leben, in die Welt der Gegensätze. „Sei heiß oder kalt, die Lauwarmen will ich ausspeien", ermutigt uns Christus. Aufgabe des Rückwegs ist, uns auf die Ein- und Heimkehr in die Einheit vorzubereiten.

So ist es auch nicht erstaunlich, dass die moderne Glücksforschung nun wissenschaftlich belegt, dass Lernen beglückend ist. Sobald wir das Leben als Durchgangsstadium zum Lernen und als Schule begreifen, wie fast alle religiös geprägten Menschen, ist es naheliegend, diese Lebensschule auch zu nutzen, sich auf einen guten Weg zu begeben und ein erfülltes, glückliches Leben zu führen oder zumindest anzustreben. Re-ligio heißt überhaupt Rück-Bindung an diesen wundervollen Anfang in der Einheit.

Dieser Weg „von hier nach hier" wie die Hindus im Hinblick auf die Einheit formulieren, spiegelt sich darüber hinaus in so vielen Legenden, wie etwa der vom Heiligen Gral und in fast allen Märchen aller Völker. Selbst Hollywoodfilme kommen nicht ohne dieses Muster aus, auch wenn sie jeweils Heere von Schurken aufbieten, mit denen sich die HeldInnen auseinandersetzen müssen, um sich ihre Heimkehr ins Glück zu verdienen. Die feiert Hollywood in aller Regel im Happyend. Die Schurken sind in Märchen wie Filmen dazu da, sich mit den eigenen inneren Schurken auszusöhnen, mit dem Schatten also, und sie mitzunehmen beziehungsweise zu erlösen auf dem Weg in die Seligkeit des glücklichen Endes, das dem Anfang entspricht.

Dieses Muster hat uns auch Carl Gustav Jung ins Stammbuch geschrieben. Aus dem Paradies im Mutterleib kommend, müssen wir den Weg hinaus in die Welt der Gegensätze finden, wo wir unseren Schatten als eigentlichen Schatz vorfinden, den es zu heben, zu durchlichten und anschließend zu bewahren gilt. Denn wie Jung sagt: Selbstverwirklichung = Ich + Schatten. Der Schatten gehört also zum Leben, aber er ist doch nicht Selbstzweck, den es zu leben, sondern zu erlösen gilt.

Wenn sich Obrigkeiten und (ihre) JournalistInnen völlig in Schattenwelten ergehen und damit begnügen, stimmt mit ihnen etwas nicht. Wird uns allen dieses negative, verschattete Weltbild übergestülpt wie heutzutage, stimmt etwas Wesentliches nicht mehr und wir sind aufgerufen, die alte Ordnung wiederherzustellen: Vom Licht durch den Schatten ins Licht. Das heißt aber, die Schattenwelt ist nur ein Durchgangsstadium, das zu überwinden ist. Dem dürfen wir uns mit Hingabe widmen, dazu möchte ich ganz herzlich einladen und allen danken, die das heute so gut ermöglichen und sogar wissenschaftlich als richtig belegen.

Der Weg der Wissenschaft zum Guten

Neben den beschriebenen Erfahrungen als Psychotherapeut und spirituell Suchender, war mir auch immer wissenschaftliche Forschung wichtig. Deren Studien weckten in mir zunehmend Hoffnung, meine Medizin durch entsprechende Forschungsbelege noch weiter zu verbreiten. Es macht mich geradezu glücklich, wenn Christian Schubert, Psychosomatiker an der Uni Innsbruck, in *Psychoneuroimmunologie und Psychotherapie* so viele wissenschaftliche Belege bringt, die letztlich den Ansatz von *Krankheit als Symbol* untermauern. Darin gehe ich davon aus, dass selbst *Krankheit als Weg* und zwar als guter Weg zu(m) Heil(ung) führt, wenn wir sie entsprechend verstehen, deuten und als zu lösende Aufgabe integrieren.

Die Ernährungslehre von *Peace Food* wird ständig durch weitere wissenschaftliche Studien noch besser abgesichert und offenbart sich mehr und mehr – und gut belegt – als mit entscheidende Antwort auf die Herausforderungen unserer Zeit und Welt. Sie ist nicht allein damit zu retten, aber davon auf so vielen Ebenen von unserer Gesundheit über die der Mit- und Umwelt bis zu der der Tiere so leicht so günstig zu beeinflussen.

Alzheimer ist heilbar und noch besser vorzubeugen, belegt die Bredesen-Studie. Krebs lässt sich in vielen Fällen mit Fasten und pflanzlich-vollwertiger Kost dramatisch bessern, Herz-Kreislauf-Krankheiten lassen sich damit sogar oft zum Verschwinden bringen.

Vor allem aber gibt es da einige schon erwähnte wissenschaftliche Revolutionen, die unser Weltbild verändern und unser Leben so sehr verbessern könnten, die wir aber schlicht verschlafen haben. Und es gibt noch eine viel größere, die prädestiniert ist, auf einem neuen Verständnis vom Menschen unser Bild von uns und unserer Welt grundlegend zu verändern und zu verbessern.

Warum nur sind unsere Fernsehsendungen und Zeitungen nicht längst voll davon?

Gute Nachrichten vom guten Menschen

So durch mein Leben und 40 Arztjahre vorbereitet, war ich mehr als offen für Rutger Bregmans, des niederländischen Historikers, im wahrsten Sinne des Wortes bahnbrechendes Buch, in dem er nicht nur erkennt, sondern auch wissenschaftlich belegt, dass wir *Im Grunde gut* sind.[9] Im englischen Titel verdeutlicht das Sprachspiel *Humankind* das vielleicht noch klarer, bedeutet „kind" doch auch freundlich, Menschheit heißt also in diesem englischen Sinn „freundlicher Mensch". „Gentle-man" bedeutet sanfter Mensch.

„Wo ist er denn, dieser freundliche Mensch?", könnte ein Nachrichten-Konsument mit Recht fragen. Die Antwort lautet: Genau wie das „Himmelreich Gottes" *in uns* und schon immer.

Zu dieser guten Nachricht gesellen sich als weitere Riesenchance die Erkenntnisse Bregmans, die er in seinem Buch darstellt. Sie lösten in mir eine Kaskade von Aha-Erlebnissen aus wie seinerzeit Colin Campbells China-Study, die mir so viele persönliche Erfahrungen bestätigte und den Mut zu *Peace Food* gab. Ähnlich viele einzelne Mosaiksteinchen fanden durch Bregman ihren Platz in meinem unfertigen Puzzle. Er bestätigte meinen Verdacht vom guten Menschen nicht nur, sondern brachte die Lösung und belegte sie auch noch mit Studien. Der österreichische Gynäkologe und Theologe Johannes Huber zeigt in *Das Gesetz des Ausgleichs* ebenfalls mit Studien, wie sehr positiv sich ein im landläufigen und theologischen Sinn gutes Leben gesundheitlich auswirkt. Der schon erwähnte Psychiater Reinhard Haller betont in *Das Wunder der Wertschätzung* die Wichtigkeit eines wertschätzenden guten Lebens. US-Autor Simon Sinek belegt in *Start with Why* wie sehr sich langfristig Inspiration gegenüber Manipulation bewährt. Unsere Zeit ist wirklich reich an entsprechenden Forschungsarbeiten und reif für ein neues Weltbild eines grundsätzlich guten Menschen.

In *Im Grunde gut* beschreibt Bregman den guten Menschen als Gegenteil des gängigen Bösewichts aus der Presse. Wer das annehmen und sein Leben daran ausrichten kann, wird seine innere Revolution erleben. Er wird erkennen, wie sehr wir heute durchaus gute Nachrichten brauchen und uns nicht länger mit fast ausschließlich schlechten aufs Schlechte festlegen lassen müssen.

Schaffen viele diesen Wechsel von der lange gepredigten Selbstverachtung zur Selbstwertschätzung, eröffnet sich uns eine neue Zeit mit neuem Menschen- und Weltbild.

Sollte sich herausstellen, dass sich das alte Bild vom menschlichen Bösewicht nur durch die Bad-News-Politik erhält, die sich bisher noch im Rahmen selbsterfüllender Prophezeiung durchsetzt, bekommen wir die Wahl, uns anders und fürs Gute zu entscheiden. Trauen wir uns, eine Revolution zum Guten hin, jeder für sich und alle gemeinsam zu entfachen und unser (aller) Leben zum Guten zu wenden!? Die erwähnten Forscher liefern uns mehr als genug Belege und Argumente.

Bregmans Darstellung einer neuen Sicht des Menschen könnte letzter Anstoß und ein Segen für uns alle werden und unsere Zukunftsaussichten dramatisch verbessern. Auf Schritt und Tritt widerlegt er die Mär vom grundsätzlich bösen, leicht durchdrehenden und bei jeder Belastung verrücktspielenden Menschen, der dringend und jederzeit Schutz und Fürsorge von alles ordnenden und beherrschenden Obrigkeiten braucht.

Er zerpflückt dieses alte Bild systematisch, etwa die beiden erwähnten Studien von Zimbardo und Milgram, bis dahin eherne Säulen, auf denen das Bild vom bösen Menschen fußte. Beide erweisen sich bei genauerer Nachforschung als böse, das heißt, absichtlich verzerrte Belege fürs Böse in uns. Bregman zeigt, wie selbst eindeutige Hinweise aufs Gute in den Versuchspersonen für die Erhaltung der Theorie vom Bösen missbraucht und verfälscht wurden. Das reicht von vorsätzlicher Missdeutung bis zur Verkehrung ins Gegenteil. An der Front dieses bösen Spiels von

Lug und Trug finden sich neben einzelnen Wissenschaftlern im Egorausch wieder viele Journalisten. Beide Gruppen *spannen* das böse Muster zusammen. Die Frage bleibt: zum Nutzen von wem? Der Verdacht fällt rasch wieder auf die Obrigkeit(en).

Beim Stanford-Prison-Experiment erwies sich der Leiter, Philip Zimbardo, letztlich von egomanen Eigeninteressen anstelle wissenschaftlicher Objektivität geleitet. Er verschwieg offensichtlich vorsätzlich, wie seine zu „Gefängniswärtern" ernannten Versuchspersonen auf verabscheuenswürdige Art animiert wurden, die Gefangenen zu schikanieren und bis aufs Blut zu reizen.

Als das Experiment nämlich im englischen Fernsehen ohne diese Hetze wiederholt wurde, ergab sich eine gemütliche Kaffeekränzchen-Stimmung, die als langweilig und von Journalisten als völlig uninteressant eingestuft wurde. Das Sendeformat wurde sogleich wieder abgebrochen, denn es gab keine schlechten Botschaften über das Böse her, Gefangene und Wärter verstanden sich bestens.

Tatsächlich zeigt das Experiment, was wirklich los ist in unserer Welt, vor allem in Kombination mit der Wiederholung im englischen Fernsehen. Menschen sind grundsätzlich *menschenfreundlich* (zugewandt), wenn man sie sich selbst überlässt. Sie neigen dann sogar in der inszenierten Gefängnissituation dazu, anständig und sogar freund(schaft)lich miteinander umzugehen.

Das ist offenbar normal für uns normale Menschen, die nicht bis aufs Blut gereizt und aufgehetzt wurden. Aber für auf bad news und Krawall gepolte Journalisten ist das zu langweilig und wird nicht berichtet. An journalistisches Ethos gebundene Journalisten könnten sich verpflichtet fühlen, die ans Licht gekommene Wahrheit zu verbreiten. Wir warten ...

Werden Menschen allerdings, von wie auch immer gearteten Obrigkeiten wie Universitätsprofessoren, Gefängnisdirektoren oder Politikern aufeinandergehetzt und angestachelt, geraten sie tatsächlich in erschreckender Weise aneinander, das heißt, sie vergessen ihre Tugendseite, packen ihre Schatten aus und gehen aufeinander los.

Die Überprüfung der Milgram-Studie brachte Ähnliches ans Licht, und der Autor gab es sogar zu. Die Versuchspersonen quälten keineswegs ihre Opfer aus freien Stücken, sondern nur gezwungenermaßen und der für gut erachteten Forschung zuliebe – also letztlich aus Vertrauen zur Wissenschaft. Und sie wurden dabei massiv unter Druck gesetzt, im Dienste der Wissenschaft die Versuche durch- und weiterzuführen und ihren eigenen persönlichen Widerwillen gegen die Quälerei zu überwinden.

Wir Menschen sind – aufgrund unserer noch genauer zu betrachtenden Entwicklungsgeschichte – leicht (ver-)führbar. Als Gruppenwesen sind wir auf Resonanz gepolt, ahmen andere rasch nach und passen uns an. Das ist unsere Erfolgsgeschichte und deren Schatten reicht bis zur Nazi-Mentalität: „Führer befiehl. Wir folgen." Nach dem Ende des zwölf lange Jahre währenden „1000-jährigen Reiches" ergab sich die allgegenwärtige Ausrede: „Befehl ist Befehl." Hannah Arendt sprach anlässlich des Prozesses gegen Adolf Eichmann, dem Organisator des Holocausts, von der „Banalität des Bösen".

Aber so banal wie die verfälschte erste Version des Milgram-Experimentes es darstellte, war die Geschichte nicht. Die Bestie lauerte eben nicht knapp unter der Bewusstseinsoberfläche, sondern sie wurde absichtlich und vorsätzlich herausgelockt, einerseits durch massiven Druck. Andererseits aber vor allem dadurch, dass fast alle Versuchspersonen glaubten, einer guten Sache in Gestalt der Wissenschaft zu dienen und dabei dann erst die Grenzen der (Mit-)Menschlichkeit überschritten. Tatsächlich glaubten auch viele Nazis, einer guten Sache zu dienen.

Der ehemalige US-Historiker und Politikwissenschaftler Howard Zinn von der Boston University sagte: „Historisch resultieren die schlimmsten Dinge – Krieg, Völkermord, Sklaverei – nicht aus Ungehorsam, sondern aus Gehorsam."

An dieser Stelle muss ich persönlich bekennen, dass auch ich auf die verzerrte Interpretation beider Experimente zunächst hereingefallen war.

Aber etwas weiteres Gutes in uns: Wir können Irrtümer einsehen und korrigieren. Die entscheidenden Anstöße verdanke ich Bregmans Buch *Im Grunde gut* und danke ihm sehr dafür. Aus seiner Perspektive erscheint unsere Welt ungleich schöner und friedlicher.

Das Gute in uns überwiegt das Böse

Das wirkliche Ergebnis der Milgram-Studie lautete letztlich: Menschen sind bereit, Schlechtes und Böses zu tun, etwa andere zu quälen, aber nur, wenn man sie massiv unter Druck setzt und/oder entsprechend manipuliert. Vor allem, wenn sie glauben, damit einer guten Sache zu dienen, sind sie zu Vielem und auch Schrecklichem imstande. Eichmann diente seinem Führer, den er für den Verfechter einer guten Sache hielt. So viele Nazischergen folgten diesem Muster. Milgrams Versuchspersonen glaubten, mit der Wissenschaft einer guten Sache zu dienen. Das war wirksamer als der ebenfalls ausgeübte Druck, wie die nachträgliche Recherche ergab. Theodor W. Adorno formulierte, Menschen wären zu fast allem bereit, wenn sie es für das Gute hielten. Hannah Arendt machte das noch konkreter deutlich am erwähnten Beispiel vom bürokratischen Organisator des Holocaust Adolf Eichmann.

Das Muster kenne ich von vergleichsweise harmlosen Kriegsdienstverweigerer-Prozessen der alten BRD. Wer als Pazifist verweigerte, musste sich auf Fragen und Geschichten wie folgende einstellen: „Ihre Freundin wird vor Ihren Augen von vier Russen vergewaltigt. Sie haben eine Maschinenpistole. Was tun Sie?" Wer wahrheitsgemäß antwortete, er schieße auf die Vergewaltiger, um seine Freundin zu retten, hatte schon verloren und war als Pazifist durchgefallen.

Eine andere beliebte Geschichte war: „Sie haben Ihre Finger auf dem Knopf einer Flugabwehrrakete, mit der Sie den Bomber abschießen können, der sonst mittels Atombombe Ihre gesamte Heimat(-Stadt) auslöscht. Was tun Sie?" Auch hier blieb nur die Wahl zwischen lügen oder durchfallen.

Was aber brachte wirkliche Kriegsgegner und ehrliche Pazifisten dazu, zuzugeben, sie würden schießen oder den Auslöseknopf der tödlichen Rakete drücken?

Es ist das Bewusstsein, zwar Böses zu tun, aber dadurch noch viel Schlimmeres zu verhindern und unverhältnismäßig mehr Gutes zu bewirken.

Und wieder dasselbe Ergebnis: Wir Menschen sind relativ leicht zu bewegen oder zu verführen, wenn wir ausgetrickst werden, etwa durch Manipulationstechniken wie Message Control, Reframing oder überhaupt NLP (Neurolinguistisches Programmieren). Uns liegt also keineswegs Mordlust nahe. Aber der Wunsch zu helfen und Schlimmeres zu verhindern, letztlich also der Wille, Gutes zu tun, kann uns zu Bösem anstiften und ins Schattenreich verwickeln. Das ist Spiel der Polarität, das Gute vom Schlechten und das Schlechte vom Guten.

Ganz anders als unsere Obrigkeiten meinen

Hitler glaubte, die Engländer mit dem ersten großen Bombenkrieg der Geschichte zermürben und zum Aufgeben aus Angst und Panik bewegen zu können. Aber im Gegenteil schweißte er sie dadurch erst so richtig zusammen wie Analysen ergaben. Und obwohl wissenschaftlich – noch im Krieg – geklärt, Bombenteppiche nicht demoralisierten, sondern im Gegenteil die Widerstandskraft stärkten, luden die Alliierten wenig später im Gegenzug – noch weit mehr Bomben auf deutsche und österreichische Städte ab. Sie erreichten, wie sich rückwirkend tatsächlich herausstellte, wiederum das Gegenteil, eine Stärkung der Widerstandskraft und förderten die deutsche Kriegswirtschaft mehr als sie zu schwächen. Trotz nächtlicher Dauer-Bombardements steigerte sich die deutsche Produktion an Panzern und Kampfflugzeugen drastisch.

Aber Politiker und Generäle blieben ihrem beliebten, x-mal widerlegten Muster „Immer mehr vom Selben" treu, obwohl es erwiesenermaßen kontraproduktiv war. So warf die US-Armee wenige Jahrzehnte später nochmals ein x-Faches an Bombenlast über Nordvietnam ab, mit dem bekannten Effekt, dass die Moral der Nordvietnamesen so gestärkt wurde, dass sie am Ende die bis dahin unschlagbaren USA aus ihrem Land vertrieben.

Dass Militärs nichts aus Fehlern lernen, erklärte Einstein folgendermaßen: „Wär der Mensch als Soldat gemeint, wäre es nie zur Ausbildung des Großhirns gekommen, ein Rückenmark hätte völlig gereicht."

Aber sie können sich auf Journalisten verlassen, die nicht der Wirklichkeit, sondern einer anderen Agenda in ihren Berichten folgen. So hat die US-Presse fast den ganzen Vietnamkrieg über Erfolgsberichte gebracht. Es müssen wohl Pyrrhussiege gewesen sein. Jedenfalls ist auf die Presse in solchen Zeiten kein Verlass. Auch die reichsdeutsche Presse feierte Siege bis zum Endsieg, nur war das der der Alliierten.

Fazit: Die Obrigkeit folgt in der Regel nicht der Wissenschaft, sondern einem unstimmigen Bild ihrer Untertanen. Dabei kann sie sich auf eine Presse verlassen, die in entscheidenden Situationen wie Kriegen statt Information Propaganda bringt. Könnte das im aktuellen Krieg gegen die Coronaviren ähnlich sein?

Wie Kandel fürs Gehirn hat Bregman für den ganzen Menschen die wesentlichen Grundlagen zum Umdenken und -lernen geschaffen, denn tatsächlich ist der Mensch viel fähiger in der Anpassung an größte Schwierigkeiten und auch besser, als er selbst von sich denkt und bisher mitgeteilt bekam. Wir leben in einer ganz anderen Welt und sind ganz anders, als wir von ihr und uns glauben und als uns unsere Obrigkeiten und die Mehrheit der entscheidenden Journalisten mitteilen.

Aktuelle Umfragen zeigen: 97 Prozent aller Menschen glauben, wir lebten in einer rücksichtslosen Welt, wo jeder allein gegen alle anderen kämpfe. Nur 3 Prozent glauben, wir lebten in einer Welt der Rücksichtnahme und Hilfsbereitschaft, wo man sich füreinander nötigenfalls sogar aufopfere.

Die Wissenschaft belegt heute mit vielen Studien, dass die mageren 3 Prozent recht haben und wir viel besser sind als wir

KAPITEL 2: DIE GROSSEN CHANCEN UNSERER NEUEN ZEIT

glauben und uns glauben gemacht wird. Die übrigen 97 Prozent sind auf dem Holzweg, aber da von einer an der Wirklichkeit wenig interessierten Presse entsprechend fehlinformiert, spricht sich das kaum herum.

Wir könnten folglich so viel besser in einer so viel besseren Welt leben, würden wir akzeptieren, was Studien besagen, die Bregman so bequem und spannend vor uns ausbreitet. Unangenehm an dieser Reise in die Wirklichkeit für alle, die nicht gern um- und neu denken, ist: Bregman belegt klar und deutlich, wie systematisch Obrigkeiten und entscheidende Medien uns täuschen.

Erinnern wir uns auch: Wir können jederzeit umdenken und -lernen, unser Hirn gibt das aufgrund der Neuroplastizität her. Das ist nicht erst seit kurzem, sondern schon immer so, nur haben wir es nicht gewusst und deshalb nicht genutzt, und so ist es nicht passiert. Es ist wie mit der Elektrizität. Wir haben sie nicht erfunden, sondern nur entdeckt. Sie war immer da. Aber unsere frühen Vorfahren wussten das nicht, und insofern hat sie auch keine Rolle für sie gespielt – es gab sie, aber nicht für sie.

Aber jetzt ist ein Neuanfang möglich. Befreien wir uns lesend und lernend von alten Vorurteilen und genießen die frohe, beglückende Botschaft *vom Im Grunde gut*en Menschen. Denn auch das ist längst wissenschaftlich belegt: Lernen macht glücklich, Umdenken fordert und fördert unser Gehirn.

Wir wissen viele Dinge, aber nicht richtig: Weder brach auf der Titanic Panik aus, wie der gleichnamige Film uns weismacht, noch an 9/11 am WTC in New York. Betroffene haben sich in beiden Katastrophen rücksichtsvoll verhalten und einander geholfen. Gerade Unglücksfälle holen immer wieder das Beste aus uns heraus.

Niemals habe ich in meinen Münchner Jahren mehr Mitgefühl, Hilfsbereitschaft und Unterstützung erlebt als nach dem Hagelunwetter, wo sich der Himmel unheimlich dunkelgelb verfärbte und tennisballgroße Hagelkörner wie Bomben auf die Stadt niedergingen und viel zerstörten. Als die Menschen anschließend auf die von Glassplittern übersäten Straßen zwischen die zerbeulten Autos strömten, haben sie sich spontan umarmt, getröstet und gegenseitiger Hilfe versichert.

Als der Sturm Katrina New Orleans verwüstete, an die 2000 Menschen tötete und 80 Prozent der Häuser zerstörte, gab es anfangs in der Presse gleichsam reflexhaft Horrormeldungen von Vergewaltigungen und Plünderungen. Aber nachträglich erwiesen sie sich als haltlos und falsch. Warum gab es die Meldungen dann, bleibt zu fragen?

Warum täuschen entscheidende Medien so systematisch? Warum stellten sie alles noch schlimmer dar und machten es damit auch noch schlimmer als es sowieso schon war? Warum wollen sie (uns) Menschen als böse und schlecht hinstellen? Und um fast jeden Preis – auch den von Menschenleben!

Tatsächlich zeigten die Betroffenen weit überwiegend soziales Verhalten, wie das Disaster Research Center der University of Delaware feststellte. Dasselbe Center belegt durch Auswertung von annähernd 700 Feldstudien, dass praktisch immer bei Katastrophen Menschlichkeit und Altruismus statt Egoismus zunehmen und Verbrechen in solchen Zeiten sogar deutlich zurückgehen. Der Mensch ist keineswegs des Menschen Wolf, wie uns lange eingehämmert wurde und schon gar nicht, wenn andere Hilfe brauchen.

Sammlungen für Katastrophenopfer in weit entfernten Ländern der Welt zeigen das ebenfalls immer wieder. Deutsche und Österreicher spenden reichlich und großzügig, nicht nur um „Licht ins Dunkel" zu bringen.

Warum nur wird in Filmen und Pressemitteilungen so viel Gegenteiliges, ja erfundener Horror verbreitet? Warum ist das Böse so populär und das Gute so schwer zu berichten?

Bregman sagt: „In Notsituationen kommt das Beste im Menschen zum Vorschein. Ich kenne keine andere soziologische Erkenntnis, die gleichermaßen sicher belegt und dennoch gänzlich ignoriert wird. Das Bild, das in den Medien gezeichnet wird, ist dem, was nach einer Katastrophe tatsächlich geschieht, diametral entgegengesetzt."[10]

Der Schatten des Schattens und das Licht der Bewusstheit
Nach dem Polaritätsgesetz gibt es immer auch das Gute vom Schlechten, wie auch das Schlechte vom Guten. In einer Doku des öffentlich-rechtlichen ORF sah ich vor Jahren einen völlig verfehlten Bericht über Alzheimer-Demenz, der auch im Pessimismus endete: Man könne nichts tun, höchstens etwas Denksport, um den unaufhaltsamen Prozess zu verlangsamen. Ich traute meinen Ohren nicht, kannte ich doch das Ergebnis der schon Jahre zurückliegenden Bredesen-Studie: Dale Bredesen, ein Wissenschaftler von UCLA, der Renommier-Uni Kaliforniens, konfrontierte zehn Alzheimer-PatientInnen verschiedener Stadien mit Lebensstil-Veränderungen. Neun wurden daraufhin wieder ganz gesund, einer „nur" deutlich gebessert. Warum war dieses zugleich sensationelle und beglückende Ergebnis keine Schlagzeile wert und kam in der Sendung überhaupt nicht vor?

Die gegenteiligen Fehlinformationen haben schreckliche Folgen im Rahmen selbsterfüllender Prophezeiungen. Robin Williams und Gunther Sachs begingen Selbstmord aus Angst, Alzheimer zu haben. Sie könnten noch leben bei ehrlicher, an den wissenschaftlichen Fakten orientierter Information! Auch Abertausende weniger Prominente wären zu retten, würden sie fair und wissenschaftlich integer informiert, statt hinters Licht geführt. Was steckt dahinter? Warum publizieren in öffentlich-rechtlichen wie privaten Diensten stehende Journalisten so oft offensichtlich zum Schaden ihrer LeserInnen und ihrer eigenen Seele? Ist es wirklich nur der längst wissenschaftlich widerlegte Satz: Only bad news are good news?

Das Gute vom Schlechten: Mich animierte diese im wahrsten Sinne des Wortes fatale Alzheimer-Sendung zu meinem hoffnungsstiftenden Buch *Das Alter als Geschenk*, das darstellt, wie gut Alzheimer behandel- und noch besser durch Vorbeugung verhinderbar ist.

Auch zu *Krebs – Wachstum auf Abwegen* hat mich letztlich eine gegen die Naturheilkunde und Komplementärmedizin gerichtete, alles andere als objektive Berichterstattung der Mainstream-Medien animiert. Bei beiden Büchern staunte ich, wie viele wundervolle wissenschaftliche Studien bereits vorliegen, aber kaum oder gar nicht verbreitet werden. Warum nur?

Und wir müssen noch tiefer schürfen, um dem Ganzen auf den ersten Blick unglaublichen Szenario auf die Spur zu kommen.

Belege für die These vom bösen Menschen?
Gibt es nicht so viele Gegenbeweise zur These vom guten, besonnenen Menschen? Manchmal schaut es tatsächlich so aus: etwa beim Bergbahn-Unglück im österreichischen Kaprun mit so vielen Toten. Dort waren die meisten – offenbar in Panik – nach oben geflohen, weil sie nicht in Ruhe überlegt hatten. Wahrscheinlich sind anfangs einige unüberlegt nach oben vorausgestürmt, denen nicht bewusst war, dass Rauch immer nach oben zieht. Und so viele andere sind ihnen ins Verderben gefolgt.

Hier liegt ein anderer Grund vor, den wir auch noch verstehen lernen. Wir modernen heutigen Menschen sind auf Nachahmen, das sprichwörtliche Nachäffen oder, positiv ausgedrückt, auf Resonanz gepolt. Und diese uralte Tendenz aus unseren Anfängen, die uns seinerzeit genützt und vorangebracht hat, ist offenbar noch stärker als der Hang zu sachlicher Überlegung und ruhiger Nächstenliebe und -hilfe. Auch dieses Geheimnis werden wir lüften. Menschen machen viel Unsinn nach, weil Imitieren sich anfangs so bewährt hat. Kinder lernen überwiegend durch Nachmachen. Wir sagen nachäffen, weil die kleinen Affen die Großen imitieren.

Vor allem ahmen wir alles nach, von dem wir glauben, es sei gut oder gar das Beste. Das dachten wohl auch die Bergbahn-Gäste. Die ersten hatten nicht oder falsch überlegt, und der Impuls zum Nachahmen überwog dann wohl eigenes Denken und führte in den Schatten der Imitation, und im Bergbahn-Tunnel ins Verderben.

Tatsächlich war Nachahmen zu Beginn der Menschheitsgeschichte enorm wichtig. Es reichte, wenn eine(r) etwas Neues, Hilfreiches erfand. Die anderen konnten es imitieren und so war die ganze Gruppe immer insgesamt so intelligent wie ihre besten Erfinder und Vordenker. Die Integration allen Wissens war ein riesiger Fortschritt gegenüber der Einzelkämpfermethode des Ausschlusses und Für-sich-Behaltens. Gemeinsam ging schon anfangs besser als einsam. Und Resonanz war das Gesetz des Erfolges.

Gemeinsamkeit brauchte und baute auf Vertrauen, Freundschaft und Freundlichkeit. Für egoistisches Einzelkämpfertum reichten Misstrauen und Feindschaft.

Sehr wahrscheinlich kommt hier auch die Entwicklung der Spiegelneuronen hilfreich ins Spiel (des Lebens), die uns Resonanz und Einfühlungsvermögen erst ermöglichen. Sie entwickeln sich früh, aber nicht ganz zu Beginn des Lebens, beim Kind im Grundschulalter zwischen fünf und neun Jahren. Bei der Menschheit wohl auch nicht gleich aber bald.

Der Weg zu Opfern einer unwissenschaftlichen, vielen guten Erfahrungen völlig widersprechenden Theorie begann schon mit Charles Darwin, dem Entdecker und Vordenker der Evolution. Bei der Akzeptanz seiner Theorie ging einiges daneben. Sein weltberühmtes und -bestimmendes Motto „Survival of the Fittest" wurde im Deutschen auch noch vielfach falsch als „Überleben der Stärksten" übersetzt, wo es in Wirklichkeit „Überleben der Bestangepassten" heißt. Die Dinos waren offenbar stärker als die Insekten, aber die konnten sich besser anpassen und überlebten.

Fit(ness) müssten wir auf jede Ebene beziehen, um Darwins Theorie zu retten. Herr Pfau ist weder stark noch besonders intelligent und durch die Überlänge seiner auffälligen Schwanzfedern auch nicht gut angepasst, weder ans Fliegen noch ans Laufen, sondern bei beidem behindert. Wie konnte er überleben? Sein Geheimnis ist die Schönheit des Rades, das er zu schlagen vermag, und die Anpassung an die Bedürfnisse von Frau Pfau. Sie kann kein so schönes Rad schlagen, ist aber höchst beeindruckt von seinem und schließt daraus bei ihm auf Vitalität und gutes Erbgut. Sie erwählt ihn bevorzugt und (ver-)hilft ihm so – aufgrund seiner Attraktivität durch die Jahrmillionen der Evolution – zu mehr Nachwuchs.

Darwin wurde aber nicht nur falsch übersetzt und missverstanden, seine einzig auf die Entwicklungsgeschichte und Biologie bezogene Theorie wurde als Sozialdarwinismus auch noch auf das ganze übrige und besonders das wirtschaftliche Leben bezogen. Auch dafür konnte er wirklich nicht(s). Die Folgen waren entsetzlich, leisteten sie doch der brutalsten Form des *Kapital*ismus Vorschub.

Wurzel allen Übels: Die Fassaden-Theorie

Unser Hauptproblem heute, das einige der aufgeworfenen Fragen beantwortet, ist das Festhalten an der sogenannten Fassaden-Theorie, die besagt, der Mensch sei ein egoistisches, machtbesessenes Monstrum mit freundlicher Fassade. Letztlich hindere uns nur eine dünne Schicht Zivilisation, ständig über unsere Mitmenschen herzufallen. Diese Theorie ist mittlerweile für die Mehrheit der Menschen x-fach widerlegt, hält sich aber trotzdem weiter beziehungsweise wird hochgehalten. Angewandt wurde sie historisch von den jeweiligen Obrigkeiten, die wohl selbst daran glaubten, weil sie von sich auf uns andere schlossen. Vieles – wie Niccolò Machiavellis Einschätzung – sprach dafür, um ganz nach oben zu kommen, seien eine Menge Charakter-Fehler nötig. Machiavelli glaubte und schrieb, ein *Fürst* könne sich nur durch Lügen und Betrügen an der Spitze der Hierarchie halten.

Wir schließen fast alle von uns auf andere und glauben inzwischen, die anderen seien wie wir, nur wir selbst seien noch etwas schlechter als sie. Dieses Missverständnis gilt es aufzuklären.

Einiges spricht also dafür, dass ausgerechnet jene, die es, wo immer, an die Spitze schaffen, tatsächlich oft machtbesessene Egoisten und also „schlechte Menschen" sind. Das ist an sich schon ein großes Problem für jede Gesellschaft. Die Tendenz zum Imitieren vermeintlicher Vorbilder vergrößert die Problematik noch. Als weiteres kommt hinzu: Da die Mächtigen davon ausgehen, alle seien wie sie, also machtbesessen, und sie auch so behandeln, verhalten diese sich nicht selten auch so, im Rahmen selbsterfüllender Prophezeiung.

Letzteres ist leicht zu durchschauen, etwa am Beispiel von Spekulation in der Wirtschaft. Wer eine Firma – feindlich – übernehmen will, redet diese erst einmal schlecht, streut Gerüchte, sie stünde kurz vor dem Konkurs, habe viele Leichen im Keller und dafür keine Rücklagen. Das bringt andere dazu, die Aktien dieser bald schlecht beleumundeten Firma abzustoßen, wodurch deren Kurs so lange sinkt, bis es ihr tatsächlich schlecht geht. Dann lässt sie sich leicht in Gestalt ihrer Aktien übernehmen, und es geht ihr meist wirklich schlecht, jedenfalls den ursprünglichen Besitzern, ihren Angestellten und Arbeitern.

Das Rezept ist ebenso perfide wie einfach: Man redet so lange schlecht über Menschen oder etwas, bis es wahr wird und sie sich dann manchmal – in ihrer Hilflosigkeit und Verzweiflung – auch so verhalten. So bestätigen sie am Ende noch die Argumente ihrer bösartigen Gegner und machen sie selbst wahr.

Das Thema der selbsterfüllenden Prophezeiung ist in der Medizin als Placebo- und Nocebo-Effekt erst in den letzten Jahrzehnten zu gewisser Anerkennung gekommen, wie die Betablocker-Studie zeigte. Die ganze Tragweite dieser Effekte ist aber längst nicht ausreichend verbreitet. Möglicherweise hat erst die Angstmache die Pandemie so richtig in Fahrt gebracht. Die Analogie der milden Angstmache beim Betablocker-Experiment legt es nahe.

Das Geheimnis von Placebo- und Nocebo-Effekten

Die Fassaden-Theorie, die den Menschen grundsätzlich für böse erklärt, wirkt in der Gesellschaft wie ein Nocebo. Sie sorgt, wie gesagt, dafür, dass wir uns böse erscheinen, obwohl das Gegenteil oft genug bewiesen ist. Weder im Katastrophen- noch im Normalfall sind und verhalten wir uns mehrheitlich böse. Das sind jeweils nur Einzelfälle, die aber von Journalisten oft noch übertrieben und bevorzugt berichtet und von den Obrigkeiten zum Normalfall hochstilisiert werden.

Da die Fassaden-Theorie es in die Gehirne der Herrschenden geschafft und sich dort fest verankert hat, sind sie in starker Resonanz damit, zumal sie für die meisten von ihnen persönlich wohl auch tatsächlich zutrifft. Folglich sorgen sie – von sich auf uns schließend – auch dafür, dass wir uns ebenfalls als Teufel sehen und die Welt als Hölle erfahren. Während wir in der Medizin die Placebowirkung viel zu wenig nutzen, sind wir unbewusst auf den Nocebo-Effekt voll abgefahren und erleben uns als Opfer vieler sich selbst erfüllender Prophezeiungen.

Der Placebo-Effekt hat in der Orthopädie gezeigt, dass eine wirkliche Knieoperation bei Arthrose nur genauso wirksam ist wie eine vorgetäuschte. US-Orthopäde Bruce Moseley vom Baylor College of Medicine in Houston bewies es in einer randomisiert-kontrollierten Studie an 180 Patienten mit Kniegelenksarthrose. Er teilte die StudienteilnehmerInnen in drei Gruppen ein. Einer Gruppe wurde das Kniegelenk operativ geöffnet, gespült und geglättet, der zweiten nur gespült, die dritte bekam eine Scheinoperation lediglich mit Ritzung der Haut.

Alle drei Gruppen erhielten anschließend die gleiche Behandlung und eine physikalische Therapie zur Mobilisation. Über einen Beobachtungszeitraum von zwei Jahren ließ sich zu keinem Zeitpunkt ein Unterschied zwischen Placebo- oder Scheinoperation und den echten Eingriffen feststellen.

Das führte in Deutschland, statt zu gründlichem Nachdenken über den Placebo-Effekt und seine Chancen, lediglich zum Streichen der Operation aus dem Leistungskatalog der Krankenkassen.

Moseleys Studie zeigt, dass nicht die Operation, sondern die Inszenierung, das Ritual drum herum, der entscheidende Faktor der Genesung ist. Insgesamt lässt sich daraus schließen, ein Ritual ist oft besser als das Messer, ist es doch komplikationsloser, günstiger und genauso wirksam.

Allerdings können Rituale auch umgekehrt Nocebo-Wirkung entfalten, wie das Angst-Ritual bei der Pandemie zeigt(e). Die Macht der Nocebo-Wirkung demonstrierte eingangs das Betablocker-Experiment, wo die Angst fünfzehnmal stärker wirkte als das Medikament, also die Idee fünfzehnmal stärker als die Biochemie. Ideen, Gedanken, Vorstellungen, Erwartungen sind von daher keinesfalls zu unterschätzen. Bezüglich der Coronapandemie ist folgendes Placebo-Experiment vielleicht noch deutlicher.

Die bei Organtransplantationen nötige Immunsuppression wurde durch Scheinmedikamente ersetzt und zeigte trotzdem für einige Zeit dieselbe Wirkung. In meiner Chirurgiezeit nutzten wir das und gaben Schwerverunfallten, die zum Verbinden Morphium brauchten, immer wieder nur Placebos mit der gleichen schmerzstillenden Wirkung, die erst beim dritten Mal nachließ.

Was das Placebo im Guten ermöglicht, erreicht das Nocebo aber auch im Negativen, wie die Auswirkung der Angst nun weltweit demonstriert.

Belege für das Gute in uns

Die gute Nachricht ist, wir haben jederzeit die Wahl: Wir können uns und alle als böse betrachten, uns und alle dann auch so behandeln und das Ganze – im Rahmen selbsterfüllender Prophezeiung – in unsere Wahrheit und böse Wirklichkeit verwandeln. Das läuft momentan noch immer sehr gut für machthungrige Obrigkeiten. Allerdings verhalten wir uns in den meisten Familien ganz anders und auch unter unseresgleichen, aber je größer die räumliche Distanz, desto mehr verfallen wir dem geschilderten Pessimismus.

Tatsächlich ist das auch auf körperlicher Ebene in Bezug auf Gewalt so. Erstechen würden wir niemanden, aus großer Entfernung als Techniker in einem Büro in Rammstein zur Drohnensteuerung im fernen Irak ist das schon fast Büroarbeit und ginge leichter von der Hand.

Die gute Nachricht: Das Umgekehrte funktioniert genauso und entspricht obendrein der wissenschaftlichen Wahrheit. Der Mensch ist grundsätzlich gut, hilfsbereit und unterstützend. Wer das annehmen kann und sich und anderen auch mit dieser Grundeinstellung begegnet, lebt schon bald in einer guten und jedenfalls viel besseren Welt. Es wird ihm leichter fallen, eigene Tugenden statt Schatten zu leben, ohne letztere zu verdrängen. Und natürlich gibt es nach dem Polaritätsgesetz, dem wichtigsten der

Schicksalsgesetze, genauso viele *Heilsame Tugenden* wie düstere Schatten. Lassen wir sie in unserem Leben strahlen, werden wir auch damit auf Resonanz bei unseren Mitmenschen stoßen und eine ganz andere, viel schönere Welt wird sich uns erschließen.

Ein banales Beispiel mag beide Möglichkeiten verdeutlichen. Wer seinen Partner direkt beim Aufwachen fragt: „Warum bist du heute schon wieder so schlecht gelaunt?", wird Widerspruch ernten. Aber wenn er auf seiner Feststellung beharrt, wird der Partner wirklich grantig und beide haben den ganzen Tag etwas davon, denn im Anfang liegt alles.

Wer ihn dagegen nach dem Erwachen mit der Feststellung im neuen Tag begrüßt: „Wie schön, neben dir aufzuwachen! Ich bin nach all unseren gemeinsamen Jahren immer noch so glücklich mit dir. Ich liebe dich!", wird garantiert die Antwort aus den drei Zauberworten bekommen: „Ich dich auch!"

Wir haben die Möglichkeit, beide Seiten in uns und anderen zu erkennen und können selbst entscheiden, welche wir fordern und fördern wollen. Ob wir den guten Engel oder den bösen Wolf in uns füttern, liegt ganz bei uns. Wem wir mehr Futter geben, der wird das Rennen machen.

Auch wenn wir (noch) keine Engel sind, können wir uns doch schon für das Gute entscheiden und das Böse, den Schatten, dabei bewusst im Auge behalten. Wenn er in uns oder anderen hervorbricht, heißt das, jemand hat das Böse in sich gefüttert und damit schlecht gewählt. Dann verdient er unser Mitgefühl. Für uns aber ist es auch eine Chance, eigenen Schatten zu erkennen.

Es bedeutet auch, jede(r) von uns kann sich ständig neu entscheiden. Wir können also auch schon immer den Engel in uns füttern, können ihn sogar spielen, sollten uns nur bewusst bleiben, dass wir in Wahrheit noch auf dem Weg sind. Dann spricht nichts gegen „Fake it until you make it" – spiel es bis es spielerisch gelingt. Hier eröffnet sich im Gegenteil die lichte Seite von Fake News. Von dieser Position aus könnten wir uns und anderen so vieles ersparen und noch mehr erleichtern, gleichzeitig aber auch antun.

Die Methode Böser Wolf
Gesellschaften, die von der Fassaden-Theorie ausgehen, leisten sich meist ein Gefängnissystem wie die USA, das eine unglaublich hohe Zahl eigener Leute in Gefängnisse sperrt, die zu Brutstätten, ja Schulen des Verbrechens werden. Harte, vom Racheprinzip geprägte Strafen sorgen für lange, teure und kontraproduktive Aufenthalte in Zuchthäusern, und all das fördert wiederum entsetzlich hohe Rückfallquoten. Auch die für ein Land mit dem Anspruch an Zivilisation einmalig hohen Hinrichtungszahlen lassen die Fassaden-Theorie durchscheinen und obendrein den Rachegedanken. In Texas, wo ich kurze Zeit das College besuchte, gab es an der Hinrichtungsstätte sogar eine Art Tribüne für Angehörige der Opfer, offenbar um deren Rachegelüste zu befriedigen. So eine Praxis fördert die Verrohung der Gesellschaft und widerspricht dem in den USA besonders demonstrativ hochgehaltenen Christentum diametral. Die dort so außerordentlich oft zitierte Bibel besagt doch ausdrücklich und unmissverständlich: „Die Rache ist des Herrn."

Die Engel-Methode
Das Gegenteil findet sich in skandinavischen Ländern, aber auch den Niederlanden und besonders deutlich in Norwegen, wo Gedanken der Resozialisierung und Rehabilitation den Strafvollzug bestimmen. Norwegen leistet sich Gefängnisse, die wie Hotels mit Einzelzimmern in schönen Gegenden wirken. Personal und Insassen tragen zivile Kleidung und sind auf den ersten Blick nicht zu unterscheiden. Gedanken der Bestrafung oder gar Rache spielen keine Rolle. Von Anfang an ist die Idee, das Gute in den Gefangenen anzuregen und sie auf den Weg der Tugend zurückzubegleiten.

Hier prallen das Alte und das Neue Testament aufeinander. In den USA herrscht Rachejustiz nach dem alttestamentarischen „Auge um Auge, Zahn um Zahn" mit dem Ergebnis vieler Blinder und Zahnloser. Insgesamt kommt solche Rache-Justiz die Gesellschaft unglaublich teuer zu stehen.

Das Neue Testament mit seinem Gnadenprinzip leistet in Norwegen ungleich bessere Dienste. Es führt zu versöhnlicher Grundstimmung, bringt dem Land ungleich mehr und kostet insgesamt viel weniger – an Leben, weil die Todesstrafe – wie in anderen wirklich zivilisierten Staaten – selbstverständlich abgeschafft ist, aber auch an Geld. Zwar ist in Norwegen der Gefängnis-Tagessatz doppelt so hoch wie in den USA, aber da die Verweildauer so viel kürzer und die Rückfallquoten ungleich geringer sind, (er-)sparen sich die Norweger insgesamt viel mit diesem Strafvollzug, der Menschen als grundsätzlich gut und resozialisierbar betrachtet.

Die beiden Seiten der Medaille und unsere Wahl

Typisch für unsere momentane Welt ist, dass die derzeit immer noch bestimmende, ebenso mächtige wie (einfluss-)reiche Nation USA der Fassaden-Theorie vom bösen Menschen folgt und nur ein paar kleine Länder der Idee der Resozialisierung und damit der Rückbindung ans gute Potential in uns vertrauen. Oder anders ausgedrückt, das alttestamentarische „Auge um Auge, Zahn um Zahn" bestimmt noch immer die Welt und das neutestamentarische Prinzip der Gnade, und Mitgefühl besetzt weiter eine Außenseiterposition.

Was mit den USA und Norwegen so weit entfernt erscheint, ist uns aber ganz nah. Denn wie jedes halbwegs demokratische Land die Wahl hat, haben wir sie auch ständig in unserer Seele. Wollen wir weiter hart mit uns ins Gericht gehen oder immer öfter Gnade vor Recht ergehen lassen und schließlich sogar das Gnadenprinzip zu unserem Recht machen? Dann wird es uns – wie Norwegen – ungleich besser gehen, wir werden im Augenblick viel Achtsamkeit und Aufmerksamkeit brauchen, aber mittel- und langfristig uns und unserer Umgebung so viel(es) ersparen und vor allem viel für uns und alle gewinnen.

Der US-Weg wird uns langfristig nicht nur viel teurer zu stehen kommen, denn wir werden Teile von uns ausschließen und wegsperren und einige umbringen müssen. Auf dem Weg zu

Ganzheit und Vollkommenheit, jener Einheit, von der alle Traditionen und Religionen und viele von uns träumen, erweist sich dieser Weg als Umweg oder sogar Sackgasse. Er beschwört geradezu notwendig Katastrophen herauf, die eben auch Umkehrpunkte sind und anschließend auf bessere Wege führen können.

ÜBER UNS UND UNSEREN (UM-)WEG

Wir haben uns tatsächlich in eine Menge schlimmer Krisen manövriert oder manövrieren lassen – in jedem Fall haben wir sie zugelassen. Trotzdem waren wir insgesamt gar nicht so schlecht auf dem Weg und war er von den meisten gut gemeint – also die schon bekannte und vertraute Falle. Die Wirklichkeit war besser als ihr Ruf, sie wurde nur konsequent schlecht geschrieben und geredet.

Wie schon angemerkt, waren wir bis zur Pandemie auf ganz gutem Weg, es hungerten weniger Menschen, die Kriminalität sank, die Zahl von Gewaltopfern ging zurück wie die tödlicher Autounfälle, sodass Organtransplanteuren die Organe fehlten. Die freudige erste Botschaft wurde wieder unterschlagen, die scheinbar schlimme, letztere, geradezu hochgespielt. All die Besserungen waren den Journalisten kaum eine Erwähnung wert.

Es gelang den Medien sogar, die Angst vor der vergleichsweise harmlosen Schweinegrippe hochzupeitschen, obwohl damals insgesamt viel weniger Menschen an Grippe starben als all die Jahre davor und danach.

Wie konnten wir trotz so vieler guter Nachrichten so abstürzen?

Die Einseitigkeit zu Gunsten von Panikmache hat bei den Mainstream- und öffentlich-rechtlichen(?) Medien ein nie dagewesenes Ausmaß erreicht. Insofern ist fraglich, ob so etwas noch rechtens ist. Wo sogenannte öffentlich-rechtliche Medien Gebühren zwangsweise als letztlich verkappte Steuern einziehen, sollten sie dann nicht wenigstens die Wahrheit berichten? Sich um Ausgewogenheit bemühen?

Bei den angeblich unabhängigen Sozialen Medien ist es nicht besser. Bei Facebook, Instagram und YouTube wird alles gnadenlos zensiert, was der verordneten Angstmache widerspricht. Sie hängen nur von wenigen Multimilliardären ab, aber macht sie das unabhängig? Im Gegensatz zu den vorher erwähnten Medien, die ja bezüglich ihrer Zuschauer- und LeserInnen weitgehend im Dunkeln tappen, wissen die Social-Media-Konzerne, was ihre KonsumentInnen bevorzugen. Sie kennen sie dank ausgeklügelten Ausspionierens mittels Algorithmen und nutzen das auf vielen Ebenen. Wie sind wir diesbezüglich noch zu retten? Dabei hatten wir Ähnliches schon einmal und könnten einfach aus der Geschichte lernen. Der Hugenberg-Medienkonzern, der in der Weimarer Republik die Hälfte der deutschen Presse kontrollierte, trug entscheidend mit nationalistischer und antisemitischer Propaganda zum Aufstieg der Nationalsozialisten bei.

Praktische *Lösung*: Aus eigener Erfahrung kann ich sagen, Fernseh-, Rundfunk-, und Zeitschriftenfasten gehört zu meinen liebsten Fastenvarianten. Ich spare dadurch viel Zeit und gewinne viel Gedankenfreiheit und vor allem viel Gesundheit. Immerhin erhöht jede regelmäßige tägliche Fernsehstunde das Alzheimerrisiko um 34 Prozent. Brauchen wir wirklich entgleisten Journalismus, um uns fertig- und krank machen und schreiben und reden zu lassen? Das lässt sich so einfach beenden durch kündigen, außer bei den öffentlich-(un-)rechtlichen Medien.

Die Jungs sind keine Killer

Viele traditionelle Historiker kennen fast nur Kriege, und ihre Geschichtsbücher sind voll davon. Gab es mal länger keinen, sprechen sie von Interbellum, der – offenbar langweiligen, aber wenigstens kurzen – Zeit zwischen den Kriegen. Warum interessieren sich auch Historiker vor allem für Krieg und Mord und Totschlag? Geschieht auch das nur im Auftrag der Obrigkeiten, die Kriege inszenieren, um offenbar davon in der einen oder anderen Weise zu profitieren? Archäologisch reichen Kriege nicht so weit zurück, es gibt in prähistorischen Zeiten keine Hinweise darauf. Das spricht für ein ganz anderes Menschenbild und Beziehungsmuster bei frühen Sammlern und späteren Jägern.

Kriege beginnen wohl erst in geschichtlichen Zeiten, setzen sie doch Privatbesitz und Eigentum an Grund und Boden, um die man streiten kann, und vor allem eine Welt rivalisierender Obrigkeiten voraus.

Der Trojanische war wohl der erste tatsächliche Weltkrieg, bei dem es um den Besitz einer Frau ging, der schönen Helena, und natürlich um die Macht in Griechenland. Dann aber ging es im wahrsten Sinne des Wortes *Schlag auf Schlag*, und die neuen Obrigkeiten fanden einen Vorwand nach dem anderen und inszenierten nachweislich schrecklich anmutende „Geschichten", um ihre eher friedfertigen, dem Krieg abgeneigten Untertanen dafür in Stimmung zu bringen. Aber deren grundsätzliche Tötungshemmung blieb bis in die großen Weltkriege erhalten. Erst mit der Distanzierung der Gegner begann das große Töten, mit dem Höhepunkt im Drohnenkrieg des Friedensnobelpreisträgers Obama – tragisch-deutliches Opfer seines Schattens.

Bregman belegt die tiefe Abneigung der einfachen Soldaten, einander zu töten, selbst wenn sie von den Befehlshabern noch so aufeinandergehetzt wurden. Aber wir haben alle tief in uns diese Erfahrung. Wer von uns würde schon jemand anderen von Angesicht zu Angesicht erstechen oder erschießen? Der leider weniger bekannte alte Weise, der 102 Jahre gewordene Philosoph Hans-Georg Gadamer sagte: „Einem Menschen in die Augen zu schauen heißt, ihn nicht töten zu können."

In den frühen napoleonischen Kriegen, aber auch im amerikanischen Bürgerkrieg kamen tatsächlich weniger als ein Prozent der Gefallenen durch Bajonettstiche um, wobei das zahlreiche Filme ganz anders darstellen. Die meisten auf den Schlachtfeldern hinterher aufgefundenen Musketen waren noch geladen, das heißt, die Soldaten hatten sich dem Schießen und Töten weitgehend verweigert. Noch im Zweiten Weltkrieg beklagte ein englischer General den fehlenden Killerinstinkt seiner Jungs.

Der Mensch im Allgemeinen ist in aller Regel kein Killer. Das sind wenige Ausnahmen, aber die wurden und werden noch immer von den Obrigkeiten und ihrer Presse zu Helden hochstilisiert und mit Orden und Auszeichnungen dekoriert. Heute werden schon Kinder durch mörderische Computerspiele, oft Abfallprodukte der US-Armee, ans Töten gewöhnt und darauf trainiert. Ein Schweizer Polizeipräsident äußerte den Verdacht, das sei die Ursache wachsender Opferzahlen bei den Amokläufen.

Zahlen sprechen eine deutliche Sprache. Weniger als ein Prozent der US-Kampfflieger haben 40 Prozent der Feinde abgeschossen. Auf deutscher Seite war es ähnlich. Manfred von Richthofen *erzielte* im Ersten Weltkrieg allein 80 Abschüsse, der deutsche Jagdflieger Hans-Joachim Marseille erreichte im Zweiten Weltkrieg bis zu seinem eigenen Abschuss und Tod 158 sogenannte Luftsiege. Der Rest vermied wohl eher, Piloten-Kollegen zu töten. Und wer sich mit der Geschichte der beiden befasst, findet, wie sie es nur im guten Glauben an das Gute solcher Abschüsse im Dienste des Vaterlandes taten. Über die beiden Spitzenkiller unter den Jagdfliegern gab es Jubelfilme und ständige Wochenschau- und Presseberichte. Journalisten waren schon damals auf Seiten der Obrigkeiten im Dienste des Bösen fleißig.

Die unteren Vielen wollten wohl eher in Ruhe leben, lieben und arbeiten, und wenn sie Gemetzel veranstalteten wie deutsche SS-Einheiten oder US-amerikanische in My Lai oder Folterorgien in Abu Greib, geschah es durch Propaganda aufgepeitscht, im Namen ihres Landes und diesem zuliebe. Das jedenfalls erbrachten die anschließenden Verfahren und milden Urteile in halbherzigen Prozessen. Darin spielte die Generalität der Bevölkerung vor, das seien Ausnahmen einzelner gewesen, die zu weit gegangen wären. Dabei trainieren moderne Armeen ihre Soldaten heute systematisch zu Killern.

George Orwell berichtete aus seinen Erfahrungen im Spanischen Bürgerkrieg, wer irgend konnte, habe danebengeschossen. Die meisten Spanier verspürten keine Killerlaune gegenüber ihren Landsleuten. Der zitierte englische General hatte den mangelnden Killerinstinkt seiner Jungs beklagt, andere englische Jungs weigerten sich ganz offen, im indischen Unabhängigkeitskrieg auf Gandhis auf Gewaltfreiheit eingeschworene Gesinnungsgenossen zu schießen. Die waren ihnen mit demonstrativ entblößter Brust gegenübergetreten.

Schimpansen werden offenbar immer wieder zu Killern. Jane Goodall, die sie so lange und intensiv studierte, stellte es schweren Herzens fest. Bonobos haben sich ganz anders entwickelt und wohl selbst zu Friedlichkeit und Freundlichkeit sozialisiert. Dass sie uns damit in vieler Hinsicht ähnlicher sind, gilt es noch zu entdecken. Sie kennen keine Kriege und haben auch keine Obrigkeiten, die sie mit Lügen und Tricks trotzdem in welche verwickeln. Wir sind genetisch beiden gleich ähnlich, können aber wählen, wem wir im Wesen ähneln wollen. Warum nur kümmern wir uns so wenig um Bonobos in der Forschung und so viel um Schimpansen? Wären erstere nicht wichtiger für eine gute, friedliche Zukunft? Mit Blick auf die Bonobos, unsere friedlich-freundlichen Verwandten, habe ich den alten und neuen Menschen Homo bono genannt – allerdings mit ängstlichem Blick auf die Lateinlehrer, die wohl lateinisch korrekt Homo bonus gewählt hätten. Bregman spricht vom Homo puppy, nach dem englischen Ausdruck für Hündchen, für unseren freundlich-friedlich-kindlichen Ahnen. Mir gefiel Homo bono am besten nach den ebenso liebenswürdigen wie freundlichen Bonobos.

Die gute Nachricht: Auch wir waren schon mal besser und können es wieder werden. Dieser hoffnungsvollen Spur werden wir noch ausführlich nachgehen auf einer der spannendsten Expeditionen, auf der es nicht weniger als das Gute in uns, unsere gute Seite, zu entdecken gilt.

Und was wir einmal gelebt und erreicht hatten, können wir viel leichter immer wieder verwirklichen. Wer einmal schlank war, kann das immer wieder und sogar leicht schaffen. Wer einmal fit war, findet dazu in der Regel einfach und leicht zurück. Unsere Vorfahren mussten fasten, und deshalb können wir das immer noch und finden so rasch hinein. Aber Luxus und Überfluss hatten immer nur wenige weltliche oder kirchliche Fürsten. Sie haben, weil sie insgesamt wenige waren, dafür kein Feld aufgebaut. Insofern leiden wir heute körperlich sehr am Überfluss, unser Organismus hat einfach nicht gelernt, damit umzugehen und seelisch führt er obendrein gar nicht selten zu Überdruss.

Und die noch bessere Nachricht: Wir können zurückfinden zu einer Art Bonobo-Mentalität, die tatsächlich einmal unsere war und immer noch in uns weiterlebt, wenn auch momentan schlummernd und verdrängt. Jeder hat das für sich im Mutterleib schwerelos schwebend erlebt, alles spricht dafür, dass es auch kollektiv so war. Von Paracelsus stammt die Erkenntnis: Mikrokosmos Mensch = Makrokosmos Erde. Zu einer Zeit, als unsere frühen Vorfahren sich als Menschentyp durchsetzten, dürfte auch die Erde noch ein Naturparadies gewesen sein.

Einstein hatte so recht mit seiner Einschätzung, wir seien nicht zum Soldaten geboren. Unser intelligentes Großhirn prädestiniert uns, den Homo sapiens sapiens, nicht zum Killer, und folglich sind unsere Jungs im Allgemeinen schlimmstenfalls gedrillte und gefügig gemachte Soldaten, aber keine Killer. Da steht uns ein Weltbildwandel bevor, der seinesgleichen sucht. Machen wir uns *auf*! Wir werden vielleicht dem Ausdruck Homo sapiens sapiens (noch) nicht gerecht, aber wir sind auch kein Homo aggressivus, sondern eher ein Homo bono, der uns an sanftmütig friedlich freundliche Bonobos erinnert.

Möglicherweise sind das für viele LeserInnen schon genug Hinweise auf unseren guten Kern. Aber da sie so lange so konsequent verdrängt wurden, wollen wir ihnen hier noch weiter nachgehen. Wer mag, kann sie aber natürlich auch überspringen oder später zurückkehren.

Wir haben alle einiges über den Ersten Weltkrieg im Geschichtsunterricht gelernt, aber wenig über das denkwürdige Weihnachtsfest, an dem die einfachen Soldaten sich verbrüderten und auf eigene Faust Frieden schlossen. Nur mit Hilfe ekelhaftester Erpressungen von Seiten der Obrigkeiten ließ sich das Morden nach Tagen wieder in Gang setzen. Warum haben wir davon so wenig erfahren, gibt es doch sogar den wundervollen Film *Merry Christmas* darüber? Wir haben Geschichte aus Perspektive der Obrigkeiten gelernt, die Geschichte der Mehrheit der Menschen dahinter wurde verschwiegen. Holen wir sie heraus, um uns eine gute Grundlage für einen guten Weg zu schaffen!

DIE VERBREITUNG VON MENSCHEN- UND WELTBILDERN

Mythen von Gut und Böse

Auch wenn die Mehrheit der Menschen der Moderne nicht mehr daran glaubt: Mythen bestimmen unser Weltbild. Die beiden gegensätzlichen Geschichten, die böse Fiktion und die gute Wahrheit, müssen wir uns genauer anschauen. Der depressive, alkoholkranke englische Lehrer William Golding, der offenbar nicht nur sich selbst, sondern auch Kinder hasste, schrieb den Weltbestseller *Der Herr der Fliegen*, für den er sogar den Literaturnobelpreis erhielt. Obwohl Golding seine Geschichte frei erfand, bescheinigte und feierte das Nobel-Komitee seine „realistische Erzählkunst", die den Zustand der „heutigen Welt brillant beleuchtet". Mehr daneben war wohl nicht mal die Begründung des Friedensnobelpreises für den Drohnen-Krieger und seine gesamte achtjährige Präsidentschaft Krieg führenden Obama.

Golding erfand (s)eine Geschichte einer Gruppe englischer Jungs, die, auf einer kleinen Insel gestrandet, völlig auf sich selbst gestellt, einander allmählich anfingen zu schikanieren, übereinander herzufallen, sich gegenseitig aufzureiben und schlussendlich sogar einige zu massakrieren. Sie vollzogen damit genau die vermittelte Geschichte der uns angeblich innewohnenden Bosheit.

In 30 Sprachen übersetzt, wurden Millionen Bücher verkauft und zementierten ein negatives Menschenbild, das dem der Obrigkeit entsprach, aber keineswegs der Wirklichkeit. Denn wie wir hörten, englische Jungs sind keine Killer und darin gleichen sie spanischen, amerikanischen, französischen und deutschen und wahrscheinlich allen.

Bregman fand bei seinen Recherchen tatsächlich eine wirkliche Geschichte von fast genau dieser gleichen Situation. Sechs Schüler eines englischen Internats auf Tonga, im Alter zwischen 13 und 16, verschlug es nach einem Schiffbruch im Sturm nach acht Tagen ohne Wasser und Essen auf die menschenleere Insel Ata – ein steiler, unwirtlicher Felsen im Meer und alles andere als ein Tropenparadies. Aber die Jungs organisierten sich, schafften es, Feuer zu machen und es über ein Jahr am Leben zu halten. Sie legten einen Garten an, und schufen sich einen verlässlichen Überlebensplan. Für Streitfälle kreierten sie ein funktionierendes Ritual mit zeitweiser Distanzierung und anschließender gegenseitiger Entschuldigung. So konnten sie die ganze lange Zeit über in Freundschaft verbunden bleiben und blieben es nach ihrer Entdeckung fürs Leben.

Die Verfilmung dieser spektakulär guten Geschichte scheiterte komplett an Mangel an Interesse. Die gute Wahrheit blieb gegen die bösartige Erfindung ohne Chance, während Goldings erfundene bösartige Story die Welt im Flug eroberte und die Vorlage für viele sogenannte Reality-Shows wurde. Diese waren allesamt irreal, weil sie den Menschen als böse darstellten, was er von Natur aus nicht ist. Die Wahrheit von Ata blieb im Dunkeln, bis Bregman sie ausgrub und publizierte. Es ist Zeit, die Geschichte der guten Jungs bekannt zu machen.

Der Herr der Fliegen mag nur eine aus Goldings persönlichem Elend erfundene Geschichte sein, aber sie hat die Welt und die Stimmung ihrer Bewohner lange Zeit bestimmt und schuf den bösen Jungs ein riesiges Feld. Der Grund war wohl, weil sie den Herrschern und ihren Interessen im herrschenden, von einem Heer abhängiger und williger Journalisten verbreiteten Weltbild gut in den Kram, die Kassen und auf die Schlachtfelder passte.

Ob die entscheidenden Journalisten wirklich willige, abhängige und insofern „von oben" missbrauchte Werkzeuge im Dienst eines bösartigen Weltbildes sind oder schlicht erfolgs- und auflagenabhängig agieren, bleibt offen, ihren und unseren Seelen schaden sie enorm damit.

Wie stark Mythen auch die moderne Welt bestimmen, zeigt ein Blick auf die jüngste Geschichte des Zweiten Weltkrieges. Die Italiener seilten sich rechtzeitig aus dem Faschismus ab, liefen zu den Alliierten über, waren zum Schluss Sieger und bekamen als Belohnung Südtirol.

Die Österreicher waren nach dem Krieg plötzlich die erste überfallene Nation, redeten sich gleichsam raus und kamen glimpflich davon.

Die Deutschen konnten das nicht. Sie mussten bis zum bitteren Ende weiterkämpfen, lieber tot als untreu oder eidbrüchig. Erinnert das nicht an den Mythos des Nibelungenliedes und das Motiv der Nibelungentreue?

Auch Stauffenberg und die Männer des 20. Juli scheiterten wohl an diesem Mythos, natürlich nicht ursächlich, sondern analog. Ein vorzeitiger Ausstieg hätte gar nicht zu Deutschland und seinem Mythos gepasst. Trotzdem war rückwirkend der Widerstand des 20. Juli einer der wenigen respektablen Aspekte in der düstersten Schattenzeit des Landes.

Wäre es nicht hilfreich, sich aus diesem alten Muster zu lösen? Selbsterkenntnis, weiß der Volksmund, ist der erste Schritt zur Besserung und auch der erste der Salutogenese, des Heilungsprozesses.

Die Polarität in der Philosophie

Die beiden Geschichten vom Guten und Bösen sind eine klassische Illustration des wichtigsten *Schicksalsgesetzes* der Polarität. Die Geschichten sind exemplarisch, das heißt, sie stehen für viele andere und die Wertung war praktisch immer gleich.

So wie sich in der Medizin in Deutschland die Weltanschauungen von Robert Koch und Max von Pettenkofer und in Frankreich Louis Pasteur und Antoine Béchamp diametral gegenüberstanden, waren es in der Philosophie einerseits die der Engländer Thomas Hobbes und David Hume und andererseits die des Franzosen Jean-Jacques Rousseau. Erstere teilten mit der Fassaden-Theorie ein pessimistisches Menschenbild, das unsere Art als grundsätzlich bösartig sah. Nur die Errungenschaften der Zivilisation schützten demnach die Welt und uns selbst vor unseren niederen, gewalttätigen Instinkten. Diese wurden auch oft tierisch oder bestialisch genannt, wobei das reine Projektion ist. Die weit überwiegende Mehrheit der Tiere ist friedlich. Nur wenige sind Raubtiere und sie töten zum Überleben. Eine winzige Minderheit sind Killer. Das dürfte bei uns Menschen ähnlich sein.

Die Fassaden-Theorie erkannte im Menschen ein gewalttätiges Monstrum, jederzeit bereit, hervorzubrechen. Hume sah einen Krieg jeder gegen jeden. Beider Ansichten sind längst widerlegt, nur hat sich das nicht herumgesprochen.

Rousseau dagegen hielt den Menschen für grundsätzlich gut, lediglich verdorben von der Zivilisation, die er ablehnte. Sein Motto lautete „Zurück zur Natur." Schauen wir uns das genauer an.

Auch wenn der Fortschritt in unserer Zeit das große und für viele einzige Ziel ist – was hat er bisher gebracht und wo zielt er hin?

Tatsächlich steht er heute vielen für zahlreiche Erleichterungen und positive Errungenschaften. Aber er bleibt doch, insgesamt gesehen, ein junges Pflänzchen und kurzes Phänomen in der langen Entwicklungsgeschichte der Menschheit. Die überwiegende Zeit der sogenannten Zivilisation bescherte der großen Mehrheit ein elendes Schicksal. Erst im letzten Moment, in unserer Zeit, ergaben sich deutliche Besserungen.

Bis zur Französischen Revolution von 1789 waren fast alle Staaten auf Zwangsarbeit aufgebaut. Noch um 1800 gehörten über ein Viertel der Menschen als Leibeigene der reichen Oberschicht. 90 Prozent arbeiteten in der Landwirtschaft und vier Fünftel waren bettelarm. Rousseau hielt dem entgegen, der Mensch sei frei geboren und läge fast überall in Ketten.

Seine Einschätzung gilt bis heute als idealistisch-irreal, die pessimistische aber als realistisch – und das, obwohl die wissenschaftliche Forschung etwas ganz anderes besagt und belegt.

Typischerweise wurden die Pessimisten Hobbes und Hume weithin anerkannt und gefeiert. Rousseau erlebte dagegen keinerlei offiziellen Zuspruch. Offenbar missfiel seine Philosophie den Herrschenden.

Bregman belegt in *Im Grunde gut* wie im wahrsten und doppelten Sinne des Wortes verkehrt das ist, wie grundsätzlich kooperativ und freundlich das Verhalten der frühen Sammler und Jäger war. Erst mit Sesshaftigkeit und Privatbesitz wuchsen uns wohl die Probleme über den Kopf. Insofern ist es Zeit, Rousseau zu rehabilitieren. Tatsächlich kann ich mich dem als Arzt nur anschließen. Vater Staat hat uns von Anbeginn an, aber besonders heute, viele Probleme eingebrockt. Mutter Natur hat uns Naturkatastrophen beschert, aber im Grunde sind wir mit ihr gut gefahren – von ihren Heil- bis zu ihren Lebensmitteln.

Zeit des Wechsels und Wandels

Unsere Zeit des Corona-Komas scheint mir überreif für wesentlichen Wandel. Wir können es so nicht weiter treiben mit dem Krieg gegen die Umwelt, der zunehmenden Spaltung der Gesellschaft in ständig reicher werdende Superreiche und ein wachsendes Heer von Abgehängten. Das Geldsystem trägt so nicht weiter, und kein Zinseszinssystem hat noch auf Dauer überlebt, wie Margrit Kennedy uns immer wieder vorrechnete.

Wäre das jetzt nicht die Zeit des Paradigmenwechsels, von dem so viele träumen?

Wenn wir akzeptieren, *im Grunde gut* zu sein, können wir uns ungleich besser fühlen und auch besser *wirken* – im doppelten Sinn. Möglicherweise können wir als große Mehrheit dann die Obrigkeiten gleichsam von unten zu uns in Resonanz bringen und bessern. In der Schweiz scheint so etwas immerhin zu gelingen. Dort brauchen Politiker nicht einmal Personenschutz, sondern sind sicher vor und mit ihren Bürgern.

Oder wir tauschen sie aus, lassen sie absteigen in unsere normale Welt, wo das Feld der Guten sie wie von selbst – über Resonanz – bessern wird.

Beides wäre zu unserem, aber auch ihrem Vorteil, denn sie können einem leidtun – und sie haben viel Leid getan. Ist jetzt nicht die Zeit, sie und uns davon zu befreien, ja zu erlösen? Es muss schrecklich sein, mit einem dermaßen verkorksten Selbstbild zu leben, noch dazu, wenn es wie bei ihnen wohl auch stimmt. Tatsächlich haben sie durch Erlösung von der falschen Sicht ihrer Untertanen nur Gutes zu erwarten. So ihnen etwas helfen kann, ist es sicher liebevolles Mitgefühl, was sie am wenigsten erwarten. Dadurch wird ihnen am ehesten bewusst, wie verkehrt ihre bisherige Sicht war.

Praxis:
Fangen wir selbst gleich an zu üben, am besten bei unseren Kindern: Sehen wir in ihnen die Begabungen und Talente! Und wenn wir sie zwischenzeitlich als Tyrannen erleben, ist das eine ideale Gelegenheit für liebevolles Mitgefühl. Wir wissen im Herzen, selbst wo sie auch kurz kleine Tyrannen geben, sind sie doch wundervolle Wesen, die Liebe und Geborgenheit brauchen, um zu wachsen. Sie benötigen einerseits Freiheit, Lebensfreude und Leichtigkeit, aber andererseits klare, altersgerechte Grenzen, um sich ihrer Seelenaufgabe entsprechend zu entwickeln.

Nehmen wir uns bewusst Zeit für unsere Kinder. Sobald sie unsere volle Aufmerksamkeit und Grenzen bekommen, verschwindet die Tyrannei. An Grenzen können sie lernen das Du zu respektieren.

BREGMANS REVOLUTION UNSERES MENSCHENBILDES

Im Grunde gut erscheint mir als eines der wichtigsten unter vielen Büchern, die ich im Laufe meines Lebens lesen durfte. Der Autor hat sich vom Historiker und Nachdenker zum Vordenker gemausert und mein Weltbild verändert und erweitert, wie es bisher höchstens die *Schicksalsgesetze* vermochten. Nach Jahrzehnten der Psychotherapie verhalf er einer tiefen Ahnung in mir mittels wissenschaftlicher Studien und Argumente zum Durchbruch.

Auch ich hielt lange das Eis der Zivilisation für dünn, auf dem wir als Menschheit spazierten und habe, wie schon gebeichtet, die Experimente von Zimbardo und Milgram ernst genommen, obwohl sie meinen Erfahrungen widersprachen. Das alte Weltbild vom bösen Menschen hielt mich gleichsam gefangen.

Zwar wusste ich aus der spirituellen Tradition, dass in uns bis in letzte Tiefen das Dao, das Buddha- oder Christus-Bewusstsein lebt, in uns allen und in allem. Aber ich glaubte, dass wir die strengen Regeln der mosaischen zehn Gebote oder den Verhaltenskodex des Konfuzianismus dringend bräuchten, um unsere Schatten im Zaum zu halten. Dabei liebe ich den Idealismus von Rousseau und den Gedanken des Glaubens bei William James. Oft konnte ich mich nur knapp zurückhalten, mein Leben in die Natur, am liebsten in ein Baumhaus, zu verlegen und dem Chaos der Gesellschaft den Rücken zu kehren. Aber da ich bis heute unsere Welt als Aufgabe empfinde, blieb ich in ihrer vom Polaritäts- und *Schattenprinzip* dominierten Spannungszone. Ich schrieb das gleichnamige Buch, und halte es auch weiterhin für eines meiner wichtigsten. Aber da blieb immer die Sehnsucht nach den *Heilsamen Tugenden*, von deren enormem Potential ich für die Gesundheit von Körper und Seele wusste. Erst viele Jahre nach dem *Schattenprinzip* wagte ich mich 2020 an das Buch und Projekt dieses Namens und freue mich sehr darauf, es in eine Welt zu entlassen, die immer reifer wird für die Entdeckung unseres guten Kerns.

Wobei auch der Arztberuf meine pessimistischere Sicht mitprägte, denn wer kommt schon zu uns, wenn er es vor ekstatischem Beziehungsglück und blendender Gesundheit kaum noch aushält? Uns suchen vermehrt die Unglücklichen und Kranken, die Gestrandeten und Gescheiterten auf und nicht wenige bringen ihren Pessimismus mit und versuchen, ihn sogar in der Praxis abzuladen. In Beratungen stellte ich immer die *Heilsamen Tugenden* den Schatten-Gestalten der Symptome und Probleme als gleichberechtigte Aussicht gegenüber, aber irgendwie fehlte der gute Grund, auf dem sie wurzeln konnten. Den können wir uns jetzt erobern, in uns verankern und sichern.

Beim ärztlichen Kollegen Johannes Huber hatte ich in *Das Gesetz des Ausgleichs* schon sein mutiges, spürbar religiös geprägtes Eintreten fürs Gute in uns und im Leben geschätzt. Er kann dessen Wert für die Gesundheit mit neuen Studien untermauern. Bregman legt offen, wie wir in die Sackgasse des pessimistischen Weltbildes gerieten, um uns in Zukunft daraus befreien zu können. Die Erfahrung lehrt ja schon lange: Es bringt so viel mehr Freude, hilfsbereit zu sein und es gut mit seinen Mitmenschen zu meinen – bei entsprechender Achtsamkeit und Aufmerksamkeit gegenüber dem eigenen und ihrem Schatten. Denn der kann das Ergebnis natürlich jederzeit torpedieren, vor allem, wenn er verdrängt und aus den Augen verloren wird.

Aber oft und immer öfter gelingt es auch, glücklich zu sein und gut zu leben – mit dem Schatten im Blick. Dann ist es das größte Geschenk mitzuerleben, wie alles um uns herum und in uns wächst – von den Pflanzen über die Tiere bis zu uns Menschen. Sogar das Wiedererstehen der verfallenen Gebäude in TamanGa und das Entstehen unseres kleinen Ökodorfes war für mich berührend und für meine Seele erhebend. Zeuge der Entfaltung unseres eigenen und des menschlichen Potentials an sich zu werden, halte ich für das Wundervollste, was wir erleben können.

Das pessimistische Weltbild stimmt nicht und hat nie gestimmt, aber es hat unsere Welt lange (genug) bestimmt. Das haben Bregman und Huber mir und allen, die die gute Nachricht hören wollen, spannend und obendrein wissenschaftlich belegt. Bregman ist dafür bis ganz an unseren Anfang als Menschheit zurückgekehrt, jenen Anfang, der bekanntlich alles schon enthält.

Um uns sicher und gut vorbereitet dem Guten widmen zu können, noch ein paar Gedanken zum Gegenpol des Schattens. Wir können natürlich tatsächlich böse handeln, was an und im Schatten begründet liegt. Der ist bei den allermeisten von uns aber keineswegs auf dem Sprung, das Ruder unseres Lebensschiffes zu übernehmen. Wenn das geschieht, sprechen wir von Psychose und wenn er am Ruder bleibt, von Schizophrenie.

Schatten ist aber auch nicht grundsätzlich vorhanden, sondern entstanden durch Unterdrückung und Verdrängung, wie im *Schattenprinzip* beschrieben. Er ist jederzeit zu durchlichten und solcherart aufzulösen. Wir brauchen auch nie gegen ihn oder andere Formen von Dunkelheit zu kämpfen. Es reicht immer – konkret und im übertragenen Sinn – Licht ins Dunkel zu bringen. C.G. Jung betont, Selbst(-verwirklichung) sei die Verschmelzung von Ich und Schatten. Wenn wir das verwirklichen, verschwinden beide als dominante, unser Leben bestimmende Gestalten. Davon zeugen alle Befreiten, Erleuchteten und Heiligen.

Grundsätzlich lebt überall und in allem das Dao, das Einheits-Bewusstsein, und wir sind nur durch eine dünne Schicht von dieser (Ein-)Sicht getrennt. Es ist also gerade andersherum als die Fassaden-Theorie uns lange weismachte. Eine mehr oder weniger dünne Schicht trennt uns von der Erkenntnis und Wahrnehmung der Einheit – und alle großen Religionen wissen darum. Nun aber machen wir uns auf die Reise zu unseren Anfängen.

DIE GROSSE RÜCKREISE

Ein bisschen Geschichte oder wie es zu all dem und zu uns kam

Wie wir im Bewusstsein unserer Schlechtigkeit landeten, ist rasch erklärt. Thomas Hobbes, der englische Philosoph, formulierte, unsere einzige Chance sei, Zuflucht bei einem gütigen Alleinherrscher zu suchen. Das nutzten Generationen von Diktatoren und Gewaltherrschern als willkommene Einladung, es mit der Güte nicht zu übertreiben und es nicht zu gut zu meinen – mit uns da unten. David Humes Kampf „jeder gegen jeden" wurde von oben vortrefflich inszeniert und diente als Vorlage für Kriege auf allen Ebenen. Machiavellis Hinweis, Fürsten könnten sich nur mit Lügen an der Spitze halten, bestärkte darin noch.

Die Argumente für das Böse im Menschen lassen sich entkräften, aber wie kam es zum Guten (in uns)? Wie kam es dazu, dass wir tatsächlich und im doppelten Sinn gut und so viel besser als unser Ruf sind? So bös, wie wir immer dargestellt wurden, sind tatsächlich unter den (Menschen-)Affen nur Schimpansen und auch nur sehr selten. Mit ihnen wie den friedlichen Bonobos teilen wir 99 Prozent unseres Erbguts und sind doch so verschieden. Daran lässt sich schon gut verstehen, dass Genetik nicht alles sein kann. Die noch relativ junge Epigenetik belegt heute, wie entscheidend uns das (Um-)Feld prägt.

Mit unseren Obrigkeiten sollten wir weitgehend einen Genpool teilen, vielleicht am wenigsten mit den unter sich gebliebenen Adligen, aber umso mehr mit den Chefs und Kanzlern, den Päpsten und Präsidenten, und sind doch so sehr verschieden.

Alles spricht inzwischen dafür, den Unterschied mehr in der Epigenetik als der Genetik zu suchen. Haben wir – natürlich unbewusst und unabsichtlich – in der frühen Evolution durch unser Verhalten unsere Gene moduliert? Wurde so kriegerisches Verhalten ab- und freundliches „angeschaltet"? Dafür gibt es spannende Hinweise und Erklärungen.

Rückwirkend betrachtet verhalten sich unsere Obrigkeiten eher wie Schimpansen, zetteln Kriege an und neigen zur Selbstausrottung. Wir einfachen, gleichsam normalen Menschen, die es nicht an die Spitze von Firmen, Konzernen, Armeen, Ländern, Staaten und großen Institutionen gebracht haben, gleichen viel eher den harmlosen Bonobos. Unsere Obrigkeiten und „ihre" (Hof-)Berichterstatter haben uns vor diesem Wissen immer bewahrt, geradezu abgeschirmt.

Es ist heute in der Weltkrise überreif, akzeptiert und verwirklicht zu werden, und uns zu einem neuen, ungleich hoffnungsvolleren Menschen- und Weltbild führen, das uns allen über alle Maßen gut täte und auch im Außen vieles zum Besseren verändern könnte.

Wie kamen wir zu unseren guten Genen?
Bregman bringt dazu eine bisher *unerhörte* Erklärung, belegt sie, schreibt die Entwicklungsgeschichte um und identifiziert in uns

eine neue Art. Um diese Sicht nachzuvollziehen, ist es hilfreich, sich auf ein interessantes Spiel mit der Zeit einlassen. Ähnlich wie der ehemalige Benediktinermönch und heutige Zen-Meister Willigis Jäger macht Bregman anschaulich klar, wie jung wir als Menschen sind. Jäger verglich schon vor Jahrzehnten die Entwicklung des Lebens mit einem Wolkenkratzer. Der Homo sapiens sapiens erscheint dabei bildlich erst auf Höhe der letzten Farbschicht auf dessen Flachdach. Jäger wundert sich, wie ein Wesen, das die längste Zeit gar keine Rolle spielte, weil überhaupt nicht existent, sich trotzdem die Krone der Schöpfung anmaßte und glaubte, vom Schöpfer allein gemeint zu sein.

Bregman findet auf der Suche nach einer Erklärung für unseren sehr späten so eindrucksvollen Erfolg eine andere Analogie mit der Zeit. Statt mit einem Hochhaus vergleicht er die Geschichte des Lebens mit seinen Jahrmillionen mit einem Jahr. Er schrumpft also Jahrmillionen auf ein Jahr zusammen. Dann kommt der Mensch erst am letzten Tag dieses Jahres, am Silvesterabend um 23 Uhr, auf die Welt. Seine erste Stunde verbringt er wesentlich als Sammler und erst in deren letzten Minuten entwickelt er Werkzeuge und Waffen, die ihn zur Jagd befähigen, um dann in den allerletzten beiden Minuten, also um 23 Uhr 58, sesshaft zu werden und Landwirtschaft mit Ackerbau und Viehzucht zu entwickeln. In der letzten Minute, um 23 Uhr 59, ereignet sich das, was wir Geschichte nennen. In dieser Minute erobert unser Vorfahr, Homo sapiens sapiens, den größten Teil der Erde und schwingt sich zum uneingeschränkten Alleinherrscher und konkurrenzlosen Erfolgsmodell der Evolution auf. Wie konnte er das schaffen?

Allein an diesem Bild der minimalen Entwicklungszeit im Vergleich zur ganzen Evolution lässt sich vieles verstehen. Wir konnten uns in diesen letzten beiden Minuten noch gar nicht an die Ergebnisse von Ackerbau und Viehzucht gewöhnen, denn die Evolution braucht vor allem sehr viel Zeit, die wir gar nicht hatten. So konnte gerade die Hälfte der heutigen Menschen sich an Kuhmilch wenigstens soweit gewöhnen, dass sie deren Hauptbestandteil Milchzucker oder Laktose mit dem Enzym Laktase verarbeiten kann. Kaum jemand aber kann bis heute mit den Fraßschutz- und Keimhemmstoffen im Getreide umgehen. Aber beides, Milch und Getreide, halfen unseren Vorfahren vor allem gegen den allgegenwärtigen Hunger. Das war wohl entscheidend für ihre explosionsartige Vermehrung. Ein Alter, in dem Gefäßverschlüsse, Herzprobleme, Krebs, ernährungsbedingte chronische Entzündungen und Demenz relevant werden, erreichten die frühen Menschen gar nicht. Nahrungsmanipulationen, die Allergien hervorbrachten, lagen noch weit in der Zukunft. Das aber sind unsere heutigen Gesundheitsthemen.

Widmen wir uns der allerletzten Minute des Entwicklungsjahres, unserer Historie, zur Erforschung der heute relevanten Krankheitsthemen oder besser nur den letzten zehn Sekunden, in denen die Seuchen geradezu explodierten.

Früher hatten auch wir Menschen, wie bis heute die Tiere, im Wesentlichen nur eine erste Lebenshälfte, die der Natur gewidmet war, dem Zeugen und Gebären von Kindern, dem Gründen von Familien, Sippen, der Erhaltung unserer Art, dem Überleben. Die zweite Lebenshälfte, die uns von allen Tieren unterscheidet und nach C. G. Jung der Kultur zu widmen sei, wird erst in der allerletzten Minute relevant, und dort in den letzten 10 Sekunden.

Hier prallen die Einschätzungen des Pessimisten Thomas Hobbes, der den bösen Menschen propagierte, und des Optimisten und Idealisten Jean-Jacques Rousseau, der vom guten Menschen ausging, aufeinander. Als Ärzte fragen wir immer nach dem Anfang. Wann hat das Krankheitsbild begonnen? All die chronischen Krankheitsbilder, unter denen wir heute so leiden und an denen die meisten von uns auch sterben, beginnen mit der Sesshaftigkeit und der Entwicklung von Ackerbau und Viehzucht. Oder anders gesagt, wie es Rousseau formuliert: mit der Zivilisation. Die aber ist ein Phänomen der letzten Sekunden der letzten Minute des Jahres.

Im Hinblick auf die Ernährungsmedizin fällt auf: Sobald wir eine Stunde zurückgehen in unserem Zeit-Bild, entkommen wir mit der Kost der frühen Sammler den heutigen chronischen Krankheitsbildern sofort. Das Stillen des Hungers ohne Tierprotein und mit hoher Achtsamkeit gegenüber Fraßschutzgiften und Keimhemmern in den relativ neuen Getreiden ist heute leicht und genussvoll möglich und reduziert die Wahrscheinlichkeit auf die Haupttodesursache, die Herz-Kreislauf-Krankheiten, auf null, die auf Krebs dramatisch und senkt das Infektionsrisiko ebenso gegen null. Hier läge eben auch die Riesenchance der Befreiung von Bedrohungen wie Grippepandemien.

Warum gerade wir?
Wie konnten wir uns gegen die viel stärkeren, mit größerem Hirn begabten Neandertaler durchsetzen? Wir mit der – in unseren Augen – hübscheren, runderen, mehr dem Kindchenschema entsprechenden modernen Kopfform? Schönheit – wie bei Herrn Pfau – kann es kaum gewesen sein, zumal die konkurrierenden Flachschädel uns so hässlich fanden wie wir sie.

Richard Dawkins bestimmte mit seinem Buch *Das egoistische Gen* lange den Zeitgeist wie Machiavelli, dessen Hauptwerk *Der Fürst* viele Politiker und Diktatoren prägte und ihnen riet, keinesfalls Gefühle zu offenbaren, sondern schamlos auf den eigenen Sieg zu setzen.

Wir heutigen „normalen" Durchschnittsmenschen sind erwiesenermaßen mehrheitlich schwache Lügner und vertrauensselige Typen. Es ist leicht, uns zu belügen und zu betrügen. Wir gewöhnlichen Menschen sind entgegen Machiavellis Anleitungen gerade nicht schamlos, sondern tatsächlich sogar die einzigen Säugetiere mit Schamgefühl, was sich über unsere in der Schöpfung einzigartige Fähigkeit des Errötens offenbart. Wir schämen uns unserer Missetaten, und damit stehen wir ganz allein.

Wir haben ein Gewissen und oft genug ein schlechtes. Es ist meist die Stimme des Homo bono, die sich da aus einer besseren Vergangenheit meldet. Tief in uns ist es die Instanz, die weiß, was Gut und Böse ist und in uns für das Gute spricht. Sie meldet sich immer wieder, wenn das Gute und die Tugenden in uns und unserem Leben zu kurz kommen. Sobald es komplett unterdrückt wird, wie zunehmend in der Moderne, ergibt sich der gewissenlose Mensch, wie er uns in vielen Obrigkeiten begegnet.

Das ist immerhin ein Hinweis auf unsere Einzigartigkeit, aber ist es auch Grund genug für diesen raschen, kometenhaften Aufstieg? Waren die Neandertaler doch offensichtlich kräftiger, brutaler und hatten sogar mehr Hirn.

Nach den alten Denkmustern der Evolutionstheorie kann der Homo sapiens den Homo neandertalensis nur ausgerottet haben.

Der Historiker Yuval Harari vermutete dann hier auch den ersten Genozid, und dem alten Denkmuster verhaftete Biologen stimmten zu.

Aber wie das? Hatten Neandertaler doch stärkere Zähne und Kiefer, längere Arme und damit bessere Hebel, das größere und folglich wahrscheinlich intelligentere Hirn, waren insgesamt kräftiger und also besser gerüstet? Mit seinem längeren Schädel, den dicken Augenbrauenwülsten, der fliehenden Stirn, dem massiveren Unterkiefer und stärkerem Gebiss wirkte der Neandertaler auch wie der brutalere Mensch gegenüber dem vergleichsweise schwächeren, mit seinem runderen Kopf geradezu freundlich und hübsch wirkenden Sapiens. Alle bisher von Hobbes über Machiavelli und Darwin bis in die Moderne reichenden Indizien sprachen für den Sieg der Neandertaler und doch konnte der Homo sapiens so vollständig gewinnen.

Lösung aus Sibirien
Bregman findet die Erklärung – ähnlich wie Malcolm Gladwell in *David und Goliath* – gerade in der Schwäche und Freundlichkeit und nimmt uns Leser mit auf eine der spannendsten Entdeckungsreisen. Der russische Professor für Zoologie und Genetik, Dimitri Belajew, ging mit Hilfe seiner Assistentin Ludmilla Trud im fernen Sibirien einem Verdacht nach.

Schon Darwin war aufgefallen, wie viel verblüffende Gemeinsamkeiten und Ähnlichkeiten Haustiere untereinander gegenüber ihren wilden Ahnen aufwiesen. Sie waren durchweg kleiner, hatten etwas kleinere Gehirne und deutlich schwächere Kiefer und Gebisse. Vor allem aber bewahrten sie auch im Erwachsenenalter mehr von ihrem kindlichen Aussehen und die Geschlechter glichen sich einander an, das typische Kindchenschema dominierte. Das waren auch ziemlich genau die Unterschiede zwischen Neandertaler und Sapiens, wobei Darwin ersteren noch gar nicht kannte.

Belajews Forschungsziel lautete: herausfinden, wie sich aus aggressiven Wildtieren zahme Haustiere züchten ließen. Er hatte einen geradezu (toll-)kühnen Gedanken. Sollten die netteren und hübscheren, dem Kindchenschema entsprechenden Haustiere bei der Herauszüchtung einer von frühen Bauern bevorzugten Eigenschaft entstanden sein: der Zutraulichkeit?

Resonanz und Zutraulichkeit
Um das zu belegen, wollte Belajew den Prozess, für den die Evolution Jahrtausende gebraucht hatte, in wenigen Generationen nachvollziehen und aus dem nie vorher domestizierten, äußerst aggressiven sibirischen Silberfuchs ein freundlich-zutrauliches Haustier züchten. Ludmilla Trud machte sich an das einzigartige Experiment und suchte unter Tausenden von aggressiv-bissigen Silberfüchsen einer entsprechend großen sibirischen Farm einige wenige weniger aggressive, zutrauliche heraus und kreuzte sie. Und das gleiche wiederum in der nächsten Generation, wobei sie den Kontakt mit den Tieren mied, um nicht genetisches mit gelerntem Verhalten zu vermengen. Schon nach nur vier Generationen wedelte der erste Fuchs mit dem Schwanz. Die weitergezüchteten freundlichsten Füchse wurden zusehends zutraulicher, kindlich-verspielter und (menschen-)freundlicher. Aus aggressiven Silberfüchsen wurden in überschaubarer Zeit zahme, hübsche Spielgefährten für Kinder, ohne alle Bissigkeit. Sie zeigten aber auch keine Ansätze mehr, erwachsen zu werden wie ihre wilden Artgenossen, die etwa sechs Wochen nach der Geburt abweisender, weniger verspielt, eben „füchsischer" wurden. Sie wurden, dem englischen Ausdruck „puppy" für Hündchen ent-

sprechend, zahm, freundlich und zutraulich, eine Art kindlicher Spiel-Fuchs.

Ludmillas Füchse veränderten sich auch äußerlich rasch, ihr Fell bekam helle Flecken, wie bei den Frischlingen der Wildschweine. Sie blieben kleiner, ihre Knochen wurden schwächer, ihr Aussehen zarter und ihr Verhalten zärtlicher, die Ohren begannen zu hängen, die Schnauzen verkürzten sich, die Schwänze ringelten sich wie bei Hausschweinen. Und während sie äußerlich immer mehr ins Kindchenschema rutschten, spielten und verspielten sie die Tage, lernten um Zuwendung und Futter zu betteln, während sie sich zahmer gebärdeten und schlussendlich zu bellen begannen und eine feingliedrigere Gestalt entwickelten. Wer dächte da nicht an die Entwicklung vom heulenden Wolf über den bellenden Hund zum schmusenden Schoßhündchen? Ludmilla Trud fiel außerdem auf, wie sich die Fuchsmännchen den Weibchen anglichen, wie wir es auch in der Menschheitsgeschichte bis heute erleben, wo ebenfalls eine zunehmende Geschlechterangleichung auffällt. Vergleichen wir uns rein äußerlich mit den Neandertalern, wirken sie wie die Wildform und wir wie die Haustiere.

Mit Archetypen vertraute LeserInnen erkennen hier unschwer eine Entwicklung Richtung Mondprinzip, zu dem das Kind und die Frau, die Zärtlichkeit und das Mitgefühl gehören. So kam es zu Bregmans Bezeichnung Homo puppy, also einem Hündchen- oder kindlich verspielten, freundlichen Menschen, mit einer großen Zutraulichkeit und Empathiefähigkeit, die den Schatten der Naivität in sich birgt.

Wir könnten ihn aber vielleicht noch treffender Homo bonus nennen, den guten Menschen, unseren Ur-Ahn oder – mir am sympathischsten – Homo bono, nach den friedlichen Bonobos. Beides trifft jedenfalls entschieden besser als Homo sapiens sapiens, denn mit der doppelten Weisheit ist es leider nicht weit her, da spielt eher Zukunftsmusik herein. Auch Cromagnonmensch nach dem ersten Fundort ist eher zufällig, hat sich diese Entwicklung doch wohl an vielen Orten ergeben. Homo bono nenne ich ab jetzt den neuen Menschen, der sich seinen Spieltrieb erhielt, grundsätzlich freundlich und vertrauensvoll zugewandt war und wohl das entwickelte, was wir heute Empathie nennen. Diese Fähigkeit hat sicher mit der Entwicklung jener Spiegelneuronen im Gehirn zu tun, die uns ermöglichen, uns in andere einzufühlen. Diese Chance entwickelt sich bei Kindern erst im fünften bis neunten Lebensjahr. Da sich die Menschheitsentwicklung und unsere individuelle entsprechen – Mediziner nennen das die Parallele von Phylo- und Ontogenese – können wir davon ausgehen, dass sie auch bei den frühesten Menschenarten wohl noch nicht gleich vorhanden war mangels Spiegelneuronen.

Die modernen Erkenntnisse gehen aber noch weiter. Reinhard Haller weist darauf hin, dass sich mittels funktioneller Kernspintomographie nachweisen lässt, wie das Einfühlen in andere die gleichen Hirnareale aktiviert wie eigenes Fühlen.

Hinzu kommt, dass das Bindungs- oder Kuschelhormon Oxytocin, das bei Truds Füchsen zunahm, auch beim Homo puppy oder bono zugenommen haben dürfte und die Empathie steigert.

Außerdem wissen wir heute, dass höhere Intelligenz, wie sie sich ebenfalls bei den Füchsen ergab, wie auch zunehmende geistige und sprachliche Fähigkeiten genauso mit wachsender Empathie korrelieren. Haller schreibt: „Empathische Menschen sind in vielen Bereichen intelligenter und in Stimmung sowie Verhalten ausgeglichener als gefühlsarme Personen ...", und betont andererseits, dass „fehlende Empathie oft mit Intoleranz, Vorurteilen und Stereotypenbildungen verbunden" ist. Und weiter: „Empathiedefizite konnten bei Menschen mit aggressiven und antisozialen Persönlichkeitsstörungen nachgewiesen werden."[11]

Rein äußerlich entspricht dem, dass der Homo bono gegenüber dem Neandertaler eher das Kindchenschema und -verhalten durch alle Lebensphasen bewahrte.

In Belajews Werk kamen so auf Dauer wohl ganz *natürlich* Genetik und Verhaltensmodifikation zusammen und vollendeten es, ähnlich wie es wohl in der Entwicklungsgeschichte passierte. Und um es nochmals ganz klar zu sagen: Keine dieser dem Mondprinzip entsprechenden Veränderungen, ob im Aussehen oder im Verhalten, wurden von Ludmilla Trud gezielt selektiert. Sie orientierte ihre Zuchtauswahl nur nach Zutraulichkeit und Freundlichkeit. Und der nicht beabsichtigte Nebeneffekt war obendrein noch eine – nach 45 Fuchsgenerationen – verblüffend erhöhte Intelligenz gegenüber den Wildfüchsen.

So wird hier die Parallele zwischen Innen und Außen wissenschaftlich belegt. Belajews Assistentin zielte auf eine seelische Haltung und erlebte parallel unübersehbare körperliche Entsprechungen und geistige Entwicklungen.

Die Verhausschweinung unserer Vorfahren

Belajew und Trud blieben weitgehend unbekannt, trotz ihres vielleicht wichtigsten Experimentes für das Verständnis der Evolution und insofern auch das der Menschen. Dabei kann es diese von Grund auf revolutionieren und uns die beste denkbare Perspektive eröffnen. Die Gründe für das jahrzehntelange Ignorieren von Belajew bis zu Bregman dürften in der konträren Strömung in der „Wissenschaft von oben für oben" liegen. Die Erkenntnis, dass Freundlichkeit und Zutraulichkeit die entscheidenden Schlüssel zum Fortschritt des Homo sapiens sapiens gewesen sein könnten, passte einfach nicht ins gängige Vorurteil vom grundsätzlich bösen Menschen. Belajews Experiment aus der Versenkung zu holen verschaffte uns die Möglichkeit, unsere eigene Entwicklung ein gutes Stück besser zu durchschauen.

Von da ist es nur noch ein Katzen- beziehungsweise Fuchssprung zum neuen Menschenbild und einer ganz anderen Menschheitsgeschichte. Die Entwicklung des Homo sapiens spiegelt sich bis heute in seinem, unserem Aussehen, das im Vergleich zum Neandertaler, wie gesagt viel mehr vom Kindchenschema geprägt ist. Unsere Gesichter und Köpfe, das zeigen Vergleiche der Schädel aus 200 000 Jahren Entwicklung, wurden weicher, weiblicher und jugendlicher, unser Gehirn schrumpfte dabei um zehn

Prozent, wobei die Intelligenz trotzdem zunahm. Das spricht für den entscheidenden Einfluss der Epigenetik gegenüber der Genetik. Gebiss und Kiefer wurden zarter und kindlicher und der Augenbrauenwulst verschwand bei fast allen von uns. Dafür haben wir mehr Wohlfühlhormon Serotonin und Bindungshormon Oxytocin und wurden parallel immer sozialer, lernfähiger und freundlicher untereinander und insgesamt kommunikativer. Von Oxytocin ist nachgewiesen, dass es vertrauensvoller macht, während zum Beispiel Testosteron Misstrauen verstärkt.

Der durch diese Veränderungen gegebene größere Gruppenbezug und die daraus resultierende bessere Kommunikation und Zusammenarbeit könnten uns in der letzten Eiszeit gegenüber den Neandertalern entscheidende Vorteile verschafft haben, die ihr Verschwinden und unser Überleben erklären. Unter den erschwerten Lebensbedingungen zunehmender Kälte waren Zusammenhalt und -arbeit und freundliche Verständigung, gegenseitige Unterstützung und Nachbarschaftshilfe sicher wesentliche Vorteile.

Der vermutete Genozid lässt sich jedenfalls mit keinerlei archäologischen Funden stützen. Überhaupt gibt es bis zur letzten Minute der Entwicklung, dem Beginn unserer Geschichte, keinerlei Hinweise auf Kriege unter unseren Vorfahren.

Während der Homo puppy oder bono immer zutraulicher, netter und freundlicher, mit anderen Worten sozialer wurde, hat er auf seine verspielte Art möglicherweise auch zuerst (s)eine Zeichensprache entwickelt und schließlich sprechen gelernt. Im Gegensatz zu den egoistischeren Gegenspielern reichte es beim altruistischen Homo bono, wenn einer von ihnen etwas Neues fand oder begann, dann konnten die anderen ihn imitieren. Sobald einer etwas herausfand, konnten es alle übernehmen. So wie bei Truds Füchsen erst einer und dann viele mit dem Schwanz wedeln und bellen lernten, hat der Homo bono wahrscheinlich auch sprechen gelernt und das gleich in der ganzen Population verbreitet. Genauso lernt es bis heute jedes Kleinkind durch Nachahmen seiner Eltern. Unsere Entwicklung spiegelt sich in der Wandlung eines wilden Ebers zum modernen Schweinchen oder vom Wolf zum Hündchen und Spielgefährten der Kinder, eben einem puppy nach Bregman. Die „Verhausschweinung" des Menschen war wahrscheinlich nicht nur negativ, wie Konrad Lorenz das im Sinne von Verweichlichung meinte, sondern im Gegenteil der entscheidende Schritt nach vorn. Natürlich ist das Wildschwein vitaler als das Hausschwein, aber letzteres ist offenbar süßer und zum Glückssymbol geworden. „Schwein gehabt", sagen wir, wenn wir Glück oder jedenfalls Gutes erlebt haben. Das süße „Schweinchen schlau" hat seine Entwicklung zur kindlichen Ausgabe des Wildschweins offenbar durch sein angepasstes Zusammenleben mit den frühen Menschen geschafft.

Miteinander in freundliche Resonanz zu gehen, ist also sehr wahrscheinlich das Erfolgsgeheimnis unserer Art und die zweitwichtigste der Spielregeln des Lebens. So dürfte sich die Durchsetzung unserer Vorfahren gegenüber den nach den alten Evolutions-Kriterien überlegenen Neandertalern erklären. Es war ein Sieg der Freundlichkeit und Zuwendung, des Spielerisch-Kreativen über das Verbissen-Kriegerische, der Zuwendung und Kooperation über das Einzelkämpfertum, der Vernetzung über die Vereinzelung, der Resonanz und Angstfreiheit über engen Egoismus. Ein Sieg Davids gegen Goliath. Dazu kann auch Malcolm Gladwells wundervolles Buch *David und Goliath: Die Kunst, Übermächtige zu bezwingen* Erhellendes beitragen, erklärt es doch, warum die schwächeren, aber geschickteren bis heute meist gewinnen. Das ist kein Zufall, sondern hat System.

In Gruppen lebend und von ihnen abhängig, ist der Homo bono auf der Kehrseite, in seinem Schatten, aber auch gutgläubig und naiv, leicht führ- und verführbar und sogar zu Gräueltaten manipulierbar, wenn diese ihm als gut und für seine Gruppe wichtig angedient oder untergeschoben werden. Insofern die kindlichen Eigenschaften des Homo puppy heute weitgehend unterdrückt sind, kommen sie als Schatten zum Ausdruck. Der Homo bono verliert das Gute und die Güte und kann zum Bösewicht mutieren, in dem der Schatten die Macht übernimmt.

Mit seinem verspielten Wesen hat er auch eine Tendenz zu Spielsucht. Wie viele verspielen heute ihr Leben bei Computerspielen, werden geradezu spielsüchtig vor Automaten und in Spielhöllen. Es scheint fast nichts zu geben, was heute nicht zur Sucht werden kann, vom Spielen bis zum Sex, vom Geldverdienen übers Arbeiten bis zum Kaufrausch und zum Sammeln. Der fehlende Ernst kommt eher in Krisen zum Ausdruck, während wir große Chancen verspielen.

Aber überwiegend beeindrucken doch Homo bonos positive Seiten. Tatsächlich wissen wir aus Studien an letzten indigenen Völkern, dass sie nicht egoistisch danach strebten, sich einer über die anderen zu stellen. Im Gegenteil wussten sie – wie die letzten Indianer bis heute – vom großen Geist, einer alle und alles verbindenden Gottheit, die über allen stand, aber auch alle verband.

Und leiden nicht heute viele moderne Menschen an Einsamkeit und der modernen Unverbindlichkeit? Richard Dawkins, Erfinder der „egoistischen Gene", hat inzwischen seinen Irrtum von der generellen, ererbten Selbstsucht zurückgenommen, und Forscher finden überall das Gegenteil von der bösen Annahme vom bösen Menschen. Der Homo bono wird von der Forschung immer besser abgesichert. Jetzt gilt es, diese Erkenntnisse „nur noch" in unseren Alltag zu integrieren und dazu stehen zu lernen, dass wir *Im Grunde gut* sind und nur besser auf unseren Schatten der Gut-gläubigkeit, kindlichen Naivität und Verführbarkeit achten sollten.

Die Großmütter-Hypothese

Eine schon ältere Hypothese, die die Entdeckung des Homo puppy gut ergänzt, besagt, der entscheidende Schritt zum modernen Menschen ist (s)eine längere Kindheit. Beim Homo sapiens dauert sie fast doppelt so lang wie bei anderen prähistorischen Vorfahren. Der Homo erectus, ein viel früherer Vorfahre, war mit acht Jahren schon voll ausgewachsen, muss also mit etwa sechs Jahren pubertiert haben. Der Homo sapiens wird viel später als der Neandertaler und etwa der Schimpanse „flügge". Als Nesthocker hat er eine deutlich längere Kindheit und damit auch viel mehr Zeit, von Eltern, Verwandten und Stammesangehörigen zu lernen, aber auch mit anderen Kindern der eigenen Familie und Sippe zu spielen. Hier liegen die Wurzeln des Homo ludens, des spielenden und lernenden Menschen, und dabei dürfte sich die Fähigkeit zu Freundlichkeit und Zutraulichkeit immer weiterentwickelt haben. Unsere Vorfahren-Forscher, die Primatologen, fanden heraus, dass der Abstand zwischen zwei Geburten bei den ursprünglichsten Menschen durchschnittlich 5,5 Jahre betrug, weil sie auch rund 4,5 Jahre stillten. Homo-sapiens-Frauen stillten dagegen nur 2,5 Jahre, sodass die Kinder rascher aufeinanderfolgten, wodurch erst größere Familien entstanden, die sich sogar noch um Enkel kümmern konnten. Natürlich war mehr Nachwuchs auch ein großer Vorteil für den Erhalt der Sippe und der Art.

Die Großmutter-Hypothese der Anthropologin Kristen Hawkes[12] sieht in den Groß(en)Müttern den entscheidenden Vorteil unserer Art gegenüber anderen. Großmütter, die sich um ihre Enkel kümmerten, entlasteten die Mütter, ihre Töchter, und verhinderten so zugleich ihr eigenes vorzeitiges Altern, blieben sie doch wichtig und wurden gebraucht. So konnten Familien gedeihen und wir uns durch Lernen, Zutrauen und Freundlichkeit zum Homo bono entwickeln.

Diesbezüglich finden sich auch immer mehr wissenschaftliche Belege bis in moderne Zeiten. Eine Studie kommt zum Ergebnis, je näher Großeltern bei ihren Enkeln leben, desto mehr Kinder bekommen ihre Töchter. Das lässt sich bis in Zahlenspiele verfolgen. Pro 100 Kilometer Entfernung zwischen Mutter und Großmutter nimmt die Kinderhäufigkeit um 0,6 Kinder ab. Wo Großmütter zur Verfügung stehen, erreichen auch mehr Kinder das Alter von 15 Jahren. Das war schon bei unseren direkteren Vorfahren so. Wir wissen heute, dass mit der Familie lebende Großmütter die Kindersterblichkeit auch im 18. und 19. Jahrhundert bei uns reduzierten und die Ernährung der Familie verbesserten. Eine moderne Studie belegt für Finnland: Anwesende

Omas sorgen für aktivere und fittere Kinder in körperlicher und geistig-seelischer Hinsicht.[13]

Aber die Vorteile sind zusätzlich auch auf Seiten der Großelterngeneration. Sie bleiben durch das Versorgen von Kindern selbst fit, wohl weil die ihnen den besten natürlichen Lebenssinn schenkt, nämlich, gebraucht und wichtig zu sein. Aber auch die mittlere Generation der Eltern profitiert davon durch Entlastung und Unterstützung und kann so leichter und besser beisammenbleiben. Kinder lernen von Eltern und Groß(en)Eltern soziales Verhalten und vor allem, für andere da zu sein, was sie unter sich, durch die größere Kinderschar, auch gleich üben können. Wer so im Familienverbund aufwächst, nimmt diese Muster von Anfang an auf, saugt sie gleichsam mit der Muttermilch ein und wird sich später eigenen Kindern und Enkeln gegenüber entsprechend verhalten. Groß(e)Eltern können so zu (lebens-)entscheidenden Engeln der Enkel werden.

Ich durfte so eine große Mutter in meiner Oma Änne erleben. Sie nahm auch die folgenden zwei Enkel vom neuen Vater problemlos mit auf, und selbst unsere Freunde bekamen noch etwas von ihrer engelhaften Enkel-Liebe ab. Sie nahm eine entscheidende neue wissenschaftliche Erkenntnis lange voraus, wenn sie – mit zwei Renten im Hintergrund – sagte: „Wenn es nur um Geld geht, können wir das lösen." Die Wissenschaft belegt heute, Armut ist am besten mit bedingungslosem Geld zu lösen und in jeder Hinsicht günstiger als staatliche Fürsorge. Als ich viel später las, die Mütter der klassischen Indianer-Gesellschaft würden ab der Lebensmitte alle Kinder des Volkes als ihre Enkel (an-)erkennen und so zu Groß(en)Müttern, fiel mir unsere Oma Änne ein. So entsteht ganz ohne Vertrag und Staat ein natürlicher, weit verlässlicherer Generationenvertrag als unser modernes Renten- und Fürsorgesystem.

Sehr wahrscheinlich kam es auf diesem Weg zu unserer einzigartigen Langlebigkeit. Auch diese Hypothese ist inzwischen durch Studien belegt. Denn die sogenannten Releasing-Hormone des Hypothalamus, die andere Hormone unserer vielen Drüsen hervorlocken, bringen einerseits die Fortpflanzung in Gang, bremsen aber andererseits nachweislich das Altern.[14]

Je länger Kinder Kinder bleiben dürfen, desto länger müssen sich Erwachsene um sie kümmern und desto länger leben diese selbst. Wir sollten uns mehr kümmern, denn es tut uns in allen Lebensstadien gut und verhindert vorzeitiges Verkümmern.

Wissenschaftlich ist heute gut belegt, dass sowohl Enkel als auch Großeltern gesundheitlich von ihrem Kontakt profitieren. Generationenübergreifende Kommunikation ist für unsere Seele gesundheits- und sogar lebenswichtig. Familiäre Harmonie ist heilsam und schützt vor Depressionen, der neuen Volksseuche.

Aber wichtiger, weil wirksamer noch als wissenschaftliche Belege, ist die Erfahrung des immer noch spürbaren Musters. Der französische Film *Zusammen ist man weniger allein* zeigt es in berührenden Bildern. Die Großeltern können Enkel am besten bei ihren ersten Schritten und die Enkel die Großeltern bei ihren letzten unterstützen. Sie sind im Lebens-Mandala auf derselben Wegstrecke unterwegs, nur in umgekehrter Richtung, die Kinder auf dem Hin-, die Großeltern auf dem Rückweg, insofern sind sie sich näher als Eltern und Kinder auf ihren so unterschiedlichen Wegstrecken im Mandala des Lebens. Und Wissen, Weisheit und Würde des Alters sind keineswegs durch Google oder gar Wikipedia zu ersetzen, so wenig wie die Empathie versorgender und pflegender BetreuerInnen durch humanoide Roboter, wie in Japan und USA bereits in Betrieb.

Auch die Beziehung zwischen Eltern und Kindern profitiert von gemeinsamer Zeit und Sorge füreinander, die schöne Seite und ursprüngliche Idee der Fürsorge. Eine Studie der renommierten Harvard-Uni belegt, dass Jugendliche, die mit ihren Eltern gemeinsam essen, nicht nur ausgewogener versorgt sind, etwa weniger Zucker über Softdrinks zu sich nehmen, sondern auch deutlich seltener zu Übergewicht neigen. Allein zu essen fördert obendrein nachweislich Essstörungen. Kinder, die während des Essens nur in Gesellschaft ihres Smartphones sind, geraten häufiger in die Übergewichtsfalle.

Als ältester von vier Geschwistern, darunter zwei mehr als zehn Jahre jüngere Nachzügler, ging mir die dauernde Verpflichtung, den Babysitter zu geben, ziemlich auf die noch jungen Nerven. Ich hätte lieber eigene, andere Spiele gespielt als mit den dreien auf (m)einem Fahrrad durch den Wald zu strampeln. Aber heute weiß ich rückblickend, wie gut mir diese Art von Fürsorge getan und mich geprägt hat. Und fit wurde ich obendrein dabei und abwehrstark bei so viel Waldluft.

Sich um Kinder und Enkel zu kümmern und alle Kinder als Enkel zu begreifen, die der eigenen Familie, des eigenen Volkes und aller Völker, ist wahrscheinlich eines der großen Rezepte, um lange fit und glücklich zu leben. Kümmern gibt und macht Sinn und glücklich und verhindert frühzeitiges Altern.

Ein weiterer Vorteil wachsender Familien und ihres Zusammenhaltes war wohl die Entstehung von Sippen und letztlich Kulturen, die Lebensinhalte und Lebensanschauungen teilten. Der freundliche bis vertrauensselige Homo bono war prädestiniert, zu teilen und zusammenzuhalten und – in Resonanz – Kulturen zu schaffen als Gemeinschaften von Vertrauenden und Vertrauten, gegründet auf einen gemeinsamen Glauben, eine verbindende und verbindliche Idee oder sogar schon eine Philosophie.

Johannes Huber, der die Großmütter-Hypothese vertritt, verweist als Theologe hier auch auf das vierte Gebot: „Du sollst Vater und Mutter ehren, auf dass du lange lebest und es dir wohlergehe auf Erden." Wie heute die moderne Forschung bestätigt, nützt das Ehrenden und Verehrten gleichermaßen, also Kindern und (Groß-)Eltern, der ganzen Gemeinschaft und damit letztlich der Welt. Huber bringt das im Zusammenhang mit seinem Vorschlag, ein gutes Leben zu leben, um gesünder und älter zu werden. Diese Möglichkeit, als guter Mensch oder Homo bono durch vermehrte Gesundheit belohnt zu werden, belegt er mit vielen wissenschaftlichen Studien. Hier zeigt sich die Nähe dieser Theorie zu Bregmans Ergebnissen in Gestalt des Homo puppy. Beide Ansätze ergänzen sich wunderbar und sind wissenschaftlich vielfach untermauert. Zusammen können sie hoffentlich eine Umpolung in vieler Hinsicht bewirken. Der Homo bono bräuchte mit seiner grundsätzlichen Freund- und Friedlichkeit und seiner mitgebrachten Güte dringend einen Ausweg aus der wachsenden Beleidigungskultur der Moderne, die aus dem Internet überschwappt und ihm und seiner Art besonders zu schaffen macht. Die Großmütter-Hypothese könnte bezüglich der heute um sich greifenden Tendenz der Diskriminierung alter Menschen zu einem Umschwung beitragen. Diese ist bei uns viel häufiger als Sexismus und Rassismus, wie eine europäische Studie ergab. Wobei letztere unter Strafe gesetzlich verboten sind, während ausgerechnet den alten Menschen auch dieser gesetzliche Schutz fehlt.

Wie verlogen die Gesellschaft des Jugendkultes mit Alternden umgeht, zeigte die Pandemie-Politik besonders krass: Unter dem Vorwand sie zu schützen, wurden Alte komplett isoliert und alleingelassen, selbst beim Sterben. Dabei hätten sie sich mit in jedem Fall harmlosen und obendrein preisgünstigen Vitamin-D-Gaben – wissenschaftlich belegt – sehr leicht sehr viel besser schützen lassen.

Die Homo-bono-Erkenntnisse gelten selbstverständlich für beide Geschlechter. Was für die Großmütter über die gleichnamige Hypothese inzwischen wissenschaftlich untermauert ist, gilt wahrscheinlich sehr ähnlich für Großväter, nur hat sich um die – dem neuen Zeitgeist entsprechend – noch niemand wissenschaftlich gekümmert. Auch das ist ein neu entstehender Schatten: Was tun und wohin mit den alten Männern? Das Buch *Das Alter als Geschenk* bringt da einige Möglichkeiten, Vorschläge und Chancen ins Spiel des sich vollendenden Lebens.

Und übrigens war der Homo bono, der bis auf die letzten Minuten fast die ganze letzte Stunde des Evolutionsjahres belebte, selbstverständlich pflanzlich-vollwertig ernährt. Ohne Feuer, Werkzeuge und Waffen hätte das Wild schon von allein tot vor ihm zusammenbrechen müssen. Aber selbst dann hätte er ihm mit seinem zarten Gebiss höchstens die Augen auslutschen können. Pflanzlich war damals alternativlos, vollwertig selbstverständlich. Seuchen im Sinn moderner Pandemien waren damit nicht sein Thema. Die haben wir uns, wie sich zeigen wird, erst durch Lebensstil-Veränderungen später ermöglicht.

Sobald die Fortpflanzung abgeschlossen war, begann ursprünglich das Alter(n)[15] und damit der Verfall der Kräfte auf körperlicher wie geistig-seelischer Ebene. Erst die Entwicklung von Resonanz über Zutraulichkeit und Freundlichkeit in Familien-Gesellschaften führte zum Homo bono, der älter wurde und als Homo sapiens sogar weise werden könnte. C. G. Jungs Erkenntnis, die erste Lebenshälfte diene der Natur, die zweite der Kultur, ist ein entwicklungsgeschichtlich neues Phänomen. Es setzt den Homo bono voraus, um dann weiter zum Homo sapiens und letztlich sogar bis zum Homo illuminus, dem erleuchteten, befreiten Menschen, aufzusteigen.

Wie der abgestürzte Lieblingsengel des Herrn, der Lichtmacher Luzi-fer, auch den Absturz vor dem Wiederaufstieg brauchte, um in die göttliche Einheit einzugehen, mag auch unser zwischenzeitlicher Absturz zum Homo aggressus eine notwendige Entwicklungsstufe gewesen sein, die wir nun aber allmählich überwinden könnten.

DER MYTHOS DER EVOLUTION

AYLA UND DIE „FLACHSCHÄDEL"

Den überzeugenden wissenschaftlichen Bemühungen von Huber und Bregman um unseren guten Kern und ein gesundes Leben kommt auch der Mythos aus der Seelen-Bilder-Welt entgegen. Er bestätigt das sich wissenschaftlich herausschälende neue, positive Menschen- und Weltbild, das uns in eine gute Zukunft begleiten kann.

Die Bedeutung der Mythen war uns schon am Beispiel des Nibelungenliedes aufgegangen. Wichtig ist zu erkennen, dass es bei Mythen um wirksame zeitlose Muster geht und keinesfalls um historische Wahrheit.

Die erfundene und wissenschaftlich widerlegte falsche Geschichte „Herr der Fliegen" hat weltweit Bedeutung erlangt, die historische, wahre, der Jungs von Ata dagegen nie. Aber wir haben heute die Wahl, sie zu übernehmen und den Mythos und damit auch die Geschichte unserer Zukunft zu wandeln.

Der Mythos der Schweiz vom wackeren Wilhelm Tell stammt vom deutschen Dichter und Arzt Friedrich Schiller und ist wirklich sehr passend für die Schweiz, aber historisch nicht so wirklich wahr. Die Habsburg steht bis heute in der Schweiz und die Schweizer Habsburger haben sich – mit viel Erfolg – Österreichs angenommen – böse Zungen würden sagen, es sich unter den Nagel gerissen. Als die Schweiz einmal ohne Regierung dastand, lud man die eigenen Habsburger ein, die Schweiz mit zu verwalten. Vogt Gessler, der Gegenspieler von Tell, war also wohl ein Böser, aber kein Besatzer.

Aber die Geschichte von Wilhelm Tell, der zum Prototypen des Schweizers und ihrem Nationalhelden wurde, ist längst und vielfach wahr (geworden). Tell war sich seiner Sache und seiner Fähigkeiten sehr sicher und traute sich zu, seinem Sohn den Apfel mit der Armbrust vom Kopf zu schießen. Aber wenn die Obrigkeit es zu weit treiben sollte, würde er sich ziemlich rabiat zur Wehr setzen, und hielt daher den zweiten Pfeil für den Vogt bereit, falls er doch seinen Sohn verletzen sollte.

Als etwa alle Schweizer Parteien bis auf eine in den EWR (Europäischer Wirtschaftsraum), aber die Schweizer Tells lieber für sich bleiben wollten, zogen sie das gegen „die da oben" durch. Und wenn sie die Naturheilkunde von den Kassen bezahlt sehen wollen, dann setzen sie das durch. Die Schweizer Politiker haben ihre Tells schon verstanden und sich relativ zurückgehalten, etwaige Potentaten-Gene auszuleben. Im Ausland kennt man kaum ihre jeweiligen Regierungschefs. Die halten sich ego-mäßig traditionell zurück – was mit diesem Mythos im geistigen Gepäck leichter fallen dürfte. Mit Wilhelm Tell ist einfach nicht zu spaßen, wobei schon sein Vorname ihn als nicht gerade so schweizerisch ausweist.

Mythen zu wandeln und neue Muster zu verwirklichen ist anspruchsvoll, aber möglich! Die Italiener sind heute im Gegenpol zum alten Rom und müssen die Welt nicht mehr erobern. Jedenfalls nicht militärisch, sondern höchstens mit Pizza und Pavarotti. Allerdings haben sie sich *La dolce vita* – das süße Leben – aus Roms Schlussphase bewahrt, was zeigt, wie zäh manche Mythen sind. Sogar der Ausdruck wird in andere Sprachen einfach übernommen neben dem französischen „Savoir vivre". Will ein US-Regisseur gutes Essen, hingebungsvolles Beten und erfüllte Liebe inszenieren – wie etwa für den Film *Eat Pray Love* – wird das gute Essen in Italien gedreht.

Vor 40 Jahren fiel mir ein Evolutions-Roman in die Hände, der die wissenschaftlichen Erkenntnisse von Bregman und Huber schon vorausnahm und zum Welterfolg wurde. Er faszinierte und inspirierte mich, passte er doch so viel besser zu meinen eingangs geschilderten Erfahrungen und meinem Gefühl. Er eignet sich ideal als neuer Evolutions-Mythos für unsere neue Welt und ihre Menschen, malt er doch ihr Bild in poetischen Farben in die Steinzeit. Woher die Autorin, Jean Auel, ihre Inspiration bekam ist unklar. Ob sie es geträumt oder phantasiert oder mit Hilfe bewusstseinserweiternder Drogen empfing, ist gleichgültig gegenüber der mythischen Wirklichkeit, die sie abbildet und die so sehr den Erkenntnissen aus wissenschaftlicher Richtung entspricht.

Ayla und der Clan des Bären erzählt vom Zusammentreffen der beiden Menschenarten, der Neandertaler oder Flachschädel und der Anderen. So nennt Auel unseren Vorfahren, den Homo sapiens oder Cromagnonmenschen nach der französischen Höhle mit ihren prähistorischen Malereien. Ich verschlang das Buch und wartete schon jeweils sehnsüchtig auf weitere Bände der

Reihe *Die Kinder der Erde*. Deren Erfolg – die Bücher wurden in 29 Sprachen übersetzt und in über 34 Millionen Exemplaren verbreitet – zeigte, wie sehr die Autorin ein archetypisches Thema berührt. Sie beschreibt ein relativ friedliches Zusammenleben der beiden Menschenarten im eiszeitlichen Europa und in einer spärlich von Menschen bevölkerten Welt. Unübersehbar allerdings liegt ein großer Vorteil auf Seiten der Cromagnonmenschen, Aylas und unserer Art, die mehr auf Kooperation und Voneinander-Lernen, denn auf Ausgrenzung, Misstrauen und Vergewaltigen setzten.

Ayla überlebt als Einzige ihrer Sippe ein schweres Erdbeben und landet als verwaistes Kind beim Bären-Clan, einer Gruppe der Flachschädel. Iza, deren Medizinfrau und ihr Bruder Creb, „Schamane" oder „Mog-ur", nehmen sie an ihrem Herdfeuer auf und behandeln sie wie ihre Tochter. Auch als sie erschreckt miterleben, wie groß, schwach und hässlich dünn – aus ihrer Sicht – Ayla sich entwickelt, stehen sie tapfer zu ihr und weihen sie in ihre Heilkunst und Rituale ein, um sie vor den Nachstellungen der Sippe zu schützen. Doch im Clan bleibt das Misstrauen gegenüber dem fremdartigen Mädchen. Ziehmutter Iza muss alles aufbieten, um Aylas Vertreibung zu verhindern, ihre Vergewaltigung durch einen besonders groben Flachschädel kann sie nicht verhindern, da sie zum Üblichen gehört. Ayla muss schnell lernen, ihre Rolle zu finden, sich anzupassen und zu unterwerfen, um zu überleben, was ihre freundlich offene Art ermöglicht.

Auch wenn sie sich anpasst, letztlich bleibt sie anders, neugieriger, experimentierfreudiger, verspielter und weniger fest in Traditionen gefangen. Obwohl es Frauen streng verboten ist, bringt sie sich die Jagd mit der Steinschleuder bei. Das führt zu Schikanen bis hin zur Verbannung, schließlich aber doch zur Anerkennung als „die Frau, die jagt" zum Vorteil der Sippe.

Vom Clan-Macho vergewaltigt, gebiert sie ein Kind „gemischter Geister", das im Bären-Clan – weil es so ganz anders ist – als krank, hässlich und missgebildet verachtet wird. Ayla aber erkennt in ihrem Sohn Durc beider Eltern Anteile und erste Aspekte von Vererbung. Sie ist auf ihre zugewandte, offene, neugierige und kooperative Art Gegenpol zu den groben Clan-Leuten. Schließlich wird sie doch vertrieben, muss ihren Sohn zurücklassen und sich allein auf den Weg zu ihresgleichen wagen.

Auf der Suche landet sie – im zweiten Band – im Tal der Pferde, wo sie uns zu Zeugen der Haustier-Werdung macht, als sie das Fohlen einer von ihr erlegten Stute aufnimmt und großzieht wie später auch ein junges Höhlenlöwenbaby. Aylas Zugewandtheit und Freundlichkeit erleichtert es ihr, sich zu beider Ziehmutter zu entwickeln. Die Tiere durchleben an ihrer Seite die gerade wissenschaftlich geschilderte Umschulung vom wilden Naturwesen zum zahmen Haustier in einer Generation, statt über viele Generationen wie Belajews Silberfüchse. Beide Wege, der genetische wie der epigenetische, sind möglich und wirksam. In der Evolution ergänzten sie sich gewiss.

Als ihr groß, aber eben nicht sehr erwachsen gewordener Löwe „Baby" beim Spielen einen Mann von Aylas eigener Art namens Jondalar schwer verletzt, pflegt sie diesen mittels ihres Kräuterwissens gesund. Dabei verlieben sich beide und überwinden anfängliche Verständigungsprobleme. Um einander wirklich zu finden, müssen beide viel lernen und die Abgründe zwischen ihrer verschiedenen Sozialisation überbrücken. Ayla mit ihrem freundlich-weiblichen Wesen und ihrer bewegten Geschichte bei den Flachschädeln fällt das ungleich leichter. Jondalar hat schon Probleme, in den Flachschädeln mehr als Tiere zu sehen.

Auf einer Reise durch die Steppen der europäischen Eiszeit landen sie – im vierten Band – bei den *Mammutjägern*, wo sie eine fast modern komplizierte Liebes- und Eifersuchtsgeschichte durchleben auf dem Hintergrund der dort üblichen freien Sinnlichkeit und Sexualität. Sie schaffen gerade noch ein hollywoodeskes Happy End. Die beweglichere Ayla kriegt unmittelbar vor ihrer geplanten Heirat mit dem Künstler Ranec noch die Kurve und folgt dem flüchtenden Jondalar, ihrer großen Liebe. Dieser aus Filmen wie *Reifeprüfung* und *Die Braut, die sich nicht traut* bekannte Absprung im letzten Moment bringt beide einander näher denn je und sie setzen ihre gemeinsame Entwicklungsreise in weiteren Bänden fort.

Diese schildern, wie bereitwillig sich das Paar anderen Gruppen anschließt und offen aufgenommen wird. Auch hier zeigt sich, wie die Art unserer Vorfahren, das Modell Homo bono, offensichtlich zugewandter, hilfsbereiter und kooperativer als die der Flachschädel ist, die auf grobe Kraft, Vergewaltigen, Verstoßen, Ausgrenzen und -schließen setzten.

Schließlich lassen uns die Hauptdarsteller auf über tausend Seiten miterleben, wie viel Resonanz in Gestalt von Gleichberechtigung und Verständnis sich unter ihren Leuten entwickelte, die wirklich ein gutes Modell des Homo bono, wenn auch noch nicht des sapiens abgeben, während die Flachschädel ein von Macht und Gewalt bestimmtes Patriarchat leben. Wie der erste Band zeigt, hatten Frauen dort zu gehorchen und sich auszuliefern und wurden anderenfalls wie Ayla auch gegen ihren Willen genommen.

Der letzte Band zeigt die Nähe unserer Ahnen zum weiblichen Pol und Matriarchat, das wohl die ganze Zeit unserer Sammler-Vorfahren bestimmte, wie die Funde von Darstellungen der großen Muttergöttin nahelegen.

MYTHISCHE HINWEISE UND DEUTUNGEN

Typischerweise läuft Aylas Integration in den misstrauisch-verschlossenen, von Männern dominierten Bären-Clan über das weiblich-mütterliche Prinzip und ihre Ziehmutter, die ihr (Über-)Leben sichert. Ayla schafft es mit ihren Fähigkeiten der neuen Menschenart, sogar den Bären-Clan durch das Prinzip Offenheit und Zuwendung ein wenig voranzubringen.

Der Mythos zeigt hier das natürliche Muster, den Kompromiss der Evolution, denn es gibt zwar wenige, aber doch immer noch Neandertaler-Typen unter uns, sowohl vom Aussehen als auch vom Verhalten her. Und letztlich ist es für das Ergebnis unserer Rückfälle gleichgültig, ob es versprengte Gene aus dem „Neandertal" oder die epigenetische Wirkung einer späteren Umorientierung und Herausbildung alter Verhaltensmuster ist, die diese

Gene wieder anschaltete und die des auf Freundlichkeit gepolten Homo bono im Gegenzug abschaltete.

Leider finden wir aus der Geschichte kaum Portraits einfacher Leute, nur viele von Herrschaften. Diese vermitteln wirklich wenig Kindliches, Spielerisches und Freundliches. Aus kostbaren Rahmen zahlloser Ölbilder aus der *fürstlichen* Vergangenheit blicken uns wenig sympathische Gestalten entgegen. Sie enthüllen auch vergleichsweise wenig schöne oder gar hübsche Züge, und die Geschichte berichtet uns auch nicht viel von anheimelnder Freundlichkeit und berührender Nächstenliebe.

Ganz anders bei den ebenso vielen Bildern und Statuen von Jesus Christus oder dem historischen Gautama Buddha. Während Jesu Gesicht meist von Schmerz gezeichnet ist und das des Buddha oft ein sanftes Lächeln prägt, drücken beide berührende Bewusstheit, Achtsamkeit, Freundlichkeit und (Menschen-)Liebe aus. Es scheint, als würden bei geistigen Führern die alten Muster durchscheinen und Künstler sie etwa auch bei Heiligen wie Hildegard von Bingen, Theresa von Avila, San Antonio oder Franz von Assisi entsprechend darstellen.

Jean Auels Mythos der Entwicklungsgeschichte enthüllt uns eine positive, optimistische Darstellung der Potentialentfaltung unserer Menschenart durch Kooperation und Verbundenheit anstelle von Ausgrenzung und Feindschaft. So ergänzt sie gut Bregmans wissenschaftlich untermauerte Darstellung des positiv-optimistischen (Menschen-)Bildes, seines Homo puppy. Auch Hubers Bild von den sich in Resonanz entwickelnden Familien findet hier Bestätigung.

Die Geschichte der Erden-Kinder hat in mir und Millionen anderen LeserInnen seinerzeit Sehnsucht ausgelöst und die Frage, wie etwas, das so gut begann, so entgleisen konnte? Und da im Anfang alles liegt und jedem Anfang der von Hesse besungene Zauber innewohnt, nähren beide Ansätze, der wissenschaftliche und der mythische, Hoffnung, bei einem so guten Beginn noch *die Kurve zu kriegen* und ein gutes Ende zu finden.

Das tief in uns allen liegende Bedürfnis nach glücklichem Ausgang mag hollywoodesk anmuten, ist aber mehr. Oscar Wilde hat diese Sehnsucht schon lange vor Hollywood formuliert: „Am Ende wird alles gut, oder es ist noch nicht zu Ende." Der so bezaubernd inkompetente indische Hotelmanager im Film *Best Exotic Marigold Hotel* zitiert ihn am Schluss passend zu seiner Kultur.

EIN NEUES BILD VOM MENSCHEN UND SEINER EVOLUTION

Nicht nur unser Menschenbild wandelt sich, auch die Entwicklungsgeschichte ist zu überdenken. Historiker, die sich zunehmend zu Vordenkern entwickeln, wie Yuval Noah Harari, geben dazu Anlass. Im Bestseller *Eine kurze Geschichte der Menschheit* schreibt er: „Lange wollte uns die Wissenschaft den Übergang zur Landwirtschaft als großen Sprung für die Menschheit verkaufen und erzählte uns eine Geschichte von Fortschritt und Intelligenz. Das jedoch ist ein Ammenmärchen." Nach ihm brachte die Landwirtschaft unseren kindlichen Ahnen kein besseres Leben, sondern Krankheiten bis hin zu Seuchen, Mangelernährung und viel mehr Arbeit. Er sieht – wie Bregman – das Leben unserer Vorfahren als Sammler und schließlich Jäger viel positiver als bisher angenommen und stellt die Vorstellung von stetigem Fortschritt infrage.

Der US-Ethnologe James Suzman beobachtet vor allem, dass die Arbeit im Lauf der Geschichte unglaublich und unmenschlich zunimmt. Dadurch gelang es den Vorfahren zwar, sogar Nahrungsüberschüsse zu erwirtschaften, aber um welchen Preis? Jedenfalls habe sich dadurch nicht die Ernährung verbessert. Auch Harari betont, dass Berge von Weizen die vergleichsweise abwechslungsreiche Ernährung der Sammler und Jäger nicht ersetzen konnten und glaubt, wie Rousseau und Bregman, Sesshaftigkeit habe erst die Voraussetzungen für Zivilisationskrankheiten und Epidemien geschaffen. Nach Harari sei der Homo sapiens körperlich gar nicht für die Knochenarbeit und Plackerei schwerer landwirtschaftlicher Arbeit geeignet. Die Industrialisierung hat diese Plackerei zwar durch massiven Maschineneinsatz verringert, aber auch da – um welchen Preis? Verdichtete und vergiftete Böden, Auspressung der Humusschichten, Verlust von Mineralien in der Nahrung.

Die Bevölkerung wuchs trotzdem rasant, aber unter welchen Bedingungen? Die Nähe zwischen Menschen und ihren Nutztieren brachte bis dahin unbekannte Krankheiten mit sich. Sie hielt bis in die Neuzeit an. Auf dieser Basis erst konnten vom Tier Krankheitserreger auf die Menschen überspringen, wofür es inzwischen viele wissenschaftliche Belege gibt.

Argumente, dass das Leben der Sammler und Jäger viel besser war als heute vielfach angenommen, sammelt James Suzman in *Sie nannten es Arbeit*[16]. Er stützt seine Erkenntnisse nicht nur auf Forschungen, sondern auch auf eigene Erfahrungen aus einem Vierteljahrhundert Zusammenleben mit einem indigenen Volk im südlichen Afrika.

Vor allem sei unseren früheren Vorfahren unsere heutige Schufterei fremd gewesen, sie seien mit viel weniger, viel freierer Arbeit ausgekommen und hätten keinen Mangel gelitten: „Es stimmt nicht, dass Jäger und Sammler ständig am Rand des Verhungerns lebten.", und: „Während der längsten Zeit der Menschheitsgeschichte gab es die Idee des Mangels nicht.", schreibt er und vermutet, die Vorfahren hätten damals so gelebt, wie es heute gestresste und von Burnout geplagte Menschen der Moderne in Achtsamkeitsseminaren lernen: im Hier und Jetzt des Augenblicks.

Auch die Ernährung sieht er positiv: hätten sie doch Hunderte essbare Pflanzen und Früchte gekannt und seien weitergezogen, wenn eine Region nicht mehr genug Nahrung bieten konnte, während Bauern auch nach Missernten und Dürrejahren auf ihren Feldern und bei ihren Tieren ausgeharrt hätten. Insofern geht er davon aus, dass die frühen Sammler und Jäger länger und gesünder lebten als spätere Bauern und vor allem deutlich weniger arbeiteten als folgende sesshafte Generationen.

Der Übergang von Nomaden zu Bauern brachte so nicht nur mehr Arbeit und schlechtere, weil einseitigere Ernährung mit sich, sondern Krankheiten und um Besitz geführte, bewaffnete Konflikte, die Lebensqualität und -jahre kosteten.

Unterstützt wird dieses neue Bild der Entwicklungsgeschichte auch vom US-Politologen James Scott von der Yale University im Buch *Die Mühlen der Zivilisation*, wo er zu dem Schluss kommt, wir wären besser Jäger und Sammler geblieben, und Besitz sei für die wandernden Vorfahren nur hinderlich gewesen. Diese hätten den wenigen Besitz geteilt und scheinen ohne Hierarchien gelebt zu haben. Ihre Grabstätten böten jedenfalls keine Belege für Herrscherdynastien. Den Ursprung der heute so weltweit verbreiteten Gier ortet Scott in den aufkommenden Städten. Erst der ungleich verteilte Wohlstand habe Neid und die Angst vor Knappheit hervorgerufen. Inzwischen wird Knappheit sogar künstlich erzeugt, um die Gier weiter anzustacheln.

Unter dem Strich entdecken all diese Forscher ein sehr ähnliches, neues Bild unserer Vorfahren. Danach lebten sie in Einklang mit Mutter Natur und von ihr, und ohne Kriege und Krankheiten ging es ihnen wahrscheinlich sehr viel besser als die Wissenschaft bisher vermutete und tatsächlich auch als uns – etwa in Bezug auf die geforderte Arbeitsleistung.

Yuval Noah Harari kommt in seiner Zusammenfassung Jean-Jacques Rousseau sehr nahe, wenn er sagt: „Die landwirtschaftliche Revolution war der größte Betrug der Geschichte."

Bei aller Begeisterung für diese wissenschaftliche Unterstützung des neuen Welt- und Menschenbildes bleibt anzumerken, dass alle erwähnten Wissenschaftler immer die Jäger im Vordergrund sehen. Wird heute von „Jägern und Sammlern" gesprochen, wird übersehen, dass die Sammler zuerst da waren und insgesamt viel, viel länger, wie uns die Zeitanalogie offenbart, die unsere ganze Entwicklungsgeschichte auf ein Jahr zusammenschrumpft.

Ganz offensichtlich entstanden viele der heutigen Probleme mit der Sesshaftigkeit und dem Übergang zur Landwirtschaft: Kriege, Seuchen und Fehlernährung. Letztere zeigt sich darin, dass auch rund 12 000 Jahre nach Beginn der Milchwirtschaft gut 50 Prozent der Weltbevölkerung den Milchzucker Laktose, mangels des Enzyms Laktase, noch nicht verdauen können. Noch mehr Menschen haben Schwierigkeiten, die Keimhemmer und Fraßschutzgifte modernen Getreides zu verstoffwechseln wie Gluten und andere Lektine.

Übersehen wird zu leicht, dass der noch davor liegende Übergang von den Sammlern zu den Jägern unseren kindlichen Ahnen mit dem Verzehr von Fleisch bereits die Weichen in eine gefährliche Richtung verstellt hat. Er markiert wohl nicht nur den Übergang vom Matriarchat zum Patriarchat, sondern gibt auch den Startschuss für die weitere Fehlernährung, die sich in der Moderne immer weiter auswirkt. Das heutige Fleisch ist noch unvergleichlich gefährlicher geworden durch die entsetzlichen Bedingungen in den Massentierzuchthäusern und das lange Anstehen der Tiere in den Großschlachthöfen bis zur Schlachtung. Mit den Hormonen und Neurotransmittern der Todesangst und Panik angereichert, die über das Blut der gequälten Kreaturen in ihr Fleisch übergehen, verschärft es unsere Gesundheitsprobleme weiter. Rinder bekommen anstelle ihrer angestammten Nahrung Gras und Heu sogenanntes Kraftfutter, was das Verhältnis von Omega-3- zu Omega-6-Säuren im Fleisch wie in der Milch der Tiere katastrophal verschiebt und zur Basis von zunehmenden chronischen Entzündungen bei den Konsumenten wird, heute *silent inflammation* genannt.

Wir können im 21. Jahrhundert – mit aktuell fast 8 Milliarden Menschen – selbstverständlich nicht zurück zum Wanderleben und wollen auch die Errungenschaften der Zivilisation und Kultur, die unbezweifelbar in den Städten entstand, gar nicht mehr missen, sind doch daraus auch erst die Voraussetzungen für Selbstverwirklichung im Sinne von Individuation entstanden. Aber wir können wieder mehr wandern und vor allem: Wir können zurück zur Ernährung der Sammler, pflanzlich-vollwertiger Kost, die uns den Hunger auf Erden vollends ersparen würde wie auch Seuchen und Pandemien.

CHANCE UND SCHATTEN DES HOMO BONO UND DES (VER-)KÜMMERNS

Was hindert uns heute (noch), den guten Menschen, Homo bono, zu leben, der in uns angelegt ist? Er ist das bewährte Modell der Evolution für die Familie und hat uns so erfolgreich durch die Entwicklungsgeschichte gebracht. Für den modernen Single-Weg gibt es nur minimale Vorbilder wie die Eremiten auf spirituellem Weg. Auch für diese Lebensweise gibt es natürlich Argumente wie ich sie in *Glücklich mit mir selbst* zusammengetragen habe. Sie setzen auf Befreiung und Erlösung oder mit den Worten C. G. Jungs auf Individuation.

Um durch unsere heutige, sich durch die Pandemie so deutlich abzeichnende Groß-Krise zu kommen, brauchen wir beides, die Rückbesinnung auf das Miteinander, die uns der Homo bono bringen kann, und die Selbstverwirklichung der Individuation. Beides schließt sich keineswegs aus, sondern passt wundervoll zusammen und in unsere jetzige Zeit.

Das winzige Himalaya-Königreich Bhutan, das ich vor Jahrzehnten besuchte, hat diesen Kompromiss auf seine Art verwirklicht. Wir dürfen und müssen unsere finden. Dort hat ein weiser König damals – und sein Sohn setzt sein Werk heute fort – für eine Verfassung gesorgt, in der das Glück der Selbstverwirklichung an erster Stelle steht. Das spiegelt(e) sich in der laut Bruttosozialprodukt ärmsten Gesellschaft der Welt, die aber keine Not und keine Bettler kannte. Spirituell geborgen im Vajrajana-Buddhismus, lebte damals ein Drittel der Bevölkerung im Kloster, Zhong genannt, und zwei Drittel versorgten diese als Bauern mit. Die kleine Regierung mit wenigen im Westen geschulten Beamten verwaltete ein glückliches Land aus dem größten Zhong.

In den USA findet sich ebenfalls „The pursuit of happiness", das Verfolgen von Glück, ganz oben in der Verfassung, aber die Mehrheit der US-Amerikaner bezieht das auf materielle Verwirklichung. Das Ergebnis ist jenes Land, das mehr andere Länder bombardiert hat als jedes andere, in mehr fremde Länder einmarschiert ist und – wie gesehen – mehr eigene Bürger einsperrt und hinrichtet als jede andere Industrienation. Warum nehmen wir – um Gottes Willen – dieses schlechte Beispiel als Vorbild und nicht das wirklich glückliche Bhutan? Es hat möglicherweise mit unserer beziehungsweise der leichten (Ver-)Führbarkeit des Homo bono zu tun, wir folgen zu leicht, statt Folgen und Konsequenzen zu bedenken.

Die schlechte Alternative zur Rückkehr zum Guten in uns, zu unseren *Heilsamen Tugenden*, und damit der größte Schatten, ist heute das Verkümmern im ungenutzten Reichtum, wie es die USA vormachen. Der bedroht uns mehr, als er es schafft, unser Alter(n) zu sichern. Er fördert eher vorzeitiges Altern und führt als angebliche *Vorsorge* zu vorzeitigen Sorgen nach dem Motto: Wie das angehäufte Geld über die Zeit retten? Das ist die Frage, die heute viele finanziell reiche, aber seelisch arme Menschen richtiggehend quält. Und es wohin retten? Als Erbschaft zu den eigenen Kindern? Aber die werden oft gar nicht mehr geboren. Wo doch, würde eine sehr große Erbschaft nur ihre Zukunft verstellen und belasten und ihr eigenes Engagement und kreatives Leben behindern.

Verwandtschaftliche Beziehungen sind und bleiben immer noch die beste Altersvorsorge, zum Beispiel, weil sie Alterseinsamkeit und Depressionen verhindern. Die Schattenfalle ist hier, Kinder als finanzielle Altersvorsorge zu betrachten. Das führt in den ärmsten Ländern weiterhin zu Überbevölkerung und funktioniert in der modernen Welt kaum noch.

Aber in Familien und Gemeinschaften füreinander zu sorgen und sich zu kümmern, befreit von Sorgen, Kummer und Kümmernissen und schlussendlichem Verkümmern.

Das ist die frühe Struktur und im Anfang liegt alles. Sie hat uns so viel weitergebracht. Wir sind davon abgekommen und stehen jetzt an einem Scheideweg. Eine Rückkehr im Sinne der Wiederentdeckung der Gemeinschaft und einer gesunden Regression zu Regeneration und Erholung, um auf dem neuen alten Weg in eine bessere, ja, gute Welt als guter Mensch durchzustarten, erscheint als Gebot der Stunde und Lösung der Weltkrise. Wilhelm von Humboldt fasst es wundervoll zusammen, wenn er sagt: „Im Grunde sind es immer die Verbindungen mit Menschen, die dem Leben seinen Wert geben." Die österreichische Literatin Marie von Ebner-Eschenbach sagte: „Nichts bist du, nichts ohne die anderen. Der verbissenste Misanthrop braucht die Menschen doch, wenn auch nur, um sie zu verachten."

Sich häufende Katastrophen verlangen obendrein, sich der zweiten Bedeutung dieses alten Wortes zu erinnern: Umkehrpunkt. Auch hier haben wir nur die negative Bedeutung behalten. Jetzt ist es höchste Zeit, die positive wiederzuentdecken und umzukehren. Dann sind wir doch noch zu retten.

Diese früh- und rechtzeitige Sorge ist durch kein Sozialsystem und keine staatliche Fürsorge zu ersetzen. Schon das Wort Fürsorge von Seiten des Staates löst inzwischen ungute Assoziationen aus, obwohl füreinander sorgen wundervolle Empfindungen und Gefühle hervorbringt. Der Staat ist da in Gestalt seiner Politiker – vielleicht sogar bei guter Absicht – Opfer der Polarität geworden. Kümmern sich (linke) Politiker bevorzugt um die Schwachen, nehmen diese zu. Wo (rechte) Politik die Starken (Unternehmer) fördert, gibt es bald viele Starke auf Kosten der Schwachen. Ein wunderbarer, mittlerweile wissenschaftlich abgesicherter Kompromiss ist, den Schwachen mit bedingungslosem Geld die Möglichkeit zu geben, aus eigener Kraft Stärke zu entwickeln. Eigenverantwortung ist so viel besser als institutionelle Fürsorge. Entwicklungshilfe hilft nur dort, wo sie Hilfe zu eigenverantwortlicher Selbsthilfe ist.

DIE ORGANISATION UNSERES NIEDERGANGS

Warum die Politik sich bei der Familienförderung im Wege steht

Fast jede Regierung hat auch eine Ministerin für das Thema Familie und soziale Angelegenheiten. Sie wird immer vor Wahlen ausgepackt und hofiert, denn für dieses Thema gibt es viele WählerInnen. Aber anschließend verschwindet sie wieder in der Versenkung. Selbst bescheidene Geldforderungen ihrerseits werden meist bedauernd abgeblockt. Ein paar Millionen für Kindergartenplätze, wer wäre da schon dagegen? Aber es ist einfach nicht genug Geld (dafür) da. Erst sind die Spielschulden der Bank(st)er in Milliardenhöhe zu bezahlen und Dutzende von Milliarden zur Unterstützung der notleidenden Pharmaindustrie für die Herstellung von Impfstoffen und schließlich – nicht zu vergessen – verschlingen Rüstungsetat und Sanierung ganzer Länder wie Griechenland Hunderte von Milliarden.

Lobbyisten „überzeugen" Minister, dafür zu sorgen – nicht im Sinne von Fürsorge, sondern eher von Subventionen und Haftungsübernahmen – dass diese Gelder reichlich fließen. Familien haben keine Lobbyisten, Kranke auch nicht. Deshalb sorgt ein Gesundheitsminister für Masern-Zwangsimpfungen, die vor allem der Impfindustrie helfen, oder versuchte, alle Deutsche per Gesetz zu Organspendern zu machen. Gegen die 25 000 bis 30 000 Toten durch resistente Keime aus den Brutstätten der Massentierzuchthäuser tut er aber nichts, obwohl es so leicht wäre. Hat es damit zu tun, dass die Sponsoren der Pharmaindustrie daran verdienen?

Die moderne Politik steht sich aber auch grundsätzlich bei der Familienförderung im Weg und ist kein Verbündeter bei einer Rückbesinnung auf die Anfänge. Schon wer heute nur dafür eintritt, Müttern – nach altbewährtem Vorbild – wieder länger Zeit für ihre Kinder einzuräumen oder gar sagt, Mütter gehörten zu den Kindern, muss in Deutschland die Nazi-Keule fürchten. Der moderne Vater Staat – ob kapitalistisch oder kommunistisch – hat heute den Anspruch, Kinder rasch weg von der Familie unter seine Fittiche zu bekommen, auch wenn es den Kindern, Eltern und Großeltern noch so schadet, wie wissenschaftlich längst belegt ist. Geht es darum, Kinder von Anfang an entsprechend zu prägen und zu „briefen"? Nach dem bekannten Motto, das schon Grundschulen bestimmt: Schlaf nicht! Spiel nicht (verrückt)! Träum nicht! Phantasier nicht! Schweif nicht ab! Konzentrier dich! – Mit dem mir von vielen Firmentrainings bekannten Ergebnis: All das klappt vorzüglich bis auf den letzten Punkt. Manager bis zu den Chef-Exekutions-Offizieren (Kürzel: CEO) können oft weder gut schlafen noch spielen, weder träumen, noch phantasieren oder gar kreativ abschweifen, sie spielen nicht mehr und schon gar nicht verrückt. Nur mit der Konzentration hapert es. Immer wieder staunte ich als Zen-Schüler über die minimale Konzentrationsfähigkeit selbst bei Spitzenmanagern.

Die Pandemie-Politik passt da perfekt ins Muster. Sie war ein Rundumschlag nicht nur gegen die Alten und den Mittelstand, sondern auch gegen Familien und speziell Kinder. Mit Homeoffice und -schooling wurde – ohne Not aus ärztlicher Sicht – in vielen Familien ein seelisches Desaster angerichtet und seelischer Schaden bei Kindern, der erst in den kommenden Jahren deutlich werden wird, genau wie der finanzielle, den diese Obrigkeiten – ohne mit der Wimper zu zucken – verursachen und kommenden Generationen, also wieder den Kindern, auflasten.

Europa als Altersheim

Tatsächlich schadet diese (Schul-)Politik nicht nur Kindern und ihren Eltern, sondern besonders den Großeltern, die obendrein in aller Regel meilenweit von ihren Familien entfernt, als Omas und Opas, gar nicht mehr ihren Sinn als Groß(e)Eltern finden. Miteinander spielen und aufwachsen ist nicht mehr drin.

Auch hier macht die Pandemie ehrlich und könnte uns aufwecken. Der Trend, alten Angehörigen mit den Kindern den Lebenssinn zu entziehen und damit genau jede Tendenz zu boykottieren, die uns den Wettlauf der Evolution gewinnen ließ, ist schon viel älter, wird jetzt aber besonders krass deutlich.

Dabei sind Europa und die sogenannte zivilisierte Welt *auf dem besten Weg* in ein großes Altersheim, besonders für Frauen: Weltweit leiden heute laut Zeitschrift *Science* bereits 300 Millionen Frauen über 65 an Einsamkeit, und diese Zahl wird sich – wenn alles so weiter geht – in den kommenden 30 Jahren verdreifachen. Das heißt, 2050 hätten wir fast eine Milliarde einsamer

Frauen! Wollen wir das wirklich? Sind die diesbezüglich maßlosen Pandemie-Maßnahmen nicht der Moment des Erwachens?

Als christliche Gesellschaft wären all diese auf der Strecke gebliebenen Menschen wieder zu integrieren. Und wir sind fähig dazu und vielfach willig, jedenfalls der Homo bono in uns. Mit Kommunikation und Zusammenhalt innerhalb der Gemeinschaft sind wir gestartet und so groß und so viele geworden. Auch alle großen Religionen legen die Ehrung der Eltern und der Gemeinschaft nahe und fordern sie oft sogar, die christliche Kultur ausdrücklich mit dem sechsten Gebot. Ein zentraler Punkt beim Meister des Familienstellens Bert Hellinger war ebenfalls immer der große Wert, den er auf die Ehrung der Vorfahren und insbesondere der Eltern legte. Warum das nicht bis auf die Ahnen ausdehnen und von ihnen lernen?

Beziehungen auf dem Weg in die Auflösung

Die Gemeinschaft und ihre Mitglieder würden auf vielen Ebenen von der Wiederentdeckung und Wertschätzung von Beziehungen und wachsenden Gemeinschaften profitieren. Heute „versinglen" und zerfallen sie dagegen zusehends. Aus den großen Sippen, die gemeinsam wanderten, sammelten und am Ende auch jagten, wurden Großfamilien, die sich zu Kleinfamilien verschlankten und zu Ein-Kind-Familien „entwickelten". Schließlich kamen die Dinks – Double Income no Kids/doppeltes Einkommen, keine Kinder – schlussendlich die aktuellen Lebensabschnittspartner. Und heute sind Singles mit ihren One-Night-Stands schon nicht mehr so in, denn die dauern meistens nicht mal mehr die ganze Nacht. Das ist der Gegenpol zum Anfang als Homo bono.

Der Zerfall der Beziehungen ist aber mit One-Evening-Stands längst nicht zu Ende wie die moderne Sozialforschung weiß. Vater Staat hilft noch kräftig nach. Laut dem österreichischen Gynäkologen und Theologen Johannes Huber stiegen die Scheidungsraten nach dem ersten Lockdown um ein Drittel. Dass die Kette der Lockdowns Paare, die sich auseinandergelebt hatten und gerade noch Abendessen und Fernsehprogramm gemeinsam ertrugen, plötzlich den ganzen Tag aneinanderfesselte, schweißte sie wohl nicht zusammen, sondern sprengte eher viele Ehen.

Insgesamt zeigte uns die Pandemie, dass wir Regierungen gewählt haben, die von Seelenbedürfnissen gar keine Ahnung haben, für die diese wohl deshalb in ihrer Politik nicht die geringste Rolle spielen. So wird vieles als Schikane empfunden, was wohl nur Unverständnis und Unwissenheit geschuldet ist. Also bitte wieder Mitgefühl statt Wut, sich selbst zuliebe! Wer (noch) nicht ganz auf Zorn verzichten kann, ihn für den Wahl- beziehungsweise Denkzettel aufbewahren!

Partnerschaft und Beruf in Analogie

Die Entwicklung bezüglich Beziehungen und Berufen mag man schrecklich finden oder auch angenehm, das Fazit ist jedenfalls klar: Beide werden zerbrechlicher und kürzer. Statt lebenslang, bis dass der Tod euch scheidet, geht es heute um den schnellen Instant-Orgasmus im selben Augenblick, wo der Wunsch aufkommt. Und hier gibt es niemanden, auf den wir projizieren könnten. Wir sorgen selbst für diese Entwicklung zur extremen Verkürzung. Unterstützend wirkt noch die Werbung, die auch bei anderen Themen auf sofortige Erfüllung vermeintlicher Wünsche bei Essen, Alkohol, Süßigkeiten oder Autos drängt. Abwarten ist zunehmend verpönt. Wir werden immer ungeduldiger.

Etwas Ähnliches ist mit den Berufen passiert, die in alten Zeiten im Idealfall aus einem inneren Ruf entstanden, der sich zu einer Berufung entwickelte, die schließlich zum Beruf wurde, der durch ein ganzes Leben trug. Heute ist der Lebensarbeitsplatz schon lange passé. Oben verschieben Kopf(geld)jäger beziehungsweise Headhunter Manager meistbietend von Firma zu Konzern. Unten gilt Hire and Fire, und mit den Zeit- und Leiharbeitern kommt eine neue Kaste von Arbeitssklaven in Mode. Berufe werden zu Jobs. Die Bindungen zu Firmen gehen verloren und Anstellungszeiten werden immer kürzer.

Positiv betrachtet, zielt das Gemeinsame von beiden Ebenen auf ein Leben im Augenblick. Wer sich freiwillig dem Augenblick schenkt und sich dem Moment ganz (hin-)gibt, kann ein wundervolles Leben leben – beruflich wie partnerschaftlich. Dahin zielt auch Christus' Rat: „Sehet die Vögel des Himmels, sie säen nicht und ernten nicht und leben doch." Auch der ständige Hinweis aus dem Osten, ins „Hier und Jetzt" einzutauchen, zielt darauf, wie auch der Weg der Individuation.

Wissenschaftliche Unterstützung für das neue alte Menschenbild

Wir können heute mit einer geballten Menge Studien belegen, wie gefährlich unser Weg in die Sackgasse der Einsamkeit, die Schattenseite der Individuation, geworden ist. Hier nur ein kurzer Ausschnitt aus einem Feuerwerk an Studien: Einsame Menschen haben eine höheren Cortisol-, das heißt Stresshormonspiegel, was den Blutzucker steigert, das Immunsystem schwächt und den Schlaf verschlechtert. Klar, der Homo bono war nie allein, wir sind das also nicht gewöhnt. Aber alles läuft immer konsequenter darauf hinaus, und das verursacht Stress.

Außerdem verlängert Elternschaft das Leben. So anstrengend sie auch vielen erscheint, kann sie das weit mehr als kompensieren und sicher nicht nur gesundheitlich. Persönlich ist das wohl den meisten Eltern bewusst. Der Moment, als meine Tochter das erste Mal nach meinem kleinen Finger griff, wog all die davor liegenden Sorgen auf. Jedenfalls leben Mütter und Väter durchschnittlich zwei ganze Jahre länger als Kinderlose.[17]

Oder auf der Kehrseite: Gesellschaftliche Einsamkeit ist rein statistisch fürs Herz gefährlicher als Übergewicht und mangelnde Bewegung.[18] Einsame Menschen leiden obendrein nachweislich mehr unter entzündungsauslösenden Stoffen im Blut. Wenn in der zweiten Lebenshälfte der langjährige Partner stirbt, erhöht sich das Risiko, im folgenden Jahr an Krebs zu sterben um über 60 Prozent. Laut englischer Studie hat, wer zwischen 50 und 59 allein lebt, ein um 25 Prozent höheres Risiko, vor dem 70. Lebensjahr zu sterben.[19] Laut WHO ist Einsamkeit ein entscheidender Risikofaktor, trotzdem leben inzwischen in den Großstädten die Hälfte der Menschen allein mit weiter steigender Tendenz besonders in Ballungsräumen.[20] Gute Gemeinschaft ist also wissenschaftlich nachweislich gesund. Harmonische Zweisamkeit stärkt das Immunsystem, fand man an der Ohio State University heraus, außerdem fördere sie die Wundheilung. Wahrscheinlich im körperlichen wie im seelischen Sinn und sicher vieles Gute mehr, das noch nicht erforscht ist.

Bei all diesen Studien wird allerdings nicht zwischen Einsamkeit und Alleinsein unterschieden als Gegenpol zur Paarbeziehung. Für Alleinsein spricht nämlich auch einiges, vor allem, wenn es statt im Sinne von Egoismus und Narzissmus in Form der Individuation gelebt wird. Das Buch *Glücklich mit mir selbst* arbeitet diesen Unterschied heraus.

Als Fazit wird deutlich, wir sind Gemeinschaftswesen, sind in Horden, Sippen und Gruppen groß geworden, ein (arche-)typisches Zoon politicon, wie schon in der griechischen Antike erkannt worden war. Gesunde Kinder tendieren mehrheitlich zur Gruppenbildung.

Die Coronapandemie könnte uns aufwecken mit den Maßnahmen, die den Gegenpol, die völlige Vereinzelung mit Staatsgewalt, erzwingt. Die meisten merken inzwischen im Frühling 2021, dass wir so nicht weiterleben wollen und können. Es passt einfach nicht zu uns und tut uns nicht gut, sondern fühlt sich wie Unglück an. Wir gehören zusammen und wollen zusammenhalten – und wenn die Regierungen das nicht bald einsehen, werden sie nicht nur Schiffbruch verursachen, sondern auch erleiden. Finden wir wieder zusammen und beenden den Grabenkrieg, wird es uns schon besser gehen.

Sackgassen und Auswege

Natürlich gibt es neue Formen von Gemeinschaften und Communities, Plattformen und virtuelle Plätze, um sich zu verabreden und zu treffen, auszutauschen und wenigstens in Kontakt, wenn nicht gar Kommuni(kati)on zu kommen. Auch wenn ich das besser als gar nichts finde und bei meinen Online-Aktivitäten nach

Kräften fördere, bin ich skeptisch und kann die Klammern als eines meiner sprachlichen Spielzeuge wohl in diesem Fall auch weglassen. Zur Kommunion, der tiefsten Form von Verbindung, wird es auf dieser Ebene kaum kommen. Meine persönliche Erfahrung mit der LebensWandelSchule als innerem Kreis meiner Arbeit und Online-Plattform zeigt, wie Menschen, die sich auf diesem Weg der Philosophie der *Schicksalsgesetze*, der Krankheitsbilderdeutung, dem Fasten und *Peace Food* einander angenähert haben, anschließend persönliche Begegnungen und die Gruppe mit Gleichgesinnten suchen und beglückend finden. Eine Woche gemeinsam im Waldsaal zu lernen und zu meditieren und anschließend zu essen, ist nicht mit Bildschirmerfahrung zu vergleichen. Alle, die im TamanGa-Team fürchteten, es würde niemand mehr kommen, wenn alles so bequem online ginge, erlebten das Gegenteil: Es kamen tatsächlich noch mehr zum Fasten und in die Seminare.

Die Lebensschule Familie funktionierte immer live und ohne Lehrpläne und anstrengendes Pauken. Sie wirkt durch Resonanz mittels der Spiegelneuronen auf Gehirnebene und durch Verbundenheit auf Herz(ens)ebene – jenes wundervolle Gefühl des Im-Fluss-Seins. Das Erfolgs- und Glücksgeheimnis dürfte das Gefühl von Verbunden- und Eingebundenheit sein. Aus- und Abgrenzung macht krank – die Ausgegrenzten wie Ausgrenzer.[21] Der Ausschluss aus dem Stamm kann bei indigenen Menschen sogar tödlich wirken und war es folglich früher auch für uns. Heute lässt uns das Gefühl des Ausgeschlossen- und Isoliertseins wohl „nur" noch niedergeschlagen und depressiv reagieren.

Natürlich hat die Familie auch ihre erheblichen Schattenseiten und Möglichkeiten, wie die himmlisch-schreckliche Weihnachtsfamilien-Film- Tragikomödie *Single Bells* auf vielen Ebenen veranschaulicht.

Und dann kommt es auch noch wissenschaftlich: Leider wirken die digitalen Verbindungen auf die Seele viel schlechter als die persönlichen oder gar nicht, und nicht selten sogar verschlimmernd. Nach meinen Erfahrungen fordern sie jedenfalls viel Zeit und fördern oft das Verkümmern der Seelen. Nachweislich kann digitale Verbundenheit die oben erwähnte Einsamkeit nicht lindern, wie nun auch eine Studie zeigt.[22] Im Gegenteil, der Zeitverbrauch im Netz ist enorm, das Niveau oft erschreckend niedrig im Sinn der Beleidigungskultur.

Werten und Verurteilen – beides nachweislich sehr schädlich und kränkend – haben im Netz Hochkonjunktur. Ruf*mord* entwickelt sich zur modernen Art des Tötens, und Rachegelüste blühen online vielerorts auf, wo sich Hater und Trolle auf Plattformen einschleichen, um dort zu schaden und ihren Hass abzuladen. Nun könnte man denken, selbst das Abladen von Hass und anderem geistigen Unrat wirke noch entlastend auf deren arme Seelen, aber der Schaden bei sich selbst ist wohl unverhältnismäßig größer. Mobbing und Beteiligung an Shitstorms sind ebenso gefährliche wie widerliche Vorstufen, die heute schon einige Opfer in den Selbstmord trieben und auch die Seelen der TäterInnen extrem belasten.

Also auch hier bleibt wieder „nur" ein Plädoyer für echte Begegnungen, auch mit sich selbst, Familien und lebendige Gemeinschaften, die uns auf allen Ebenen nützen, uns seelisch und geistig in Form halten und gesund und in Würde altern lassen. Ein entscheidender Punkt dürfte das Gebrauchtwerden sein und der daraus erwachsende (Lebens-)Sinn. Wo alle füreinander da sind, tut das allen gut und verbindet uns mit einer uralten, damals wie heute wundervollen Tradition.

CHANCEN UND SYNERGIEN FÜR DIE ZUKUNFT

DIE VERBINDUNG VON GEMEINSCHAFT UND INDIVIDUATION ALS CHANCE DER GEGENWART

Wie wundervoll, uns in Zukunft wie Phönix aus der Asche zu neuen Ufern *aufzumachen* und zu erheben. Bekommen wir wieder Zugang zu unserem ursprünglich guten Kern und zur Gemeinschaft, aus der wir all unsere Kraft des Aufstiegs durch Zusammenarbeit und Kommunikation entwickelt haben, ergeben sich nie dagewesene Chancen und öffnen uns für ein gutes Leben, ohne den Schatten aus den Augen zu verlieren. Mittlerweile hat sich nämlich die Gemeinschaft über Vater Staat zu einem gewaltigen Schatten entwickelt, unterwandert von Lobbyisten als Interessenvertreter des großen Geldes der Konzerne, gestützt auf Journalisten, die sich dem Bild vom bösen Menschen ergeben und dazu hergeben, ihn nur noch mit schlechten Nachrichten zu füttern und im Elend zu bestärken.

Aber selbst in der deutschen Lobbyisten-Highend-Kaderschmiede CDU/CSU, die über Jahrzehnte konsequent Lobbyisten geschützt und vor Offenlegung des entstandenen Filzes bewahrt hat, regen sich angesichts der zahlreichen egomanen Profiteure der Pandemie in den eigenen Reihen zarte Aufräumversuche. Warum nicht auch hier einfach zum ursprünglichen christlichen Anspruch des Anfangs zurückfinden, der heute im Parteinamen nur noch wie Hohn wirkt. Möglich ist alles, wenn wir in der Tiefe unser Welt- und Menschenbild ändern. Das wäre ein weiterer Punkt, Corona letztlich als Weckruf dankbar zu sein.

Die Gemeinschaft der gut(willig)en hat einmal Unglaubliches geschafft und kann bei einer Umkehr zu Anstand und Besinnung auf die guten Kräfte und *Heilsamen Tugenden* auch jetzt noch so vieles bewegen. Wie wäre es, wenn wir wieder mit- statt übereinander redeten, einander in unseren so verschiedenen Ängsten beistehen, wo es letztlich und *grundsätz*lich – wie gesehen – doch um dieselbe Angst bei allen geht.

Was, wenn wir den Rückfall in die Ära der Denunziation vor dem Hintergrund unserer jüngsten Geschichte als Fehler erkennen und das Gegeneinander auf der Basis des Guten in unserer Tiefe in ein Mit- und Füreinander wandeln? Wenn unsere Gemeinschaft sich dem Guten in ihren Mitgliedern öffnet und kollektiv erwacht, den Lobbyismus abschafft, die Journalisten zur Wahrheit animiert, weil sie ihnen ihre bad news nicht mehr abkauft – was wäre alles möglich? Schon in Kindergärten und

Schulen ließen sich die Weichen auf Aufklärung stellen und der bisher konsequent unterdrückte weibliche Pol systematisch stärken, der Homo bono, ludens und puppy als unsere gute Grundlage einbringen und die Spielregeln des Lebens lehren.

Statt gefährliche Nahrung weiter zu subventionieren, ließen sich nachweislich gute Lebensmittel von Steuern befreien und verblüffende Gesundheit im Sinne des Wunders von Dänemark verbreiten.

Wäre es so ein Verlust, die übers Internet entstandene Beleidigungskultur hinter uns zu lassen und zu einer empathischen Gemeinschaft wie am Anfang zurückzukehren, in der sich der freundlich-friedliche Homo bono wieder wohlfühlen kann – eine Gemeinschaft, in der Wertschätzung und gegenseitige Anerkennung in den Vordergrund rücken und die von Lernen und Entwicklung lebt?

Es ist dieser Mangel an Wertschätzung und Anerkennung, der unsere Gemeinschaft zerstört, die sich zu einem Heer von Egomanen entwickelt, die andere nur noch als Objekte wahr und wichtig nehmen statt als Subjekte, die ebenso auf Selbstbestimmung setzen wie wir selbst.

Und wie wäre es parallel, die heute von kollektivem Narzissmus bestimmte Egozentrik in uns Individuen zu überwinden? Ist es nicht Zeit, statt wie Narziss keine anderen Götter neben sich zu dulden, unser Leben wieder auf die Einheit auszurichten? Vom Ego *aufzubrechen* zum Selbst und seiner Verwirklichung – jener Selbstverwirklichung, die C. G. Jung verwirklicht sah, wenn Ich und Schatten sich vereinigen. Statt sich selbst Gottescharakter anzumaßen, das Himmelreich Gottes in uns verwirklichen.

Auf diesen zwei Ebenen, der Gemeinschaftsbildung und der Individuation, wird sich unsere Zukunft entscheiden.

Die wundervollen Möglichkeiten der Individuation kommen inzwischen so spürbar hinzu. Wir haben uns – als einzige Wesen auf Erden – eine zweite Lebenshälfte verdient, die, wie gesagt, nach C. G. Jung nicht mehr nur der Natur wie die erste, sondern der Kultur zu widmen ist. Erst durch eine zweite Lebenshälfte wird Individuation überhaupt möglich und Selbstverwirklichung kann uns Ziel werden. So vieles strebt dorthin. In den vier Jahrzehnten, in denen ich als Arzt arbeite, wird die spirituelle Szene von den Mainstream-Medien immer wieder für am Ende erklärt und zum Untergang verurteilt. Aber in Wirklichkeit wächst und wächst und wächst sie ... Das Bedürfnis nach Wachstum auf dieser Ebene der Individuation ist unübersehbar.

Eine Gesellschaft, die den guten Kern ihrer Mitglieder erkennt und nach Kräften fördert, die ihnen Gesundheit durch Stärkung ihrer Immunsysteme leicht macht und Entwicklung durch Unterstützung und Versorgung fördert, könnte ein goldenes Zeitalter ermöglichen – insbesondere, wenn wir uns wieder zusammenfinden und meinetwegen auch -raufen und ein guter Teil ihrer Mitglieder sich der Selbstverwirklichung verschreibt – warum nicht nach dem bewährten Modell Bhutan, nur unserer Art angepasst.

Wie Walther Lechler, der große alte Nervenarzt und Freund im Zusammenhang mit Sucht sagte: „Nur du allein kannst es schaffen, aber du kannst es nicht allein schaffen." Heute hätten wir beides und könnten eine wunderbare Synergie verwirklichen. Mit einer zu ihrer Vergangenheit stehenden Weltgemeinschaft, die sich ihrer Herkunft und daraus folgenden Stärken und Chancen besinnt, müssten wir es auch gar nicht allein schaffen, sondern könnten himmlische Unterstützung erfahren. Parallel könnte die Individuation in den Individuen in nie dagewesenem Maß um sich greifen.

Unseren sich immer stärker herausschälenden Individualismus können wir nutzen, um uns persönlich auf den Weg zu uns selbst zu begeben, uns mit dem großen Selbst zu vereinen, eins mit allem werden, in Allverbundenheit aufzugehen. Heute können wir uns – bei guter Organisation – Zeit nehmen, uns(er) Selbst kennen und schätzen zu lernen und anfangen, uns zu lieben. Natürlich nicht im Sinne von Narziss- und Egoismus, sondern im Sinne echter Selbstliebe, in Dankbarkeit über das Geschenk unserer Körperwohnung als Basis für unsere geistig-seelische Entwicklung in Richtung Selbst- oder Allverbundenheit.

Der praktische Weg dorthin kann über Exerzitien, Meditationsübungen oder Gebete führen, im Sinne tiefer Kommun(ikat)ion mit Gottes Stimme in uns. Auch da ist die Bibel ganz klar, wenn sie formuliert: „Das Himmelreich Gottes liegt in euch." Hier gilt der wundervolle Satz des Sufi-Mystikers und Dichters Dschalāl ad-Dīn Muhammad Rūmī: „Höre auf Gott zu suchen, suche den, der sucht." Diese Selbstfindung ist die erlöste Version, deren Schatten heute als Ego-Verwirklichung voll im Trend liegt.

Die Befreiung von der Alleinherrschaft des Ego kann nur über die Integration des Schattens gehen, sodass sich Ego und Schatten auflösen und das Selbst erstarkt.

Dabei kann auch die Entwicklung innerer Werte helfen, die wir anschließend auch im Außen vertreten – nach dem Motto: „Sag mir deine Werte, dann weiß ich, wer du bist." Wer krank oder sonst wie in Schwierigkeiten geraten ist, kann etwas für seine Werte in beiderlei Hinsicht tun – in ethischer wie biochemischer Hinsicht. Eine wirkliche *Medi*zin, die die Menschen wieder in ihre Mitte bringt, wie es auch Ziel der *Medit*ation ist, kümmert sich natürlich auch um (Labor-)Werte, aber vor allem solche der Ethik und Moral. Und für letztere gilt wie für Muskeln: Use it or lose it – nutze oder verliere sie. Nach meinen Erfahrungen lassen sich Ethik und Moral ebenso trainieren wie innere Stimme und Muskeln. Und hier gilt auch Love it or leave it – liebe es oder lass es. Wer sich bei Werten ertappt, die nicht seine sind oder nicht weit genug tragen, die nicht wirklich l(i)ebenswert sind, wie die fortgesetzte Ansammlung von Geld, ist gut beraten, sie hinter sich zu lassen und auf die Suche nach neuen zu gehen. Im Sinne unseres Themas geht Johannes Huber in „Das Gesetz des Ausgleichs" davon aus, dass sich charakterliches *Gut*sein wie körperliche Fitness trainieren lässt. Nach meinen Erfahrungen lässt sich auch das Gewissen aus der Versenkung holen und wiederbeleben. Mit einem guten Gewissen lebt der alte Homo bono in uns auf und wir so viel (er-)leichter(ter).

Aber natürlich hier gilt es auf dem Weg, die Schatten von Egoismus und Beleidigungskultur zu durchlichten und über die Schäden, die beide individuell und kollektiv anrichten, aufzuklären, um diese Fallen zukünftig zu meiden. Nur durch Schattenarbeit lässt sich da vorankommen.

Wie uns unsere christliche Kultur nahelegt, ist Selbstliebe die Basis und auch Voraussetzung für wirkliche Nächstenliebe und schließlich sogar die der Feinde.

Wo Ich und Schatten sich vereinen und im Selbst aufgehen, erleben wir eine ungeheure Synergie, die uns erfahren lässt, wie viel mehr das Ganze ist als die Summe seiner Teile. Wir sind an einem Punkt, wo solch eine Entwicklung vielen möglich ist und allen so sehr nützen würde.

Die Gruppe und die überwiegend guten Kräfte in ihr aus unserer Herkunft ergänzen sich mit der Sehnsucht nach Individuation, dem Streben nach Selbstverwirklichung und Einheit. Bringen wir diese beiden Tendenzen zusammen, sind wir nicht nur zu retten, sondern können uns zu neuer Höhe und Tiefe, Größe und Demut entwickeln – entsprechend der Wegbeschreibung, die uns Carlos Castañeda aus der schamanischen Tradition Südamerikas hinterließ: Demnach repräsentiert das Wild mit seinen Instinkten, denen es blind folgt, die unterste Entwicklungsstufe. Die nächste Stufe bilden die Jäger, die schon so erwacht sind, dass sie dem Wild auflauern können. Die höchste Stufe der Entwicklung aber ist der Krieger, der so stark ist, dass er sich vor niemandem beugt und so demütig, dass er niemandem erlaubt, sich vor ihm zu beugen.

WAS HINDERT UNS NOCH UMZUKEHREN?

SCHATTEN DURCHSCHAUEN AUF DEM WEG INS LICHT

Was gut beginnt, entwickelt sich oft über den Schatten zum Scheitern wie wir es nun erleben und nachvollziehen können, wenn wir unsere ganze Geschichte ansehen, also die letzte Stunde unserer Zeit oder die Lackschicht auf der Decke des Wolkenkratzers. Erst aus dem Durchschauen des Schattens kann die Wandlungsfähigkeit erwachsen und schlussendliche Einordnung ins große Ganze gelingen. Dieser Heilungsweg ist aufwendig und wirksam und beginnt am besten mit einem Rückblick.

Die Rückschau haben wir geleistet. Es war kein Wunder, dass der Homo bono den physisch stärkeren Neandertaler alt und hässlich aussehen ließ, sondern es geschah nach dem Muster David und Goliath.

Schließlich ging mit den über Werkzeuge und Waffen an Macht gewinnenden Männern die lange Zeit des Matriarchats zu Ende. Von 35 000 bis 10 000 vor unserer Zeit finden sich praktisch nur Darstellungen der weiblichen Muttergöttin im Stil der Venus von Willendorf. Erst anschließend und so richtig ab 10 000 vor unserer Zeit kamen Darstellungen von Jägern und ihrer Beute ins Bild.

Im sich entwickelnden frühen Patriarchat wurden wahrscheinlich herausragende, hoch entwickelte Männer die ersten Anführer, wie es bis heute bei indigenen Völkern der Fall ist. Sie mussten für diese Position Fähigkeiten vorweisen, die dem ganzen Stamm oder Volk nutzten. Dafür findet die Forschung jedenfalls Hinweise. Auch die frühen (Gott-)Könige glänzten wohl noch mit Entwicklung und offenem Kronen-Chakra, das ihnen den Schein von Glanz ums Haupt und Charisma verlieh. Später aufkommende goldene, mit blitzenden Edelsteinen besetzte Kronen sollten wohl diese Ausstrahlung unterstützen oder noch später auch ersetzen.

Allmählich wurde offenbar hohe Entwicklung durch Lust auf Macht ersetzt. Vielleicht kehrte auch die eigentlich schon überwundene Neandertalermentalität durch die Hintertür zurück, wie so oft Altes in der Geschichte wieder in neuem Gewand auftaucht. Geschah es vielleicht über versprengte Gene aus dem Neandertal, die sich doch durch Vermischung und Kinder „gemischter Geister" ergab, wie Jean Auel diese Mischlinge nannte? Aber wahrscheinlicher war es der erst kürzlich entdeckte Weg über die Epigenetik, der die Herauszucht der Freundlichen, zugewandt Kommunikativen wieder rückgängig machte durch Abschalten der zutraulichen und Anschalten rigoroser brutalerer Gene. So war es höchstwahrscheinlich die Mischung aus einigen wenigen alten Genen aus Vermischung der beiden Arten und andererseits die allmähliche Betonung anderer Werte, die dann viel später Machiavelli, Hobbes und Hume für die Fürsten oder Obrigkeiten so krass formulierten. So konnte sich der Gegenpol zum Homo bono wieder zurückmelden und sich jetzt – im Patriarchat – besonders bei Männern durchsetzen, die nach Führungsrollen strebten und Führerhierarchien aufbauten.

Solch erstaunliche Wiederauferstehungen wie Phönix aus der Asche sind nicht selten und ereigneten sich auf vielen Ebenen. Buddha entwickelte den Hinduismus weiter und seine neue Lebensphilosophie eroberte Indien im Sturm. Aber dann integrierten die Brahmanen den Buddhismus geschickt in ihren althergebrachten Hinduismus durch Buddhas Anerkennung als 8. Avatar von Vishnu. Dieser kluge Schachzug ließ den Buddhismus in Indien praktisch wieder verschwinden.

Christus brachte die Gnade in die gnadenlose alte Religion des Auge-um-Auge, Zahn-um-Zahn und verschärfte die zehn mosaischen Gebote dramatisch durch ihre Ausweitung auf die geistig-seelische Ebene. „Moses sagte euch, ihr sollt nicht ehebrechen. Ich aber sage euch, wer nur schon seines Nächsten Weib begehrt, ist schuldig." So waren alle Christen plötzlich in Bezug auf alle zehn Gebote schuldig. Das war ihnen dann wohl doch zu viel, und klammheimlich kehrten die meisten zurück zur alten mosaischen Auslegung und damit letztlich zum Judentum. Selbst innerlich zu diesem zurückkonvertiert, konnten sie sich und dem Judentum diesen Rückfall nur schwer verzeihen und bekämpften es nach Kräften im Außen, das heißt, in der Projektion.

So mögen alte Gene und vor allem Verhaltensweisen die (An-) Führer des Patriarchats angestachelt und einen Rückfall in brutalere Herrschaftsformen gefördert haben.

Letztlich entscheidend war aber wohl die neue Sesshaftigkeit mit ihrer Einführung von Grundbesitz und Privateigentum und die sich daraus ergebende Entwicklung der „Viehwirtschaft", des Kapitalismus. Auch das ist als aller Anfang der Misere erst zu verstehen, um es anschließend wandeln und einordnen zu können nach den drei Stufen der Salutogenese oder Heilung.

Das Ergebnis des Verfalls bis heute

Die heutigen (Macht-)Politiker sind wohl ebenfalls Ergebnis des Verfalls geistig-seelischer Macht zugunsten weltlicher. Letztlich hat sich die Entwicklung zum Homo bono hier umgekehrt. So wie einige Generationen ausreichten, um aus aggressiv-bissigen Silberfüchsen schwanzwedelnd-zutrauliche und freundlich-friedliche Spielgefährten zu machen, mag auch die über viele Generationen dauernde Bevorzugung von egoistisch-männlichen, machthungrigen Führertypen in der Partnerwahl zum heutigen Dilemma auf politischer Führungsebene geführt haben. In den Parlamenten tummeln sich vielfach machthungrige Menschen, die sich von Lobbyisten der Großindustrie bezahlen und beeinflussen lassen oder selbst zu solchen mutieren, die ihre Seelen verkaufen, Wahrheit und Wählerwillen nicht mehr ernst nehmen, sich kaum an ihre Wahlversprechen beziehungsweise -lügen erinnern und ihren Sponsoren zuarbeiten wie wohl viele ähnlich gesponserte Journalisten in entsprechenden Führungspositionen.

Um solche Potentaten heute zu finden, brauchen wir nicht nach Polen, Ungarn oder in die Türkei zu blicken, bei der kleinsten Gelegenheit ent*puppen* sie sich auch bei uns. Ihre demokratische Gesinnung ist offenbar nur eine dünne Schicht über dem Machthunger. Eine neue Form der Fassaden-Theorie mag hier ihre Wiedergeburt erleben. Wir sollten die aber auf die Oberschicht beschränken, auf jene, die Kriege an Schreibtischen anzetteln, die sprichwörtlichen Schreibtischtäter, nicht die Mehrheit, die sie mit Waffen in Händen ausfechten – und -baden muss.

Auch in der Wirtschaft ist der moderne CEO schon längst nicht mehr mit dem alten Unternehmer und Manager des rheinischen Kapitalismus zu vergleichen. Wenn es früher der Stahlbranche schlecht ging und ein Sozialplan aufgestellt wurde, war bei uns zu Hause schlechte Stimmung – Vater war als Thyssen-Manager Chef von Tausenden Stahlwerkern. Er versuchte dann, nur Leute zu entlassen, die wieder rasch auf die Beine kämen, also junge, ohne Familie, die nicht gerade ein Kind bekommen oder ein Haus gebaut hatten. Heute gilt nach US-Devise moderner CEOs mit Hire and Fire das genaue Gegenteil. Da geht es offenbar um Exekution durch Offiziere, also Militärs, die sich im „Krieg" zu Hause fühlen. Und tatsächlich lassen moderne Chef-Exekutions-Offiziere heute fast beliebig Mitarbeiter über die Klinge springen, den Besitzern oder Aktionären und ihrem Shareholder-Value zuliebe. Als Ausgleich für diese seelenverletzende Schmutzarbeit bekommen sie maßlose Gehälter und noch einige Nebengeräusche. Was sie sich dadurch aber an seelischen Nebengeräuschen einfangen, steht auf einem anderen Blatt.

Die finanzielle Kluft bei den Einkommen zwischen oberen und unteren Rängen hat längst obszöne Ausmaße angenommen. Manager stopfen sich die Taschen voll Boni, selbst wenn es ihren Untergebenen und der Allgemeinheit schlecht geht, wie viele Bank(st)er in Zeiten des Bankenskandals.

Bei Boni handelt es sich um die verniedlichende Umschreibung von Ver*gütu*ngen oder *Gut*schriften, die nichts mit Güte oder Gutsein zu tun haben, sondern eher mit Geldgier und Schatten und Konkurrenz und Krieg gegeneinander.

Die Coronapandemie mit ihren chaotischen Maßnahmen kann uns verdeutlichen, dass es höchste Zeit ist aufzuwachen. Krieg ist vielleicht die Fortsetzung dieser Politik mit anderen Mitteln, aber ist es nicht Zeit für eine andere Politik, die sich nicht mehr auf Leute wie Machiavelli und Clausewitz berufen kann? Für eine, die statt Konzernen wieder die Menschen und ihre Gemeinschaft ins Auge fasst, die wirklichen Frieden schafft – in den Körpern durch Förderung einer Ernährung, die Frieden mit unserem Immunsystem ermöglicht, und in den Seelen, indem diese geachtet statt in Angst versetzt und aufgehetzt werden.

*Krieg*en wir denn nicht schon längst zu viel?

Der Abstieg in die selbst organisierte Hölle

Mit der Viehwirtschaft und dem Besitz von Herden, deren Häupter oder Capita dem *Kapita*lismus den Namen gaben und ihn wohl auch heraufbeschworen, begann ein damals nicht absehbares Elend. Es muss schwer gewesen sein, die frühen Menschen nach der letzten Eiszeit um 15 000 vor unserer Zeit von der Idee des Besitzes zu überzeugen, brachte er doch allen vor allem Nachteile und nur wenigen wenige Vorteile.

Die heutige Situation stellt in mancher Hinsicht einen deprimierenden Tiefpunkt dar. Die schönsten Plätze der Erde sind in Privatbesitz und deshalb meist leer, weil die reichen Besitzer so viel davon haben, aber gar keine Zeit, ihren Besitz zu *besitzen*. Denjenigen, die dafür Zeit hätten, verwehren aber Mauern, Zäune und Alarmanlagen den Zutritt.

Populär werdender Besitz führte wohl auch zu den ersten Kriegen. Denn erstens gab es jetzt etwas, worum es scheinbar zu kämpfen lohnte. Bis dahin machte – wenn alles allen gehörte und frei zugänglich war – auch Diebstahl wenig Sinn. So wurde wahrscheinlich mit dem Besitz auch gleich als Schatten die Kriminalität geboren, wenn sich Neid auf die wenigen Besitzer entwickelte und bei vielen das Gefühl, zu kurz zu kommen.

Mit Besitz kam auch der Gedanke des Erbe(n)s auf die Welt. Dadurch wurde es wichtig, Kinder den Vätern zuzuordnen, was die freie Sexualität beschränkte und langfristig der Prüderie der aufkommenden Religionen Vorschub leistete.

Zweitens drehte Besitz das Verhältnis zu den Mitmenschen um. Statt hilfreich und unterstützend, erschienen sie nun bedrohlich und gefährlich für den Besitz(er).

Vieles veränderte sich ins Gegenteil. Eltern begannen ihre Kinder vor Fremden zu warnen und so Misstrauen zu säen, weil Fremde etwas wegnehmen konnten. Dass sie auch Nachrichten, Neuigkeiten und Erfindungen mitbrachten, wurde nachrangig.

Auf der Nordseeinsel Spiekeroog wurden Schiffbrüchige lange Zeit „sicherheitshalber" umgebracht, weil sie Nahrung wegaßen und sogar Partner wegnehmen konnten. Das Muster wirkt bis heute nach. Ein Wochenseminar dort zeigte mir, erstaunt, wie weit man sich – obwohl vom Tourismus lebend – von Freundlichkeit und Gastfreundschaft entfernen kann.

Mit dem Besitz an Grund und Boden gab es aber nicht nur einen Grund, statt miteinander ums Überleben, gegeneinander um Besitz an Land und (Rinder-)Häuptern zu kämpfen, sondern später um solchen an Land und sogar Leuten. Auch das bis heute nicht überwundene Versklaven von Menschen als Besitz nahm nun seinen Anfang.

Für Kriege brauchte es Anführer und Kriegshäuptlinge. Anfangs wurden sie – wie lange noch bei Indianern – anschließend wieder entlassen. Aber mit der Zeit setzten sich wohl vor allem dem primitiveren Muster verpflichtete Herrschergestalten an der Spitze fest, sodass eine Welt voll von Krieg und Leid verursachender Ungleichheit entstand.

Bei den Römern war es Heerführern noch lange verboten, ihre Krieger beziehungsweise Legionen, die Garanten ihrer Macht, mit nach Rom zu bringen. Aber das Ego eroberte die Spitze der Staaten auch ohne Soldaten.

Sokrates hat seine Landsleute in der Polis schon anlässlich des beginnenden Fleischverzehrs ausdrücklich vor den Folgen gewarnt. Er sagte voraus, dass die Herden Land bräuchten, worum Auseinandersetzungen ausbrechen und Kriege geführt würden. Auch wie Krankheiten ausbrechen und Ärzte und Rechtskundige immer zahlreicher und arroganter würden, sah er voraus. 2500

Jahre später müssen wir feststellen: Schade, dass man in der Polis nicht auf ihn hörte, die *Poli*tik wäre wohl anders verlaufen. Insofern kommt dem Fleisch und den Rinderherden mit ihren Häuptern oder Capita eine besondere und deutlich mehr als symbolische Be-Deutung zu.

Rousseau sah bereits die Entwicklung von Landwirtschaft als Vorstufe zu Besitz als entscheidenden Fehler. Tatsächlich bestätigen ihn heute Anthropologen. Mit der Einführung des Besitzes war das gute und gesunde Leben vorbei. Jetzt musste härter gearbeitet werden und es blieb weniger Zeit für Lebensfreude, -liebe und -genuss. Als Sammler und Jäger hatten unsere Vorfahren mehr als genug Bewegung und abwechslungsreiche, wenn auch sicher oft karge Kost, aber vor allem große Freiheiten. Jetzt aber gerieten sie zunehmend in Abhängigkeit.

Der Weg in die großen Krankheitsbilder

Tatsächlich verkamen nun auch Menschen zu Besitz als Leibeigene und Sklaven. Die eine Hälfte, die Frauen, wurde zu Besitz in dem Maße, wie das Patriarchat seinen Anfang und Lauf nahm. Und heute – einige Jahrtausende später – bestimmen ein Prozent der (Einfluss-)Reichen (Männer) über 99 Prozent der Armen und haben den größten Teil an Besitz und *Kapi*tal an sich gerissen.

Rousseau beschreibt diese frühe Zeit als Ursprung und Anfang des ungesunden Lebens. Die Kost wurde weniger abwechslungsreich. Sie beschränkte sich nämlich erstmals auf regional und saisonal. Auf den Tisch kam nur noch, was zur Zeit vor der eigenen Tür wuchs. Das ist heute zwar eine grüne Grundforderung, aber tief in der Seele lehnen sie die meisten ab – auch wenn ihr Großhirn zustimmt, allerdings nur mit der linken, archetypisch männlichen Seite.

Das Erbe unserer Vorfahren schreit in der Tiefe unserer Seele nach der Abwechslung des Sammler- und Jägerlebens. Auch wenn heute offiziell alle für die Schlagworte „regional und saisonal" sind, kaum durchgesetzt, regt sich wachsender Widerstand seitens Augen, Geschmacksknospen und Nase. In unserem südsteirischen Lebensgarten TamanGa setzte ich „regional und saisonal" anfangs durch. Aber kaum gab es drei Tage hintereinander Grünkohl, weil der gerade in dieser Zeit an diesem Ort in unserem Biogarten erntereif war, regte sich Widerstand. Immer nur grün und dasselbe! Im Müsli wurde fehlende Banane angemerkt und im Restaurant Ingwertee. Warum würde nicht mit Kokosöl gekocht?

Heute haben und genießen wir einen Kompromiss mit überwiegend regionalen und saisonalen Gemüsen und Früchten. Aber Abwechslung ins Spiel bringen Ausnahmen, die die Zufriedenheit deutlich erhöhen. Grundsätzlich habe ich verstehen dürfen, dass sinnvolle und obendrein gesunde Kompromisse notwendig sind. Kokosöl möchte ich auch als Medizin nicht mehr missen. Und neben den vielen Nachteilen der Globalisierung gibt es auch einige Vorteile.

Als Sammler und Jäger hatten unsere Ahnen mehr als genug Bewegung und durch das wandernde Nomadendasein auch Abwechslung in der Kost. Letztere war zwar immer regional und saisonal, aber die Region wechselte und jede neue brachte Neues ins Spiel.

Außerdem ließen wir damals unsere Fäkalien nicht nur unter, sondern auch weit hinter uns und rückten einander nicht so auf die Pelle. Später, eng gedrängt in den Städten, entstanden Berge von Abfall und Dreck, was Seuchen förderte. Pettenkofers Sanierung der Stadt München ließ mit dem Dreck auch die Cholera weichen.

Große Infektionsquellen in den aufkommenden Ballungsräumen wurden qualvolle Enge, die Fäkalienflut, der Mangel an frischem, sauberem Wasser und (Sonnen-)Licht durch bedrängte Wohnverhältnisse in Hinterhöfen sowie lange, erschöpfende Arbeitszeiten.

Für Nomaden spielte all das keine Rolle, die überwiegend pflanzliche, frische Kost der Sammler tat ein Übriges. Erst Sesshaftigkeit brachte die großen Seuchen und Plagen der Menschheit ins Spiel (des Lebens) und machte es für die meisten zum

Jammer(tal). Rousseau sieht die Geschichte der Seuchen parallel zur Entwicklung der Zivilisation und des beginnenden Elends.

Auch wenn wir inzwischen Kanalisationen haben, wieder vermehrt frisch essen, sind die Spuren noch immer deutlich: So vertraute Krankheitsbilder wie die verschiedenen Arten von Grippe brachte uns erst die Haustierhaltung. Das Elend steigerte sich noch mit der zunehmenden Größe der Ställe als Brutstätten neuer Mikroben-Kombinationen. Die Grippe übernahmen wir von den Schweinen und wahrscheinlich haben auch die Mikroben der Enten noch eine Beigabe gestiftet. Bezeichnungen wie Vogel- und Schweinegrippe verdeutlichen es. Und begann die Coronapandemie nicht als Fledermausgrippe und wird nun von der WHO diesen neuerlich in die Schuhe geschoben? Die Masern kamen über die Kühe zu uns, Aids soll von Affen stammen.

Auch Geschlechtskrankheiten hatten ursprünglich eine Beziehung zur Viehzucht, denn sie gewannen erst an Bedeutung, als sich die Sodomie, die Unzucht mit Tieren, ausbreitete. Das hatte wiederum damit zu tun, dass mit der Sesshaftigkeit auch die Prüderie über uns kam, die bei den Sammlern und Jägern und ihren freien Naturreligionen noch keine Rolle spielte, wie in den Erdkinder-Mythen auch anklingt.

Mit der Zusammenballung der Menschen in Siedlungen kamen nämlich nicht nur Epidemien auf, sondern auch Religionen mit mächtigen männlichen Göttern, die sich der Menschen richtend, strafend und Erlösung versprechend annahmen. In der aufkommenden Not konnten die Menschen Zuflucht bei ihnen suchen und handelten sich dafür eine strenge Moral mit entsprechenden Gesetzen und vor allem Verboten ein. Das liegt nicht an Religionsstiftern wie Christus und Buddha, sondern an der Instrumentalisierung ihrer Lehren durch kirchliche und weltliche Machthaber.

So kam wohl auch die Sünde erst in dieser Zeit ins Spiel des Lebens, wodurch dieses viel von seiner spielerischen Leichtigkeit verlor. Die seelische Absonderung ging mit der äußeren Zusammenballung in Ballungsräumen Hand in Hand.

Die Be-Deutung der großen Seuchen

Die Krankheitsbilderdeutung von *Krankheit als Weg* bis *Krankheit als Symbol* hat sich über vier Jahrzehnte bewährt und geht davon aus, dass Themen, die im Bewusstsein nicht bewältigt sind, in den Körper sinken und sich dort wie auf einer Bühne ausdrücken.

Eigentlich geht es darum, ein rundes Leben zu leben. Wo das nicht gelingt, wird der Körper rund vor Übergewicht. Unsere Aufgabe ist es, ein Leben lang zu wachsen – erst körperlich, dann zunehmend sozial, seelisch, geistig und spirituell. Wo das misslingt, kann das Wachstum zum Beispiel auch in Tumorform auf die Körperebene sinken.

Aus dem Blickwinkel der Krankheitsbilderdeutung werden auch Be-Deutung und Aufgabe der Seuchen sehr *deutlich*. Jede Infektion ist ein auf die Körperbühne gesunkener Konflikt, der sich in der Auseinandersetzung zwischen eigenem Immunsystem und von außen kommenden Erregern spiegelt.

Die Zeit der großen Seuchen wie Pest und Cholera war auch die der unartikulierten Konflikte, wo die Mehrheit der Menschen Macht und Entscheidungsmöglichkeit über ihr Leben verlor und in Abhängigkeit neuer Herrschaften geriet, sowohl weltlicher wie kirchlicher.

Das Unbehagen darüber und die Konflikte offen zu artikulieren, war inzwischen lebensgefährlich, weil die neuen (Be-)Herrscher vielfach auch Unterdrücker wurden und zu massiven Bestrafungen bis zu Hinrichtungen übergingen, wie etwa die katholische Kirche in der Inquisition. Sie instrumentalisierte die Pest, erklärte sie zur Strafe Gottes für menschliches Fehlverhalten und richtete Hunderttausende hin, vor allem wohl, um sich an ihrem Besitz zu bereichern. 90 Prozent strich die Kirche ein, 10 Prozent der Denunziant. Angesichts der Brutalität der kirchlichen wie vor allem auch weltlichen Herrscher, wagten Betroffene keinen Widerstand und die Körper verkamen zu Bühnen ansonsten ungelebter Auseinandersetzungen.

Die Beulenpest brachte die Eiterbeulen an die Oberfläche der Haut und den Eiter nach außen. Der vergewaltigten Mehrheit dürfte schon längst der Kragen geplatzt sein, aber sobald sie das artikulierten, ging es ihnen sofort an denselben. Widerspruch wurde bedrohlich. Die Beulenpest zeigte den sich von innen nach außen entladenden Druck auf dem direkten Kontaktorgan Haut.

Bei der Lungenpest bildete sich der generelle Konflikt im zweiten Kommunikationsorgan, der Lunge, ab. Die Menschen konnten kollektiv nicht mehr wagen, offen zu kommunizieren und ihre Unzufriedenheit und Bedrängnis zu formulieren. Sie wurden sprachlos und ihre Lungen zur Bühne des tödlichen Geschehens.

Die Cholera machte mit ihren erschöpfenden Durchfällen deutlich, wie unverdaulich dieses von oben aufgezwungene Leben voller Drangsal für die Mehrheit war. Die Kranken schwitzten Blut und Wasser, Lebens- und Seelenenergie symbolisierend, und ließen ihre Lebenssäfte unter sich, bis nichts mehr da war und sie fertig waren mit diesem beschwerlichen und unl(i)ebenswerten Leben. Sie verschieden am Mangel an Salzen und an Austrocknung. Das Salz des Lebens machte sich davon und das Seelenelement Wasser wich aus dem Leben.

Die Geschlechts- und Volkskrankheiten Gonorrhöe (Tripper) und Lues (Syphilis) machten die geschlechtlichen Konflikte in den entsprechenden Körperregionen deutlich und dann auf den Organismus und das ganze Leben übergreifend. Im Vergleich zur früher üblichen freien Sexualität war so viel Angst und schlechtes Gewissen von der Kirche ins Spiel gebracht worden, dass der Bereich früheren Lebensgenusses zu einem einzigen großen Angstfeld verkam. Das reichte bis in unsere Zeit, wurde uns doch von gestörten Priestern noch Angst vor Rückenmarksschwindsucht und Blindheit wegen Onanierens eingeimpft. Wie wir als Kinder, nahmen sich die Menschen trotzdem weiterhin ihre sinnlich-erotisch-sexuellen Freiheiten, aber nun beladen mit so viel Angst und schlechtem Gewissen, dass sie tatsächlich – wie von den Angst-Priestern vorausgesagt – daran zugrunde gingen. Das ist wieder ein Beispiel für selbsterfüllende Prophezeiung und den Nocebo-Effekt. Die Syphilis war mit denselben Schiffen aus der Neuen Welt gekommen wie Tabak und Kartoffeln und wurde in unseren Breiten zu einem Spiegel des Elends, das wir dort anrichteten.

Bis in unsere Zeit drückte die Volksseuche Tuberkulose die Kommunikationskonflikte über die Entzündung und spätere sogenannte Verkäsung der Lunge aus.

Die Coronapandemie hielt uns von Anfang an den Spiegel unserer modernen Kontaktprobleme vor Augen, soweit sie Atem- und Kommunikationswege betraf. Wo das Problem sich an Blutbahnen und durch Thrombosebildung und Embolien zeigt, spiegelt es die Behinderung des Flusses unserer Lebensenergie. Das war schon lange vorher deutlich im hohen Bevölkerungsanteil, der sein Blut, Symbol der Lebensenergie, nur noch mit Pharmaka wie Markumar und/oder ASS in Fluss halten konnte. Hier ist die pflanzlich-vollwertige Ernährung im Sinne von *Peace Food* noch dringender *not*wendig, die unsere Lebensenergie – im Dunkelfeldmikroskop deutlich sichtbar – wieder in Fluss und uns damit in Bewegung bringen kann.

Wie gerieten wir in diese Fallen?

Das ist letztlich einfach zu erklären, wie bei jeder Falle. Mäuse fängt man mit Speck. Erst lässt sich das gut an für die Maus, sie spaziert in die Falle, genießt den Speck und merkt erst später, dass der Ausgang versperrt ist. So war es wohl auch mit dem Beginn der Landwirtschaft. Im Zweistromland zwischen Euphrat und Tigris, wo sie begann, war sie einfach und verlockend, denn beide Flüsse brachten, ohne menschliche Arbeit, alljährlich fruchtbaren Schlamm auf die Felder – ähnlich wie in Ägypten der Nil. So wurde das Leben angenehmer und leichter, und die Nahrung vermehrte sich ohne große Anstrengung. Als der Schlamm für die wachsende Bevölkerung nicht mehr reichte, war es schon spät. Unsere Vorfahren merkten gar nicht, wie die Falle hinter ihnen zuschnappte. Als sie den Niedergang registrierten, waren sie wohl schon zu viele für eine Rückkehr zum Nomadenleben, hatten wahrscheinlich auch den notwendigen

Naturbezug verloren, und so blieben sie sitzen und nichts ging mehr (weiter) oder jedenfalls nicht gut.

Das Gute vom Schlechten nach dem Polaritätsgesetz: Im Land der Sumerer und Ägypter entstanden auch die ersten Hochkulturen. Diese lieferten wiederum die Basis für spirituelle Entwicklungswege und damit letztlich für die Selbstverwirklichung, die C. G. Jung Jahrtausende später als Individuation beschreiben wird. Insofern war der hier beginnende Weg – bei all seinen Entgleisungen – wohl notwendig. Daher könnten wir diesen Abstieg in den Schatten anerkennen, wie es auch in einer individuellen Schattentherapie geschieht. Aber genau wie dort ist dieses Durchwandern des Schattenlandes auch zur rechten Zeit wieder zu beenden. Diese Zeit scheint mir gekommen, und eingangs zitierte Forschungen unterstützen das. So schließt sich ein Kreis der Entwicklung und kehrt zu den Anfängen zurück, geht aber auf einer höheren Ebene weiter. Dieser Wegbeschreibung in Form einer sich nach oben verjüngenden Spirale werden wir am Ende wieder begegnen.

Aber zurück an den Anfang des landwirtschaftlichen Fortschritts und der sich daraus ergebenden Krisen. Wahrscheinlich kam es aus der beginnenden Not zu ersten Kriegen, denn der Menschen gab es nun viele, und auf ein paar Verluste kam es den neuen Herrschern wohl nicht an.

Und dieses Muster ist bis heute geblieben. Nachdem es eine Zeit lang Vorteile bringt, merkt jedenfalls die Mehrheit nicht mehr, wenn das Ganze in den Gegenpol kippt. Nur wenige wie Rousseau durchschauten das Spiel, aber denen vertrauten die Menschen nicht, hatten sie doch jetzt ihre Obrigkeiten, die ganz andere Interessen vertraten. Die hatten auch kein Problem, viele Sklaven zu verbrauchen und dann entsprechend Nachschub aus anderen Ländern und sogar Erdteilen zu holen. Auch dazu boten Kriege willkommene Anlässe.

So ging die Entwicklung weiter bergab für die Mehrheit und zu mehr Macht für die Minderheit der Potentaten. Aus Dörfern wurden Städte und schließlich Stadtstaaten und Länder. Die ersten, wie Ägypten und Mesopotamien, waren ausnahmslos Sklavenstaaten. Selbst die griechische Polis beruhte wesentlich auf einem Heer von Arbeitssklaven, das zwei Drittel der Bevölkerung ausmachte.

VON DEN AHNEN LERNEN – VERGANGENHEIT KANN BEFREIEN 2.0

DAS LEBENSMODELL DES HOMO BONO

Wissenschaftliche Forschung spricht dafür, dass unsere nomadisierenden Vorfahren friedlich waren, sich freundlich verhielten und einen großen Freundeskreis unterhielten, vor allem als im Matriarchat lebende Sammler, aber auch noch als Jäger. Ihre Kontakt- und Kommunikationsfähigkeit förderte ihre Entwicklung und verschaffte ihnen große Vorteile gegenüber anderen Menschenarten wie denen aus dem Neandertal und anderen Tälern.

Wo immer moderne Menschen auf frühe indigene Bevölkerungen stießen, staunten Eroberer wie Columbus über friedliche Eingeborene, die meist weder Waffen trugen noch überhaupt hatten und sich leicht versklaven ließen. Leibeigene und Sklaven kannten die frühen Sammler und Jäger offenbar noch nicht. Aber viele Freunde zu haben war hilfreich und lebensfördernd für sie, erlaubte es doch, durch Imitation neu Entdecktes relativ rasch zu verbreiten und allen zugänglich mitzuteilen zum Vorteil aller. Nebenbei ließ es sie noch intelligenter werden, was sie aber wohl nicht mal ahnten. Fremde wurden damit zur Quelle von Inspiration und Möglichkeit zu Austausch neuer Erfahrungen, Erfindungen und Entdeckungen. Inzwischen sind wir weit im anderen Extrem gelandet, und halten andere Menschen für gefährlich. Die Pandemie machte das nur besonders deutlich was sich bis in Ausdrücke wie „Gefährder" niederschlug.

Auf dem Gegenpol zu unseren Vorfahren wurden wir Opfer des nicht durchschauten Polaritätsgesetzes, des Schattens der

Freundlichkeit und Gastfreundschaft in Gestalt von Misstrauen und Feindschaft.

Alles spricht dafür, dass Sammler und Jäger kaum horteten – ihnen fehlten schlicht die Kühlschränke. Auch Sparen war hinderlich, denn es führte zu Schlepperei. Wandern bedeutete ständige Bewegung, die sie sicher nicht be- und erschweren wollten. Vorratshaltung war noch mühsam und ihr Fehlen (ver-)führte notgedrungen zum Leben im Augenblick.

Sie sammelten vielleicht kleine persönliche Gegenstände, aber keine Ländereien, eher Freundschaften, Beziehungen und Bekanntschaften – das war ihr allen anderen überlegenes Entwicklungsmodell, das sie wohl ihrer Erfahrung und Art entsprechend, aber doch unbewusst wählten. Fixe Wohnstätten und schon gar *Immobilien* waren noch kein Thema für eine so mobile Nomadengesellschaft.

Besitz, auf dem man sitzen konnte, kam erst später mit der Sesshaftigkeit, und damit drangen – notgedrungen – auch Geiz, Gier und Neid ins Leben. Hier beginnt, was Rousseau Zivilisation nennt mit all ihren Beeinträchtigungen. Mit dem Besitz bekam auch erstmals Besessenheit von Materiellem eine Möglichkeit zur Ausbreitung. Menschen, die irgendwo festsaßen und sesshaft geworden waren, konnten wohl auch erstmals feste *Standpunkte* entwickeln und damit aber auch ver-rückt werden, wenn diese der Wirklichkeit nicht entsprachen oder von außen massiv in Frage gestellt wurden. Nomaden verrückten ihre Standpunkte ständig freiwillig in der Begegnung mit Anderen, mit anderen Standpunkten und An- und Aussichten. Sie lebten noch so natürlich wie selbstverständlich Heraklits „panta rhei" – alles fließt – wobei Heraklit natürlich erst viel später kam.

Wenn alles fließt und im Fluss oder Flow ist, sind Menschen glücklich(er), wie die moderne Glücksforschung Mihaly Csikszentmihalyis belegt. Waren deswegen unsere nomadisierenden Vorfahren glücklicher und folglich freundlicher als wir, was sie wiederum glücklicher und noch freundlicher werden ließ? Ersetzte hier ein natürlicher Engels- die sonst üblichen Teufelskreise? Verstärkte sich Generation für Generation die Freundlichkeit wie bei Belajews Füchsen und wuchsen nebenbei Kommunikationsfähigkeit und Intelligenz? Vieles spricht dafür.

Jedenfalls *ging* bei den Nomaden *etwas* und zwar täglich, sie kamen immer wieder in Gang und voran, da *lief etwas* und *Fortschritt* war alltäglich. Das sagt uns die Sprache in ihrer ehrlichsten Form der Mund-Art. Bei dem *läuft* es, da *rennt etwas* ... da *geht etwas* und er kommt voran. Indische Weisheitslehrer raten uns, wenn wir irgendwo ein Ziel und Meisterschaft erreicht haben, bald ein neues zu finden und ins beglückendere Schülerbewusstsein zurückzukehren. Das war Alltag für die wandernden Vorfahren. Sie blieben in Bewegung und lernten ständig Neues kennen, neue Landschaften und neue Leute – was wir heute, wo wir es verloren haben, als so gesund entdecken. Vor der Gefahr des Sitzens, dem – laut WHO – neuen Rauchen, mussten sie sich nicht fürchten. Sie blieben nicht sitzen, und das sollten wir – in der Schule (des Lebens) – auch vermeiden. Wer *sitzen bleibt*, hat das Nachsehen und -sitzen, so viel war uns einmal als Schülern schon klar. Weiterziehen und -gehen war tägliches Brot der Sammler und Jäger und ist bis heute die Bestimmung der Schüler (des Lebens).

Den inneren Kreis meiner Arbeit nannte ich deshalb LebensWandelSchule. Wir alle haben unseren LebensWandel, aber wandeln wir uns noch? Das hat unseren Vorfahren gutgetan, und wenn wir es wochenweise wieder aufnehmen – etwa beim (uralten) Fasten-Wandern – kommt es uns wiederum sehr zugute und wirkt sich nicht selten auf den weiteren LebensWandel aus.

Aber heute gilt *Herumzigeunern* als Schimpfwort, wir sitzen so fest, haben uns festgefahren, verbarrikadieren uns auf unhaltbaren Standpunkten – gegenüber der Um- und der Mitwelt.

Als soziale Wesen in Mutter Natur begann unsere Erfolgsgeschichte. Heute sitzen wir in Vater Staats Sozialstaaten fest und haben die Verbundenheit und viele auch die Freundlichkeit verloren. In den Appartements der modernen Apartheit sind wir innerlich so weit voneinander distanziert und so vereinsamt, dass Todesfälle in der Nachbarschaft manchmal erst am Geruch auffallen.

Dabei könnte es jetzt so gut um Leben gehen, das so viel mehr ist als Überleben. Geistig-seelische Entwicklung, spirituelle Selbstverwirklichung sind heute mögliche und zentral-wichtige Perspektiven. Zur anfänglichen Erfolgsgeschichte des Gemeinschaftslebens können wir wieder Anschluss finden und zurückkehren. Jetzt ist die Zeit dafür (reif). Wobei wir unsere Errungenschaften durch Individuation selbstverständlich beibehalten können, um so das Beste aus Altem und Neuem zur Synthese zu bringen und mit Synergien über uns hinauszuwachsen.

Ansätze gibt es bereits verschiedene. Junge Internet-Nomaden sind bereits wieder viel beweglicher unterwegs als ihre Eltern nach dem Motto: Home is where the Mac is. Ansonsten sitzen und setzen sie sich nicht fest, sondern beziehen die schönsten (Airbnb-)Wohnungen an den schönsten Plätzen der Erde. Ihre Beziehungen sind fließender und sie gewinnen Weltanschauung, indem sie sich dieselbe anschauen und an vielen verschiedenen Orten bewohnen und für einige Zeit heimisch werden. Natürlich lernen sie dabei immer wieder Fremde kennen, die zu Freunden werden und offenbaren, dass uns mehr verbindet als trennt und wir mit Freundlichkeit und Vertrauen weiter und uns und unserem eigentlichen Sinn und Wesen näherkommen.

Würden wir alle zunehmend diese Erde als unseren einzigen Heimatplaneten erkennen, gingen wir besser mit ihr um, was uns allen besser täte.

Praxis:
In Bewegung kommen, geistig-seelisch, körperlich und täglich als Exerzitium, jahreszeitlich als Reise – mit kleinem Geldbeutel kommt man den Fremden in der Fremde sogar noch näher – und lebenshälftenmäßig als Weltreise mit aller Offenheit für *Fremde(s)*, Weltbilder, Philosophien, Gedanken und Kostbarkeiten in kultureller und ernährungsmäßiger Hinsicht – nebenbei Weltanschauung erwerben und Geschmack am Leben finden.

VON ELTERN UND GROSSELTERN

Wie wichtig sie für uns sind, klang schon immer wieder an. Gehen wir vom dritten der Schicksalsgesetze aus, dass alles schon im Anfang liegt, sind selbstverständlich unsere Eltern, die an unserem Anfang stehen, sehr wichtig für uns. Das ist eine psychologische Binsenweisheit. Das Leben vieler PatientInnen und mein eigenes haben mir gezeigt, wie wichtig auch die Groß(en) Eltern sind, die noch weiter zurück und näher am Anfang liegen. Die Prägungen durch die Eltern sind den meisten gut bekannt und leicht(er) durchschaubar, aber ich kann auch sehr die meiner Groß(en)Eltern sehen und spüren.

Wenn ich von meinen Ahnen erzähle, hat das wiederum nur Sinn, wenn du dich davon zum Lernen von deinen anstecken oder inspirieren lässt. Großvater war auch Arzt und verehrt in der Familie. Er hat zwei Krankenhäuser geleitet und zwei Bücher geschrieben und mich mit seiner Diagnostik der Sinne, dem ärztlichen Blick, geprägt. Er steht als Büste bis heute in meinem Beratungszimmer und schaut (gut) auf mich, und ich bin mir seiner bewusst.

Eine meiner Großmütter hat mein Leben bis heute geprägt. Von ihr lerne ich noch weiter, dass Geld nur ein Mittel zum Zweck ist und nie Eigenwert erhalten darf. Daran ist nämlich wohl die andere Oma-Mama zugrunde gegangen, die vom Ehrgeiz besessen war, mit Großvaters verdientem Geld an der Börse mehr Geld als er zu „machen".

Der andere, Opa Arthur, war mit ganzem Herzen Prokurist einer Reederei und liebte Schiffe, die wir allabendlich zusammen von der Alten Liebe in Cuxhaven aus begutachteten. Er kam mit Lackschuhen durch den Sand in den Strandkorb, widmete sich Papieren und war stolz darauf, als echter Seemann Nicht-Schwimmer zu sein. Mit Schiffen war er nie weit gereist. Ihm verdanke ich, von seiner Frau, meiner Oma, früh schwimmen gelernt und viele große (See-)Reisen genossen zu haben. Außerdem erlebte ich an ihm staunend, wie stolz man sein konnte, etwas nicht zu können. Darin wollte ich ihm definitiv nicht folgen.

Ein Urgroßvater war Pfarrer gewesen und so fanatisch, dass er pro Woche eine Lebensmittelkarte für Kaiser und Reich verbrannte. Er gilt bis heute als Warnung vor Fanatismus.

Wir gehören nicht nur zu Völkern, aus deren Geschichte viel zu lernen ist, sondern auch zu Kontinenten, wie Amerikaner schon länger und nun allmählich auch wir Europäer erleben. Heute ist die Zeit reif, in ein Welt-Bewusstsein zu wachsen, sich bewusst als Teil der Menschheitsfamilie zu fühlen. Ein in uns wiederbelebter Homo bono erleichtert diese ungeheure Chance. Er ist unser aller Ahne, völlig unabhängig von unserer Farbe. Und ich glaube und hoffe, die meisten von uns ahnen diesen gemeinsamen Ahnen auch noch.

VON DEN KINDLICH-GUTEN AHNEN LERNEN?
Wie wäre es, unsere Scham wiederzuentdecken, vor allem als Haltung gegenüber unserer Mit- und Umwelt. Kollektives urmenschliches Erröten wäre angesichts der aktuellen Welt-Krise angesagt. Aus unseren Fehlern ließe sich – auf die alte Tradition zurückblickend – Fehlendes lernen. Unsere erlebte Enttäuschung ist als Ende einer Täuschung positiv zu sehen und daraus wiederum die Welt der beiden Täuscher, Raum und Zeit, der Polarität, zu durchschauen und dahinter als Gegenpol die Einheit zu erkennen und als Lebensziel zu wählen.

Demut kann den Egotrip verhindern und uns zurück auf den Weg zu uns selbst bringen. Wir bräuchten dringend bei derzeit weltweit verbreiteter und weiter um sich greifender Schamlosigkeit auch wieder Zugang zu Scham und zur urmenschlichen, allen Tieren fremden Ausdrucksform des Errötens. Das würde unserer Bestimmung und Würde als Menschen gerecht.

Die aktuelle Weltkrise und der Weltkrieg gegen das Virus zeigen es überdeutlich. Politiker sind uns ein schrecklich ehrlicher Spiegel. Sie verbreiten rücksichtslos Angst und Panik, streiten schamlos egoistisch, rangeln um Posten, bereichern sich an von ihnen verordneten Masken, konkurrieren um Impfdosen, verunglimpfen ihre Gegner und Kritiker, richten ein Chaos an, entziehen sich wo möglich der Verantwortung und projizieren gnadenlos.

Aber Achtung, all das ist auch Projektion, und der Verlockung danach ist zu widerstehen! Wir haben diese Politiker gewählt und wenn sie uns ärgern, hat das etwas mit uns zu tun. Je mehr sie uns stören, desto mehr ist das, was uns stört, in uns zu finden. Also nutzen wir sie, zu Selbsterkenntnis und Wachstum. Und haben wir Mitgefühl mit ihnen und uns, die wir sie gewählt haben. Wir brauchen solche Spiegel, aber wir brauchen sie nicht wiederzuwählen. Wir müssen nicht immer dieselben Fehler machen. Wir könnten dankbar sein, dass sie es so weit treiben und bewusst, dass wir es so weit haben kommen lassen. Sie erleichtern es uns, diesen Weckruf, der schon fast ein Hilferuf ist, zu hören, Corona kann uns aufrütteln. Die meisten Probleme sind nicht neu, aber waren nie so *deut*lich. Corona wirkt da wie ein Vergrößerungsglas.

Die kindlichen Ahnen waren entwicklungsfähig und -bereit, wie uns Wissenschaft und Mythos lehren. Wir haben uns beides in der allerletzten Zeit unserer Entwicklungsgeschichte abgewöhnt, aber die Fähigkeit bewahrt und könnten nun unser Erbe mutig antreten.

Was wäre das für eine wundervolle Rückkehr zu einem glücklich bewegten Leben auf dem Weg zu uns selbst mit Mutter Natur im Bunde in uns und um uns und einem ganz anderen Vater Staat an unserer Seite, den wir fordern und durchsetzen?

Jetzt ist unsere große Chance, vielleicht auch schon unsere letzte. Das ließe sich als Drohung (miss-)verstehen, dabei ist es vor allem eine wundervolle, ja ungeheure, aber eben auch dringliche Mahnung von Mutter Natur. Und selbst wenn der Erreger und seine Nachfolger aus dem Labor stammen, wie einige renommierte Wissenschaftler inzwischen annehmen, es bleibt die gleiche Lernaufgabe.

WIE KONNTE(N WIR) ES SO WEIT MIT UNS KOMMEN (LASSEN)?

Das Geheimnis der Zeit

Der Ursachen gibt es viele. Eine hat mit der Idee der linear verlaufenden Zeit und ihrer Messung mittels Uhren zu tun. Auf der Suche nach mehr Zeit sind wir dem Zeitsparen verfallen, und dabei ist uns ausgerechnet die Zeit selbst abhandengekommen. Früher hatten Eltern beiderlei Geschlechts *natür*lich mehr Zeit für ihren Nachwuchs, der noch nicht von Vater Staat verwaltet und für dessen Zwecke eingespannt war. Heute kennen Alpha-Tier-Väter oder -Mütter, also eine kleine Gruppe, die dem Ego-Prinzip dienend Karriere machen (müssen), gleichsam als Repräsentanten des alten Musters in der Moderne, ihre Kinder kaum noch. „Alle Zeit für die Karriere" ist das neue Motto – jedenfalls für Karrieristen. Für viele geht es aber auch nur noch ums nackte Überleben, wo beide arbeiten müssen, um überhaupt noch durchzukommen.

Da bleibt nicht viel für Partnerschaft oder Kinder. Sprich: Familie rangiert weit hinter Job – freiwillig für wenige, notgedrungen für viele. Jobs haben – im Rahmen unserer US-Amerikanisierung – nicht nur sprachlich, sondern auch inhaltlich die alten B*eruf*e verdrängt. Auf den inneren Ruf zu horchen und ihm zu gehorchen, aus dieser Innenschau die Berufung zu erspüren und einen Beruf zu entwickeln, der die Seele und die Familie nährt und uns Zeit für wirklich Wesentliches lässt, ist für die meisten Schnee von gestern. Der aber hat uns gesund und freundlich erhalten und ist die neue und alte Chance für morgen, die uns allen ans Herz gelegt sei. Ahnen wir uns zurück zu den (kindlichen) Ahnen!

Forschen wir in den eigenen Tiefen nach unseren Begabungen, die als Gaben erkannt, zu geben sind, und lassen wir wieder Berufungen daraus wachsen, die unsere Seele rufen und von vielen gebraucht und geschätzt werden.

Diese Art und Kunst des Gebens würde uns alle glücklich machen und in Fluss (Flow) bringen. Die Suche nach dem schnellen Geld kann das offensichtlich nicht und ist dem lang(sam)en Glück weit unterlegen.

Praxis:
Das Thema Zeit lässt sich gut mit Filmen durchschauen. In der Einführung von *Hollywood-Therapie – was Spielfilme über unsere Seele verraten,* haben wir neun Filme über die Zeit zusammengestellt und gedeutet, vom Rasen im Hamsterrad (*In Time*) über den Versuch, jünger zu werden (*Benjamin Button*) oder das Altern aufzuhalten (*Always Adeline*), bis zum Eintauchen in den Augenblick der Zeitlosigkeit (*Die Legende von Bagger Vance*) bis zur praktischen Anleitung, das Beste aus seiner Zeit zu machen (*About Time*). Nehmen wir uns wieder Zeit für uns, um deren Geheimnis zu lüften und alle Zeit der Welt im Augenblick zu finden. Über die erwähnten Filme können wir uns anpirschen.

Vater- und Partnerschaft

Unsere frühen Vorfahren, speziell die Sammler im Matriarchat, wussten wohl kaum, welche Rolle Männer bezüglich des Zeugens von Kindern spielen. In einer Welt ohne Zeitmessung und Uhren, wo Menschen noch alle Zeit der Welt hatten und lange vor der Entdeckung des Kalenders, blieb ihnen dieser Zusammenhang wohl verborgen. Kinder wurden noch lange in den orgiastischen Nächten der Beltane-Feuer einfach gezeugt, ohne Rücksicht auf standesamtliche Erfassung leiblicher Väter, und gemeinsam in der Gemeinschaft aufgezogen. So hatten alle Eltern viele Kinder und alle Kinder viele Eltern. Das Abnabeln der Kinder in der Pubertät geschah in Ritualen und bei der Vielzahl sicher leichter und nachhaltiger als in modernen Einzelkinder-Dramen, wie exemplarisch im französischen Film *Tanguy* veranschaulicht.

Ab der Lebensmitte waren alle Groß(e)Mütter und Groß(e)Väter und alle Enkel des Volkes gut aufgehoben.

Treue wurde wohl noch nicht als ausschließlicher persönlicher Besitz eines Partners verstanden. Altertumsforscher fanden höchstens Hinweise auf sogenannte serielle Monogamie. Wohl erst mit Besitz und dem Wunsch, ihn zu vererben, bekam die Vaterschaft große Bedeutung (für Männer).

Aufs Matriarchat folgten Gesellschaften, in denen Frauen mehrere männliche Partner hatten, wie im Himalaya-Hochtal Mustang bis heute. Der Mann stellt seine Schuhe vor ihre Hütte als akzeptiertes Zeichen für „gerade besetzt". Die Aché-Frauen in Paraguay hatten durchschnittlich 12 Partner im Leben.

Erst sehr spät bekamen Männer – wohl mit der Erfindung von Werkzeugen und Waffen und der Beherrschung des Feuers – Oberwasser. Besonders die Verbreitung des künstlichen Lichts über die Integration des Feuers in die Höhlen und später Hütten ließ und lässt bis heute Frauen aus dem gemeinsamen Rhythmus fallen. Während sie davor alle zu Neumond menstruierten und das wohl als Blutopfer an die große Mutter-Göttin galt, waren sie Teil eines riesigen Feldes, das die halbe Menschheit umfasste, und damit überaus machtvoll war. Durch das „künstliche" Licht fielen sie aus diesem Rhythmus und ihr Zyklus entgleiste in zeitliche Beliebigkeit, mit in der Folge dramatischer Schwächung des Weiblichen in der Welt.

Schließlich landeten wir mit erstarkendem Patriarchat auch partnerschaftlich im Gegenpol, wo Alpha-Männchen mehr oder weniger offen ein ganzer Harem zur Verfügung lag. Wäre es nicht auch in diesem Bereich an der Zeit, in wirklich gleichberechtigte Begegnungen auf Augenhöhe (zurück-)zufinden?

Damals waren unsere Vorfahren wohl darauf angewiesen, um zu überleben. Heute sind wir Nachfahren darauf angewiesen, wenn wir leben wollen. Und das wäre so viel mehr als überleben – zumal, wenn wir die erhoffte Synergie aus alten und neuen Möglichkeiten verwirklichen.

Das Alter war bei den Ahnen sicher noch kein Problem, weil es gar nicht stattfand. Erst mit der Entwicklung ergab sich überhaupt eine zweite Lebenshälfte. Der Tod dürfte noch keine Angst verbreitet haben, denn er war selbst in der jüngeren Vergangenheit noch eher als „Freund Hein" unterwegs. Insofern dürfte die Angst keine große Macht über die frühen Ahnen gewonnen haben.

Was können wir diesbezüglich hier lernen von den kindlichen Ahnen? Wie wäre es, wieder alle Kinder als unsere zu sehen? Uns mit dem Tod auszusöhnen und wirklich zu leben bis zur Begegnung mit ihm?

Die Mitte des Lebens und der Welt

Mit Hobbes und Hume haben wir den Bezug zu Mutter Natur aufgegeben und sind unter die Fuchtel von Vater Staat geraten. Anlässlich Rousseaus Weg „Zurück zur Natur" könnten wir die Mitte entdecken und zurückgewinnen, um dort ausruhend wirklich zu leben.

Dabei könnten wir uns hüten, in den von Ken Wilber beschworenen Prä-Trans-Irrtum des anderen Extrems zu verfallen, Vorfahren zu idealisieren und nun in Massen die letzten Wälder und Fluren heimsuchen und noch weiter zu zersiedeln. Tatsächlich streben ja schon immer mehr (Einfluss-)Reiche zurück in die Natur, ohne dabei zu bemerken, wie ihre Villen diese (zer-)stören.

Andererseits, wer schon Krebs hat, dem könnten wir ein Plätzchen in einer Waldklause für einige und auch längere Zeit zugestehen. Ansonsten sollten wir uns mit den im Lebensgarten TamanGa schon verwirklichten Wald- und Wiesen-Sälen zufriedengeben und uns Mutter Natur wieder erwandern – wie die Vorfahren. Das ist gesünder für uns und die Abwehrkraft stärkenden Wälder und Wiesen. Wir sind viel zu viele geworden, um heute als Sammler und Jäger (über-)leben zu können. Außerdem können wir unsere höheren Ziele der Verwirklichung unseres Menschseins heute viel besser und leichter ohne Jagd und Fleisch erreichen.

Die Mitte als Ziel ist das Re-medium, das Heil*mitte*-l, das uns zurück in Harmonie bringt, wie es das alte Ziel der frühen *Medi*zin war und noch immer das der *Medi*tation.

KAPITEL 3

Das Muster unseres Absturzes – die große Falle

WANN UND WARUM TUN GUTE MENSCHEN BÖSES?

Erstens: Weil sie es für das Gute halten. Entsprechend manipuliert, ist der Homo bono mit dabei, wenn er glaubt, es sei gut, für seine Gruppe oder ein Ziel zu kämpfen und sogar zu töten. Bringen seine ganz anders gepolten Herren genug Distanz zwischen ihn und seine verordneten Feinde, kann er sogar bewusst für eine angeblich gute Sache morden.

Zweitens: Uns Nahestehende, mit denen wir wirklich Nähe erleben, lieben wir und schütten in ihrer Nähe unser Bindungs- und Kuschelhormon Oxytocin aus wie Ludmilla Truds Silberfüchse. Das Ergebnis ist aber sehr der Polarität unterworfen. Wir lieben unseren Dackel, den wir ständig streicheln, essen aber Schweine, die für uns im Verborgenen gequält werden. Wir wollen niemanden erstechen und auch nur widerwillig erschießen, drücken aber schon eher mit großem Abstand auf den Knopf, der die Bombe auslöst oder programmieren die Drohne, die in jenes Haus fliegt, wo vermutlich Terroristen sind, die auch Friedensnobelpreisträger Barack Obama – nur ohne sie persönlich zu kennen – jede Woche zum Abschuss freigab.

Der Homo bono verabscheut grundsätzlich Gewalt und meidet sie, wo er kann. Deshalb haben seine Herrschaften die Waffen auf immer größere Entfernungen eingestellt, und so fiel ihm das Töten leichter, vor allem wenn entsprechende erwähnte (Lügen-)

Geschichten dazu animierten. Hinzu kommt, dass die Freundlichkeit, zu der wir uns entwickelt haben, von der gespürten Nähe abhängt. Auf die Entfernung entsteht auf der anderen (Schatten-)Seite Unfreundlichkeit und sogar Feindschaft. Es hat sich gezeigt, dass wir nur mit bis zu 150 Menschen in Resonanz gehen können. Mehr waren es wohl bei den Vorfahren nie.

Wie schon vor Jahrzehnten in *Woran krankt die Welt* belegt, können wir mit mehr als 150 Menschen weder Nähe noch Resonanz spüren. Diese Zahl lässt sich aus der Größe unseres Gehirns im Verhältnis zu unserer Körperlänge errechnen. Deshalb sind Dörfer religiöser Sekten wie der Amischen und Mennoniten nie größer und auch nicht die Kampfeinheiten der US-Armee oder Firmen von William Gore. Der entwickelte Goretex zu einer Weltmarke, ließ aber keine Firmeneinheit größer anwachsen und schrieb mit dieser Strategie immer schwarze Zahlen.

150 ist auch die Obergröße für Seminare, wie ich schon erleben durfte. Da können wir noch gerade gut zusammenfinden und uns finden. Einige noch größere Kurse machten es erkennbar schwieriger, ein gemeinsames Feld aufzubauen. Mit über 300 geht es gar nicht mehr. Ich lernte selbst nicht alle TeilnehmerInnen kennen und traf nach fünf Tagen noch einige, von denen ich nicht sicher war, ob sie dazugehörten. Größere Gruppen sind nur dann empfehlenswert, wenn sie etwa wie beim „verbundenen Atem" gemeinsam eine Übung oder ein Ritual ausführen und wie ein riesengroßes Wesen gemeinsam atmen oder agieren. Dann allerdings können sie ungeheure Energie und Kraft entfalten.

Der normale, immer auf Resonanz gepolte Homo-bono-Ahne schwingt gern mit, er fliegt etwa Tausende von Kilometern, um beim Münchner Oktoberfest mit Fremden zu schunkeln und zu den gleichen einfachen Rhythmen zu schwingen. Deshalb imitiert er auch gern und mit Erfolg andere. Es war sein außerordentliches Erfolgsgeheimnis, alles Nützliche in der Gruppe auszutauschen und zu übernehmen. Plagiate liegen uns von daher sozusagen in den Genen. Gähnt jemand in unserer Nähe, gähnen wir mit und erklären das für ansteckend, ohne dabei an Erreger zu denken. Es ist unserer Lust an und unserer Tendenz zu Resonanz geschuldet. Andererseits fliegen so manche Dissertationen heute wegen Plagiaten auf, vor allem bei Politikern, die sich mit akademischen Würden für politische Positionen empfehlen wollten und mit fremden Federn schmücken. Plagiieren liegt uns tatsächlich nahe und war ursprünglich ein Segen. Heute gilt es als geistiger Diebstahl und schweres Vergehen. In einer Zeit vor der Entdeckung von Privatbesitz war das natürlich nicht denkbar.

Allerdings gibt es da heute einen guten Kompromiss. Wir dürfen Ideen übernehmen und sogar abschreiben, sofern wir dazuschreiben, von wem wir sie haben. Ihr erlebt als meine LeserInnen gerade so ein Beispiel. Seit ich Rutger Bregmans *Im Grunde gut* und Johannes Hubers *Gesetz des Ausgleichs* entdeckt und spontan als richtig und mit meinen Erfahrungen aus Psychotherapie und Medizin übereinstimmend erlebe, möchte ich sie weiterverbreiten. Ich empfehle sie meinem Umfeld, zitiere sie in Seminaren und Büchern wie diesem und möchte helfen, diesem Wissen um das Primat des Guten ein neues, großes Feld zu bauen. Das sollte in Ordnung sein, solange ich sage, woher es ursprünglich stammt.

DER SCHATTEN DER MACHT

Ein großes, modernes, aber schon altes Problem ist: Eine kleine Gruppe ausgerechnet der Mächtigsten reagiert nicht auf das Gute und geht un- oder bewusst nicht damit in Resonanz. Ob sie so geboren sind, etwa das anders gestrickte Erbgut der Neandertaler noch in sich tragen oder durch eine andere Sozialisation im Sinne der Epigenetik und dann vielleicht noch durch die Lektüre von Machiavelli so wurden, ist nicht leicht zu entscheiden. Sie wollen nicht mit anderen oder einer Gruppe mitschwingen, halten sich für schlauer und die anderen folglich für dumm oder jedenfalls dümmer. Jedenfalls behandeln sie andere wie Dumme und die fügen und verhalten sich – als Homo bono – dann auch häufig so – im Rahmen der selbsterfüllenden Prophezeiung.

Studien verraten uns, wie sehr Macht korrumpiert. Da ist jemand wirklich freundlich und bescheiden und wird so zum Anführer, Kanzler oder Präsidenten gewählt. Kaum ist er es aber, vergisst er seine für ihre Kurzlebigkeit bekannten und deshalb auch Wahlversprechen genannten guten Vorsätze. Möglicherweise erliegt er seinem Schatten und entpuppt sich als Despot und Kriegstreiber.

Der mexikanische Volksheld Pancho Villa machte diese Wandlung selbst mehrmals durch. Kaum hatte er die von ihm angezettelte und angeführte Revolution gegen den jeweiligen Despoten zum Sieg geführt, wurde er selbst zu einem. Immerhin erkannte er, der politischen Aufgabe nicht gerecht zu werden und trat zurück. Dann kam der nächste Despot, und Villa zettelte den nächsten Aufstand gegen ihn an.

Oben, in der dünnen Luft der Spitze, werden offensichtlich und nachweislich *Spitzenleute* rasch schamlos.

Sammler und Jäger konnten etwaige schamlose Soziopathen immer wieder rasch aus Anführerpositionen entfernen, allerdings nur in ihren überschaubar kleinen Gruppen. In den viel größeren Menschenballungen der Moderne bringen schamlose Machthaber über Ideologien und mittels Aufbaus entsprechender Felder die Bevölkerung dazu, ihnen fast bedingungslos zu glauben und zu folgen. Der kindliche Ahn in uns wird da fast kindisch und folgt und glaubt in seiner naiven Art so hingebungsvoll, dass er auf solche Despoten nicht gern, aber oft, hereinfällt. Und aufgrund ihrer Scham- und Gewissenlosigkeit können Narzissten in Führungspositionen die in uns schlummernden kindlichen Ahnen schamlos und ziemlich leicht manipulieren und über fast jeden Tisch ziehen.

UNSER HAUPTPROBLEM:
IMMER MEHR VOM SELBEN

Das größte Problem des gutgläubigen, in uns weiterlebenden Homo bono ist, nach einem guten Anfang völlig unkritisch davon auszugehen, es müsse so weitergehen. Wir sind da so mit dem dritten der Schicksalsgesetze im Bunde, und so in das zweitwichtigste, die Resonanz, verliebt, dass wir das erste und wichtigste der Polarität übersehen. Aber es ist immer nur eine Frage der Zeit bis zum Umschlag in den Gegenpol oder Schatten. Selbst bei aussichtslosen Wendungen fahren wir einfach fort, nach dem ebenso bekannten wie gefährlichen, von Paul Watzlawick entlarvten Motto „Immer mehr vom Selben".

Gründe, wie einmal geschlossene Kameradschaft oder gegebene Versprechen, halten ewig, selbst wenn sich die Umstände längst gewandelt haben. Dabei ist Veränderung das einzig Beständige, wie schon Heraklit betonte. Klassisch ist die erwähnte Nibelungentreue, einmal eingeschworen, bis zum bitteren Ende verbunden, lieber gemeinsam untergehen als untreu neue Wege wagen.

Auf dem Weg zur Vollkommenheit ist neben den Schicksalsgesetzen auch deren Hierarchie zu beachten. Das Gesetz des Anfangs ist wichtig, aber nur das drittwichtigste. Es wird vom zweitwichtigsten, der Resonanz, und vom wichtigsten, der Polarität, im wahrsten Sinne des Wortes in den Schatten gestellt.

Der Homo bono in uns neigt – als Hypothek seines anfänglichen Erfolges – fast immer dazu, die Resonanz über alles zu stellen. So ist das Resonanzgesetz durch den Millionenbestseller *The Secret* geradezu unheimlich und gefährlich weiter verbreitet als das noch wichtigere der Polarität. Das Kind in uns neigt aber auch dazu, das dritte der Schicksalsgesetze, das des Anfangs, überzubetonen und aus einem guten Beginn nicht mehr herauszufinden.

„Ende gut, alles gut!" stimmt sicher. Aber stimmt auch „Anfang gut, alles gut?" Da das Gesetz des Anfangs eben nur das drittwichtigste ist, werden wir leicht Opfer des zweitwichtigsten der Resonanz und erst recht des wichtigsten, weil erstrangigen Gesetzes der Polarität. Wir übersehen es nur zu gern und tatsächlich ständig. So folgen unsere Entwicklungen fast alle einer insgesamt gefährlichen und oft sogar fatalen Kurve.

Oder einfach ausgedrückt: Was sich einmal bewährt hat, muss das nicht immer (weiter) tun, im Gegenteil. Altbewährtes kann in eine Falle führen und tut das häufig, weil sich Zeiten beständig wandeln: panta rhei. Das einzig Sichere ist der ständige Wandel und am Ende die Endlichkeit des Todes.

Als Homo bono bleiben wir nur zu oft in der Kombination vom drittwichtigsten Gesetz des Anfangs und zweitwichtigsten der Resonanz hängen. Das gilt es als ersten Heilungsschritt zu durchschauen. Nur dann können wir uns wandeln, als zweitem notwendigen Schritt zum Heil(-werden). Darauf baut als dritter Schritt des Heilwerdens die Einordnung in den Gesamtzusammenhang auf.

Sich mit dem Krankwerden, der Pathogenese, zu beschäftigen wie es die Schulmedizin tut, ist im Sinne des Durchschauens des Problems ein guter Anfang. Er liefert die Grundlage, braucht aber für Heilung auch den zweiten und dritten Schritt, Wandlung und Einordnung. Wir müssen also dranbleiben oder, wie der Volksmund weiß: Wer A sagt muss auch B sagen.

DIE PARABEL DER POST-BONO-ZEIT

Selbst wo wir die entstehenden Fehlentwicklungen überall sehen, kenne ich zu diesem zentral wichtigen Phänomen keine wissenschaftlichen Untersuchungen, nur eine Erfahrungs-Tatsache, die uns zur Parabel werden mag: die traurige Geschichte vom Frosch als unser Abbild in dieser Zeit und Geschichte. Lassen wir sie nicht auch noch zu unserer Zukunft werden, sondern durchschauen und wandeln wir sie.

Das ebenso deutliche wie scheußliche Experiment zeigt den Weg unserer Entwicklung in die Sackgasse oder vor die Wand. Obwohl schon ziemlich bekannt, hat es noch kaum Konsequenzen gezeitigt: Wirft man einen Frosch in einen Topf mit 50 Grad heißem Wasser, springt er – weil es viel zu heiß für ihn ist – spontan wieder heraus. Setzt man den Frosch aber in denselben Topf mit kaltem Wasser, bleibt er bewegungslos drin hocken. Als wechselwarmem Wesen ist ihm kalt, da seine Körpertemperatur, anders als bei uns, der äußeren entspricht. Wird das Wasser im Topf langsam aufgeheizt, wird es dem Frosch mit jedem Grad wohler, und er fühlt sich lebendiger. Bei 20 Grad fühlt er sich schon besser und bei 25 richtig gut. Bei 30 ist er noch lebendiger, dann wird es ihm allmählich zwar zu warm, aber er bleibt, weil es ja bisher auch immer besser wurde. Er kann offenbar nicht fassen, dass eine Entwicklung, die ihm erst genutzt hat, nun anfängt, zunehmend zu schaden. Ab 40 Grad leidet er und ab 50 Grad schwer. Aber er bleibt und lässt sich schließlich sogar (ab)kochen, weil er sich nach so gutem Beginn offenbar den Umschwung vom Guten zum Schlechten nicht eingestehen kann. Er versteht die Polarität nicht und kann nicht umdenken, sondern bleibt in seiner Anfangsstimmung gefangen bis zu seinem bitteren Ende. Immer mehr vom selben, ist eben keine Lösung, wie Paul Watzlawick erkannte, und führt zu keinem guten Ende.

DAS MUSTER DER FORTSCHRITTSKURVE

Unserem inneren Homo bono geht es offenbar schon länger ganz ähnlich. Auch ihm fehlt das Verständnis für diesen archetypischen oder mustergültigen Ablauf. An diesem Verstehen und Durchschauen müssen wir als erstes Schritt arbeiten und werden das an einigen Beispielen zum Zwecke unserer Befreiung aus dieser Falle tun, um dann den zweiten Schritt, die Wandlung, zu schaffen.

Der Fortschritt sollte eine ständige Verbesserung unserer Lebenssituationen bringen – so das Versprechen – und er tat das auch lange Zeit. Inzwischen wird jedoch vieles tatsächlich und im Bewusstsein vieler immer schlechter. Natürlich haben unsere JournalistInnen mit ihrer selektiven Wahl des Schlechten und Bösen daran ihren Anteil, in diesem Fall gar nicht so verkehrt. Sie hatten einfach die Phase des Besserwerdens ausgeblendet. Gerade im Corona-Koma wird viel Wichtiges tatsächlich extrem schlechter. Wir können und müssen lernen zu erkennen, wann eine gute Entwicklung in ihr Gegenteil, den Schatten, umschlägt! Für die gegenwärtige Situation fällt mir oft Bert Brechts Ausspruch ein: „Das Gegenteil von gut ist nicht böse, sondern gut gemeint."

Natürlich können auch die Schicksalsgesetze zur Falle werden, etwa wenn ihre Hierarchie nicht beachtet wird. Dass alles im Anfang liegt, ist und bleibt richtig, bedeutet aber nicht, dass es immer so bleibt. Auch wenn auf einen himmlischen Anfang eine wundervolle, gar bezaubernde Resonanz-Phase folgt, ist das noch keine Garantie für bleibendes Glück oder auch nur weitere Fortschritte. Dem entscheidenden und wichtigsten Polaritätsgesetz folgend kann sich alles noch ins Gegenteil drehen und tut das nicht selten, wie schon das Beispiel der Partnerschaft gezeigt hat. Heiße Liebe kann sehr wohl und sehr oft in kalten Hass umschlagen.

Das Muster der Kurve (siehe Grafik Seite 235) hat etwas Archetypisches und gerade, wenn eine Entwicklung gut beginnt, sollten wir wach bleiben und das Polaritätsgesetz im Auge behalten. Es besteht immer die Möglichkeit, dass die weitere Entwicklung nach dem *Schattenprinzip* ins Gegenteil umschlägt.

Wenn wir viele Beispiele dafür betrachten, ist nie das Ziel, mit der Vergangenheit zu hadern, sondern sie zu verstehen und, im Gegenteil, zu nutzen, um davon (los) zu kommen, um das Ganze wandeln und einordnen zu können im Sinne der eigenen Heilung – der von uns und Mutter Erde und unserer Welt.

DIE WELT DER FALLEN, IHR MUSTER UND DIE AUSWEGE

Vom Kollektiv zur Privatsphäre

Unsere frühen Sammler- und Jägerahnen, die in Höhlen Schutz vor wilden Tieren und Unwettern fanden, litten – noch ohne Macht über das Feuer – gewiss sehr unter Kälte. Die aus dem Neandertal dürften mehr Fell gehabt haben, aber der Homo bono ist wohl schon sehr lange sehr nackt. Bis auf Haupt- und Schamhaar hatten jedenfalls die Frauen das Fell aufgegeben und die Männer doch sehr ausgedünnt. Zum Überleben müssen sie sich in den Nächten gegenseitig gewärmt – wir würden heute sagen aneinandergekuschelt – haben, was das Kuschelhormon Oxytocin versüßt haben dürfte. Inzwischen kuscheln wir, wenn überhaupt, höchstens noch mit einem Partner, unseren Kindern oder Haustieren, falls letztere nicht schon eingespart sind. Die meisten kuscheln mittlerweile im Laufe ihres Lebens immer weniger und hören im Alter ganz auf. Das entspricht nicht unserer Art und ist schädlich, weil Oxytocin und andere Geschlechtshormone wichtig für den Organismus und speziell unser Gehirn sind. Dort sorgen sie buchstäblich für Ordnung beziehungsweise helfen, entstehende Unordnung zu entsorgen.

Wichtig zu wissen: Wer viel kuschelt und sich dabei wohlfühlt, lebt Resonanz und ermöglicht seinem Gehirn ungleich bessere Regeneration.

Aber wie besprochen fehlt heute zunehmend der passende Partner, und Haustiere machen Arbeit und erfordern Kompromisse.

Wir schauen uns jetzt nochmals das Thema Beziehung unter dem Aspekt ihrer Entwicklungskurve an. Unsere frühen kindlichen Ahnen waren wohl weniger wählerisch und anspruchsvoll, und sie waren viele und meist in der Gruppe, gewannen dadurch Vorteile, die wir heute kaum noch erinnern.

Aber von Privatsphäre konnte damals wohl noch gar keine Rede sein. In der Horde waren alle aufeinander angewiesen und nutzten diese große Chance. Nähe war zwingend, Individualität spielte noch keine Rolle und hatte auch kaum Chancen. Absonderung war damals ein Selbstmordprogramm.

Christlich wäre es sogar Sünde gewesen, aber das Christentum mit seiner Sündenkrämerei war noch längst nicht in Sicht. Sein Ausdruck im Urtext „hamartanein" für „sündigen" heißt auch „sich absondern". Insofern ist Social Distancing christlich betrachtet Sünde.

Unsere kindlichen Ahnen empfanden den Umzug in erste – wahrscheinlich mit Holzfeuern gewärmte – Hütten sicher als großen Fortschritt, ermöglichte er doch erstmals eine gewisse Privatsphäre. Die bisher zwingende nächtliche Gruppenkuschelei hörte auf oder reduzierte sich bestenfalls auf einzelne Rituale wie die Feste der Beltane-Feuer unserer germanischen Vorfahren. Es gab jetzt nur noch wenige oder überhaupt nur einen Kuschelpartner. Dieses Muster kennen wir bis heute. Mit der Zeit nimmt der Kuschelfaktor ab und damit das Oxytocin. So sank dessen Spiegel kollektiv, was uns unbemerkt Wichtiges nahm.

Mit der Zeit wurden die Häuser komfortabler bis zu Hochhäusern mit Liften und unzähligen Appartements. In denen breitete sich eine bis dato unbekannte Apartheit aus, weshalb die in Südafrika politisch von oben verordnete und allen sichtbare Variante auch überall so vehement als Provokation empfunden und in der Projektion massiv bekämpft wurde. Dabei hatten wir sie zu dieser Zeit längst kollektiv am Hals. Die Appartement-Wohnentwicklung entsprach dem Homo bono keineswegs und fühlte sich für ihn gewiss nicht gut an. Aber der Rückweg war versperrt. Gruppenkuscheln war inzwischen nicht nur von den Religionen längst und strengstens verboten. In Bewegungen wie unserer der Hippiezeit oder der spirituellen Kommune in Poona brachen immer wieder solche Tendenzen durch, wurden aber von Medien und Mainstream massiv diffamiert und bekämpft und verschwanden auch rasch wieder.

Die neue Individualität ging immer weiter. Sippen lösten sich auf, die Menschen wurden einsamer. Heute sterben sie oft – im wahrsten Sinne des Wortes – von allen guten Geistern verlassen. Corona setzte dem noch die Krone auf.

Während der Pandemie übernahm der Schatten vollends die Macht und zeigte, wo wir gelandet sind. Einsames Sterben in Alters-Asylen wurde per Zwangsverordnung der Regierung durchgesetzt, angeblich um genau diese Alten zu retten. Die Regierung nennt sich christ- und sozialdemokratisch. Aber war das demokratisch? Oder im Gegenteil die undemokratischste Zeit der Bundesrepublik Deutschland? War es christlich, alte Angehörige oder gar Sterbende der Einsamkeit zu überlassen? War es sozial, die Reichsten reicher und die Ärmsten noch ärmer zu machen? Der Schatten hat unsere Parteien längst eingeholt.

Die Entwicklung zur Vereinzelung ging anfangs langsam, dann aber rascher, bis der sogenannte Fortschritt in unserer Zeit zu galoppieren begann. Vieles lässt erkennen, wie weder unser Bewusstsein noch unser Erbgut mit der Entwicklungsgeschwindigkeit Schritt halten konnten und ziemlich *hoffnungslos* zurückblieben. Für unser Gefühl und Gehirn bleiben Gruppengefühl und Gemeinschaft mit Menschen extrem wichtig. Einsamkeit verursacht nachweislich Stress und reduziert, wie die zitierte englische Langzeitstudie ergab, die Lebenserwartung um zwei Jahre – möglicherweise mehr als Covid-19.

Zumal Stress seinerseits obendrein die Abwehrkraft und die Neuroplastizität verringert, was kreative Denk- und Lernfähigkeit behindert und damit unser großes Plus der Evolution riskiert.

Wohn- und Privatsphärensituation ist aber nur ein Steinchen in dem großen Mosaik unserer kulturellen Entwicklung. Aber es zeigt das Prinzip in der Entwicklungskurve schon deutlich und entlarvt uns als Frösche. Anfangs ist da eine spürbare Verbesserung: Endlich mit dem Lieblingskuschler ganz für sich allein, aber dann immer rascher ganz allein und ohne KuschelpartnerIn und -hormon.

Der Ausweg ist einfach: Lasst uns wieder viel in Gruppen (er-)leben. Genießen wir es, uns zusammenzutun, auszutauschen, zu teilen und zusammenzuhalten. Kommunikation hat uns von Anfang an vorangebracht. Voneinander lernen bringt uns weiter und vermittelt nachweislich Glück. In Gruppen bis zu 150 Menschen können wir uns noch gut verbinden und jene Freundlichkeit leben, die uns überleben ließ und jetzt so richtig aufleben lassen könnte. Gruppenleben tut uns allen gut, auch denen, die es bisher ignorierten, ob in Familie, Nachbarschaft, Vereinen oder Interessengruppen.

Die Ernährungsfalle

Die Entwicklungskurve der Nahrungssituation zeigt wieder den gleichen (arche-)typischen Verlauf. Was war es für ein Segen, die Nahrungsmittelherstellung so zu verbessern und zu industrialisieren, dass praktisch alle – wenigstens in unseren Breiten – satt werden konnten! Wie ist aber diese sättigende Entwicklung ins Gegenteil umgeschlagen, wenn wir heute erleben, wie schon über die Hälfte der deutschsprachigen Bevölkerung wegen Allergien und Unverträglichkeiten diese Kost nicht mehr verträgt.

Die deutsche Ministerin für Landwirtschaft und Verbraucherschutz ist auf den Gegenpol umgestiegen und betreibt ganz offen Konzernschutz und -politik. Etwa, wenn sie den Chef eines der größten Nahrungsmittelkonzerne in einem Werbeclip feiert, weil er den gefährlichen Anteil in den Produkten um 10 Prozent gesenkt hat. Also nicht auf 10 Prozent, sondern um 10 Prozent. 90 Prozent der gesundheitsschädlichen Inhaltsstoffe bleiben also drin und machen die Esser solchen Giftmülls weiterhin krank und nur den Konzernchef und „seine" Ministerin froh.

Man könnte meinen, Pharma- und Nahrungsmittelindustrie arbeiteten zusammen. Möglicherweise haben die Shareholder wirklich Anteile beider Konzernsparten und so auch am organisierten Elend oder ist das schon Verbrechen?

Dabei hatte alles wieder so gut begonnen. Diese Verkehrung ins Gegenteil beziehungsweise der Umschlag in den Schatten ist eine ständig drohende Gefahr, wie in *Schattenprinzip* beschrieben. Der Ausweg ist mit pflanzlich-vollwertiger *Peace-Food*-Kost kostbar, schmackhaft und auf vielen Ebenen heilend. Und je regionaler, desto frischer ist die Versorgung möglich.

Die Fleischfalle

Natürlich war es wundervoll, wenn die ursprünglich wohl vor allem in der langen kalten Jahreszeit unter Hunger leidende Menschheit unserer Breiten sich endlich so richtig satt essen konnte. Als lange vor unserer Zeitrechnung Werkzeuge in Waffen verwandelt und Tiere erlegt wurden, konnte, durfte und musste die ganze Sippe sich die Bäuche so richtig vollschlagen, denn zum Haltbarmachen der Beute fehlten die Mittel. Verschiedene Höhlenmalereien veranschaulichen diesen großen (Fort-)Schritt. Damals begann wahrscheinlich die Tradition des Sonntags- oder Festtagsbratens. Festtag war, wenn ein größeres Tier erlegt wurde. Mit dem Fortschritt des Handels war Feiertag bald jeden Tag – bei denen, die sich derlei Luxus leisten konnten. So wurde die Versorgungslage immer besser und die Lebenserwartung stieg, wobei es wesentlich um die erste Lebenshälfte ging, eine zweite gab es für die große Mehrheit noch gar nicht. Insofern bescherten wachsende Waffenfähigkeit und -geschicklichkeit immer öfter Feier- und Festtage. Natürlich brachten aufkommende Milchwirtschaft, neue, ergiebige Pflanzenarten und auch Kunstdünger deutliche Verbesserungen der Versorgungslage. Heute können sich fast alle bei uns praktisch immer die Bäuche mit Braten aller Art vollschlagen.

Allerdings macht uns das inzwischen augenscheinlich fett und – wissenschaftlich nachweisbar – krank. Und wieder haben die allermeisten Fortschrittsanhänger – im Froschmodus – den Braten nicht gerochen und nicht bemerkt, wie sie sich die zweite Lebenshälfte mit chronischen Krankheiten und Altersleiden verheeren.

Rückwirkend und reichlich spät durchschauen wir so manches. Ursprüngliche Braten stammten von Wildtieren, die sich natürlich und automatisch vollwertig ernährten. Heute ist der Braten billig, aber auch minderwertig. Er kommt aus in Massentierzuchthäusern ein Leben lang gequälten Tieren. Mit sogenanntem Kraftfutter gemästet, bekommen sie weder Gras noch Heu, und in ihrem Fleisch gerät das Fettsäurengleichgewicht zwischen Omega-3- und -6-Säuren hoffnungslos in Schieflage, was die Entzündungsbereitschaft des Organismus sehr erhöht und für sogenannte stille Infektionen (silent inflammation) sorgt.

Obendrein enthält modernes Fleisch all die Angst der Schlachttiere, die in der mechanisierten Tötungsmaschinerie von Großschlachthöfen lange anstehen und warten müssen, bis ihr erbärmliches Leben qualvoll endet. Alle Säugetiere, zu denen bio-logisch auch der Homo sapiens gehört, haben aber identische Neurotransmitter und Hormone, auch die von Angst, Panik und Stress. Insofern essen Fleischesser sie mit und erleben anschließend entsprechende Seelenzustände.

Auf diese Weise haben wir uns mit Hilfe der EU-Bürokraten und ihrer aufopfernden Fürsorge für die großen Konzerne Panikattacken als neues Krankheitsbild geschaffen, das es zu meinen Studienzeiten noch nicht gab, als man die Tiere noch direkt auf den Bauernhöfen oder in kleinen Landschlachthöfen einzeln schlachtete.

Angst und die Schwingungen von Wahnsinn, Apathie und Lethargie, die wir mit dem Fleisch der Masttiere zu uns nehmen, behindern Resonanzgefühle von Glück einerseits und die Neuroplastizität unseres Gehirns andererseits. Und immer wieder ist darauf hinzuweisen: Langsam aber sicher versagende beziehungsweise dement(ierend)e Gehirne erkennen gar nicht mehr, was ihnen geschieht. Das ist leider die Situation alternder Mischköstler und beginnt früh mit jedem Stück Fleisch, ganz abgesehen von den katastrophalen ökologischen Auswirkungen auf Klima und Um- und Mitwelt.

Und wieder riechen die meisten den Braten nicht, sondern verharren im Frosch-Modus und lassen sich im wahrsten und doppelten Sinne abkochen.

Der einfache Ausweg: Achten wir auf uns und Mutter Erde, durchschauen und verlassen wir den Froschmodus und ernähren uns in vieler Hinsicht anständig und verantwortlich, das heißt, ohne Tierprotein wie Fleisch, Fisch, Milchprodukte und Eier. Helfen wir zuerst uns selbst. Das pflanzlich-vollwertige Leben ist wirklich ein einfacher, überaus nachhaltiger, sehr geschmackvoller und obendrein kostbarer Weg in ein gesünderes Leben.

Wer, wenn nicht wir? Wann, wenn nicht jetzt?
Zu Risiken und Nebenwirkungen besser nicht die Vertreter von Pharma- und Nahrungsmittelkonzernen fragen, die inzwischen auch in vielen Praxen, Apotheken und Supermärkten klammheimlich über ihre Produkte Fuß gefasst haben.

Nebenwirkungen sind: bessere Abwehr und Gesundheit, Figur und Fitness, Durchblutung, Stimmung und Leistung und mehr (Lebens-)Frische und -Freude und ein gutes Gewissen.

Gesundung und Regeneration sind auf diesem Weg sehr einfach: Den besten Start liefert eine Fastenwoche als Einstieg in den Umstieg, um alle möglichen Abhängigkeiten locker und leicht loszulassen. Anschließend alles Gefährliche, Schädliche und Giftige weglassen, also vor allem Tierprotein, denn 92 Prozent der aufgenommenen Gifte – wie etwa Dioxin – stammen laut Studie[23] des Schweizer Bundes daher. Frische, energiereiche und trotzdem ausreichend wärmende und vor allem gut schmeckende Pflanzenkost ist die Kost der besten Wahl.

Die Brotfalle
Und was für ein (Fort-)Schritt von der Knappheit des Brotes der frühen Jahre zum heutigen Überfluss an täglichem Brot. Wer aber betet noch das Vaterunser? Wir brauchen scheinbar nicht mehr ums tägliche Brot zu bitten, es ist im Überfluss verfügbar. Wer nicht bittet, braucht auch nicht zu danken. Wer aber nicht mehr dankt, wird undankbar und unglücklich.

Die Zeiten, wo die große Mehrheit in der Landwirtschaft tätig war, um Mutter Natur mühsam kleine Früchte und karge Grassamen für Brotgetreide abzuringen, sind noch nicht so lange, aber definitiv vorbei. Im modernen Wohlfahrtsstaat ist scheinbar – auf Brotebene – für alle gesorgt. Wir brauchen uns darum kaum noch zu kümmern und tun es auch nicht – weder um uns noch um andere – und verkümmern dabei gemeinsam, meist wieder ohne es zu merken im Froschmodus.

Wer hat schon gemerkt, was aus dem Brot der frühen Jahre, jenem Brot, das Christus beim Abendmahl brach, wurde? Es bestand aus Einkorn, einer ursprünglichen Getreideart mit 12 Chromosomen. Der moderne Hartweizen hat deren 42. Er ist durch sogenannte Polyploidie entstanden, die Kreuzung genetisch entfernter Arten. Das führt zur Vergrößerung der Zellkerne und Samenkörner und zur Unfruchtbarkeit der Pflanzen. So wurden Ernten ergiebiger und Firmen wie Bayer-Monsanto und Syngenta profitierten, denn sie können dadurch jedes Jahr neues Saatgut verkaufen und Bauern werden abhängig.

Nur sind diese modernen Hybridpflanzen wie ihre noch ergiebigeren genmanipulierten Nachfahren kaum mehr in der Lage, Sonnenlicht in den Doppelspiralen ihres Erbgutes, der DNS, zu speichern. Der deutsche Physiker Fritz-Albert Popp hat das wissenschaftlich belegt, ohne dafür je Anerkennung zu finden. Die Beschäftigung mit Lebensenergie gilt bei uns als verdächtig und unseriös. Wohl, weil Lebensenergie nicht patentierbar und insofern nicht finanziell auszuschlachten ist und obendrein schwer fassbar, wenn auch – mit Popps Methode – leicht messbar. Die Beschäftigung damit würde auch viele industriefreundliche, aber ausgesprochen gesundheitsschädliche Sackgassen enttarnen, also ist sie unerwünscht und findet nicht statt.

So geht den Essern mit dem modernen Brot das Leuchten des Lebens, die Lebensenergie des Sonnenlichts, verloren. Aber immerhin werden jetzt alle satt. Jedenfalls hat der Erfinder des modernen Hartweizens dafür mit Recht den Friedensnobelpreis erhalten. Denn tatsächlich schafft Hunger Unfrieden und Sättigung Zu*frieden*heit.

Und wer bemerkt schon, wie sehr sich modernes Getreide von seinem Ursprung entfernt hat? Der Unterschied in den Chromosomen zwischen Mensch einerseits und Bonobo oder Schimpanse andererseits beträgt nur ein Prozent, der zwischen dem Brot der frühen und späten Jahre aber weit über 300 Prozent. Das könnte uns zu denken geben, aber wer denkt noch über so etwas nach? Die alten MischköstlerInnen, denen wir zu unser aller Nachteil erlauben, uns zu regieren, wohl nicht. Sie wirken auf mich eher am Wesentlichen uninteressiert und verdienen Mitgefühl.

Wer weiß auch, dass die EU der Industrie erlaubt, über 1000 Chemikalien ohne Deklarierung dem Brot beizumischen – auch solche, die nur das Reinigen der Backmaschinen erleichtern? Wer glaubt, die EU mit ihren Repräsentanten sei am Wohl der Europäer interessiert, ist naiv wie jener, der glaubt, Volksvertreter verträten das Volk und Zitronenfalter falteten Zitronen. Zitronenfalter sind nur gelb wie Zitronen und Falter ist ihr Gattungsname. Das ist heute wie bei Volksvertretern: Vertreter ist nur der Name ihrer Berufsgruppe, und wie die meisten Vertreter geht es ihnen nicht um die Kunden, sondern ums eigene Geschäft. Die Schmierenkomödie um all die Abgeordneten der sogenannten christlichen Parteien in Deutschland ist da nur die Spitze eines Eisberges.

Sie haben nur Bezeichnung und Farbe ihrer Partei angenommen. Wie auch immer sie sich nennen, sind sie meist Opfer des *Schattenprinzips* und vertreten das Gegenteil. Ein Beispiel: In den letzten 40 Jahren wurden alle Initiativen zum Natur-, Tier- und Artenschutz immer von Parteivertretern boykottiert, die sich christlich nannten, also schon von Franz von Assisi gehört haben sollten.

Unsere Nahrung ist schon lange chemisch gnadenlos und inzwischen in vielen Teilen der Welt auch genetisch manipuliert. Oft wird sie auch noch eingefroren oder mit Mikrowellen traktiert, was beides die Lebensenergie gen null bringt. Jedenfalls enthält sie nicht mehr, was wir brauchen: Vitalität vermittelnde Lebenskraft und jenes Leuchten des Lebens, das wir an besonderen Menschen noch erkennen und als Charisma und Ausstrahlung schätzen.

Wir haben es – im Froschmodus – mehrheitlich nicht bemerkt und essen klaglos komplett verändertes und weitgehend ruiniertes Brot, voller Chemie und Gluten. Zudem werden, wegen längerer Lagerfähigkeit aus wirtschaftlichen Gründen, Schale und Keimling entfernt und damit die Vitalstoffe. Zurückbleibt der weiße Mehlkörper, ein Auszugsmehl, aus dem Vitalstoffe, Vitamine und Spurenelemente *ausgezogen* sind. Zwar bemerken immer mehr Esser an müden und kränklichen Körpern, dass etwas nicht stimmt, ignorieren aber weiter die Zusammenhänge.

Unser täglich(es) Brot steht hier symbolisch für viele weitere Mosaiksteine unserer Nahrung wie Milch und Zucker, die immer billiger, aber auch minderwertiger wurden.

Der einfache Ausweg: Kein Brot oder nur ungleich besser schmeckendes Biobrot von einer Bäckerei des Vertrauens essen. Glutenfreies Biobrot ist eine große Erleichterung für Gehirne wie etwa meines. Solche Hirne verzichten gern auf so viel Kleber wie in modernem Brotgetreide und damit auf den schon üblich gewordenen Brainfog oder Hirnnebel. Seit ich den Kleber meide, bedankt sich mein Hirn mit mehr Klarheit und -sicht und schöneren Aussichten und Erfahrungen auf vielen Ebenen. Wer den Schleim der Milchprodukte und den Kleber des Getreideglutens weglässt, merkt oft erst, wie er auch hier im Froschmodus war. Unverschleimt und unverklebt sieht man so viel besser (aus).

Die Süßfalle

Wie war es schön, wenn die Urahnen ein Nest von Wildbienen fanden und sich an deren süßem Honig laben konnten. Für den kontaktfreudig-verspielten, zusehends jugendlicher und kindlicher, aber auch freundlicher und zutraulicher werdenden Homo bono in uns war solch eine Regression auf die Ebene der süßen Muttermilch des Anfangs sicher ein besonderes Geschenk. Die Kurve kippte aber auch hier.

Der (Fort-)Schritt zur Imkerei ermöglichte solch süße Freuden häufiger – schließlich kamen Rübenzucker und Zuckerrohr auf und (alles) wurde immer raffinierter und praktischer. Tägliche Süße verkam zur Selbstverständlichkeit und Süßigkeiten eroberten die Welt – gleichsam auf den Spuren der kindlichen Ahnen. Der Süßkram trieb – ohne uns Süßmäulern so richtig bewusst zu werden – erst die Zellen in den Widerstand und dann die Bauchspeicheldrüsen über den Amoklauf des Metabolischen Syndroms in den Offenbarungseid von Diabetes 2. Heute gibt es Typ-1-, -2- und -3-Diabetes, wobei Typ 2 und 3 schon Epidemie-Charakter angenommen haben. Unser Leben wurde so zuckersüß, dass es die Gewebe und Organe verzuckerte. Die Zellen traten in den (Zucker-)Streik, und Bauchspeicheldrüsen, die diesen trotz völliger Verausgabung nicht brechen konnten, brachen zunehmend am Versuch zusammen. Auf Körperebene nennen wir das Typ-2-, auf Gehirnebene inzwischen Typ-3-Diabetes.

Die Kurve von der Delikatesse des ersten Wildbienenhonigs zur modernen Zuckerorgie nimmt den nun schon bekannten (arche-)typischen Verlauf. Zuerst korreliert ein stetiger Anstieg mit einer Verbesserung der Lebensqualität, bis die Kurve allmählich abflacht. Mit der Gewöhnung an die (all)tägliche Süße lässt der Reiz nach, nicht aber die Wirkung auf die Bauchspeicheldrüse. Die muss gleichsam verzweifelt gegen die Zuckerflut anarbeiten und so viel Insulin ausschütten wie sie kann, bis sie eben nicht mehr kann. Dann sprechen wir von Diabetes. Nach dem drittwichtigsten der *Schicksalsgesetze*, dem Gesetz des Anfangs, begann dieser schon, als wir es mit dem Süßkram übertrieben.

Natürlich können wir da auf die entsprechende Industrie und ihre einschlägige Werbung projizieren, auf die Politik, die der Verzuckerung Vorschub leistet und etwa in der EU erst kürzlich – und eindeutig dem Lobbyismus geschuldet und gegen die Gesundheit der Bevölkerung gerichtet – die Mengenbeschränkung für US-Corn-Sirup aufhob. Diese hochprozentige Maispampe hat viel zur Verfettung der US-Gesellschaft beigetragen und bekommt nun auch bei uns ihre Chance und freie Fahrt.

Aber nochmals: Schuld zu projizieren bringt uns nie weiter. Wohl aber das Eingeständnis, wie mehr oder weniger bereitwillig wir uns verführen und manipulieren lassen, ein Erbe der freundlich zutraulichen und für moderne Zeiten viel zu *gut*gläubigen kindlichen Ahnen. Wir können anfangen, an das Gute in uns zu glauben, aber die Gutgläubigkeit gegenüber den Produkten der Konzernwelt ist besser zu beenden, am besten jetzt gleich während des Lesens.

Einfache Auswege: Konzerne können immer nur produzieren, was wir kaufen und essen. Hören wir auf damit, hören sie notgedrungen auch auf. Es liegt also völlig in unserer Hand.

Wir können mit gefährlicher Süße jederzeit aufhören und sogar ganz ohne Verzicht. Am besten ist, den Zuckerkonsum und den aller raffinierten Kohlenhydrate auf null zu senken. Das meint *Peace Food*: keinerlei raffinierte Kost und schon gar keine solchen Kohlenhydrate mehr. Es hat auch den Vorteil, dass sich die Darmflora, neudeutsch Mikrobiom, bei konsequentem Nicht-Füttern mit Süßem, verändert und das unbändige Suchtgefühl danach tatsächlich verschwindet.

Wer zunehmen will, hat eine Fülle von kalorienreichen Möglichkeiten – von Datteln über Feigen bis zu Birnendicksaft. Allerdings sollten wir bei Trockenfrüchten und -auszügen auch da nicht übertreiben, sondern die natürliche Süße etwa in Möhren oder frischem Obst neu entdecken und uns klarmachen, dass der Darm auch dies als Süße registriert.

Wer abnehmen möchte, ist mit Erythrit (Eryfly), meiner Lieblingssüße, auf gutem Weg. Das ist vergorene Glukose aus Reis oder Mais, sie schmeckt wie Zucker, hat etwa 75 Prozent von dessen Süßkraft, aber keine Kalorien und einen zu vernachlässigenden glykämischen Index. Erythrit nimmt praktisch nicht am Stoffwechsel teil, ist in Japan seit über 30 Jahren erprobt und hat sich dabei als ebenso harmlos wie süß erwiesen.

Für Birkenzucker (Xylit) gilt das nicht in diesem Ausmaß, aber er ist auch noch viel besser als der übliche raffinierte Rüben- und Rohrzucker.

Und entscheidend wichtig: Die Süße des Lebens findet sich vor allem jenseits stofflicher Form, in genüsslicher, sinnlich-erotischer und der Liebe zur eigenen Aufgabe, den Mitmenschen und Mutter Natur sowie der Kunst. Diese Lösung käme dem Homo ludens in uns besonders nahe.

Von der Kutschen- zur Flugtaxifalle

Natürlich war es nach dem Zufußgehen und der Schlepperei unserer Urahnen schon ein wundervoller Fortschritt, Lasten auf zwei Stöcken hinter sich herzuziehen. Pferde verbesserten als Reit- und Lasttiere Geschwindigkeit und Bequemlichkeit dramatisch und im Verein mit der Erfindung des Rades und erster Kutschen und Wagen auch die Transportmöglichkeiten. Züge machten Reisen und Transporte noch viel effektiver, der erste *selbstbewegte* Wagen, das *Auto-mobil*, eine Fortschrittssensation. Dass der nicht unproblematischen Kraftstoff brauchte, übersah man am Anfang geflissentlich.

Wenn heute so viele Menschen in immer gigantischer anwachsenden Großstädten so viel Zeit in Staus verbringen, viel langsamer vorankommen, als Reiter in der Vergangenheit und sich obendrein langsam aber sicher dabei vergiften, dämmert trotzdem den wenigsten, was sie sich da antun. Gut verankert im Froschmodus haben sie das zunehmende Abflachen der Kurve übersehen und auch, dass sie immer mehr abstürzt und wir mit ihr. Sie freuen sich an ihren verchromten Automobilen und ärgern sich im Stau. Letzteres aber macht Stress und der fördert Krankheitsbilder und anderes Leid.

Insofern werden auch die kommenden Flugtaxis erstmal wieder einiges verbessern. Aber sicher nur, bis sie den Himmel füllen und verpesten und über sowieso schon lauten Städten ohrenbetäubenden Lärm verbreiten, der das Leben noch weiter auf klägliches Überleben reduziert.

Einfache Auswege: Wir könnten allmählich so weit kommen, im Stil von Prometheus vorauszusehen, was wir uns antun, statt es nur rückwirkend zu beklagen. Fahrradfahren ist in den Großstädten oft schon schneller. Gesünder wäre es in frischer Luft und am besten in Wäldern: ein wundervolles Erlebnis von Synergien.

Zufußgehen wird auch wieder populärer, mit Recht. Zur Arbeit gehen oder laufen tut dem Läufer und der Arbeit gut, kurzfristig und sofort spürbar, aber auch langfristig wegen verbesserter Durchblutung, Atmung und damit Verdauung, Muskulatur und vielem mehr.

Die Bequemlichkeits- oder Faulheitsfalle

Was für ein Gewinn an Lebensqualität vom Laufen zum Reiten, Kutschefahren, Zug- oder Autofahren und schließlich erstklassig Fliegen. Nur bringt der damit einhergehende Bewegungsmangel heute längst mehr unangenehme Konsequenzen als Vorteile. Schon Grundschüler verlassen die Schule mit Haltungsschäden und unsere „Weltachse" oder Wirbelsäule ist bei vielen Bewegungsfaulen so aus dem Lot geraten wie das übrige sich darum drehende Leben. Unser zentraler „Zauberstab" mit seinen vielen Dreh- und Angelpunkten wirkt durchs moderne, sitzende Leben wie verhext.

KAPITEL 3: DAS MUSTER UNSERES ABSTURZES – DIE GROSSE FALLE

Unsere Weltkugel, der Kopf, den wir uns dauernd zurechtsetzen (lassen), lässt sich kaum mehr (schmerz-)frei drehen. Bei vielen ist die Rücksicht bereits im doppelten Sinn eingeschränkt. Das Becken, auf dem die Weltachse ruht, steht zudem häufig schief und deutet die Schieflage seines Besitzers im Leben an. Es ist heute auch als Musikinstrument etwas aus der Mode geraten, sein (Bewegungs-)Rhythmus gestört. Was aber, wenn Rudolf Steiner Recht hat und alles Leben Rhythmus ist oder Heraklit mit seinem panta rhei?

In unseren immer weicheren und bequemeren Betten verschlechterte sich anfangs unbemerkt der Schlaf und wurde vielen zum Problem. Zu wenig schlechter Schlaf ist aber Ursache von Elend auf vielen Ebenen, nicht nur der Erhöhung der Alzheimer-Wahrscheinlichkeit.

Unsere Kleidung wurde immer besser, wärmer, schützender, wasserabweisend und sogar isolierend, wie unser Leben auf dem Gegenpol kühler, ungeborgener und isolierter.

All das sind nur kleine Aspekte der mit der Frosch-Metapher verbundenen Falle moderner Lebensweisen und ihrer inzwischen vertrauten Kurven.

Viele kleine Auswege aus der großen Falle mit großartigen Ergebnissen: sich wieder selbst bewegen, statt nur Pferde und Autos! Luft und Sonne auf die Haut lassen, statt sie davor zu „schützen" und zu schonen, sich lieber morgens und abends selbst richtig bürsten, statt sich ständig im übertragenen Sinn abbürsten zu lassen. Sich körperlich abhärten, die Seele weich und das Bewusstsein klar werden lassen. Sich auf allen Ebenen fordern und fördern und bewusst aus der Bequemlichkeitsfalle aussteigen. Genug schlafen, öfter ausschlafen, dem Gehirn zuliebe. Statt das Außen immer mehr abzusichern mit Schutzvorkehrungen und Sicherheitsgurten, Warnhinweisen, Alarmsystemen und Versicherungspolicen, lieber mehr Selbstsicherheit entwickeln und auf Urvertrauen setzen, das uns aus Einheitserfahrungen erwächst.

GRUNDSÄTZLICHE FALLEN DER MODERNE FÜR DEN HOMO BONO

Die Infofalle

Den Homo bono haben Austausch und Kommunikation, seine Wissens- und Lernbereitschaft nicht nur als einzige Menschenart überleben lassen, sie zeichnen ihn auch als heute weltbeherrschendes Erfolgsmodell aus. Er tauschte Erfahrungen und Neuigkeiten in seinem Wanderleben aus und verbreitete gute Ideen ohne Plagiatsängste. Alles Wissen – wie auch Besitz – gehörte allen und konnte jedem Einzelnen und so auch der ganzen Gemeinschaft nützen und dienen.

Was unsere germanischen Vorfahren mit dem Werfen von Buchenstäben so harmlos begannen, um göttlichen Willen zu erkennen, wurde über Runen auf Buchenstäben zu Buchstaben und durch Gutenbergs Genie zum Buchdruck. Der verbreitete zuerst das religiöse Wissen der heiligen Schriften, und dann alles Wissen unheimlich rasch über die Erde. Der Trend zum Zweitbuch erfasste die bürgerliche Welt, wurde zum Welterfolg und machte sie dazu. Die IT-Infowelle schließlich, die heute bis in den Himmel oder jedenfalls die Wolken der Cloud wächst, reicht natürlich noch viel weiter.

Unvorstellbar heute die Zeiten, an die ich mich noch gut erinnere: nicht genug Lesestoff zu haben! Die Wände von meines Vaters Arbeitszimmer bestanden aus Bücherregalen mit verschieb- und verschließbaren Glasscheiben davor. Er hielt das Wissen noch im wahrsten Sinne des Wortes unter Verschluss. Und jedes Jahr wurde mir eine weitere Abteilung geöffnet. Ich las aber rascher als er die Bücher frei gab, insofern kämpfte ich um vorzeitige Erschließung der Schätze. Aus Protest las ich das Telefonbuch und drohte mit Verblödung, was er als Erpressung empfand. Das ist lange her und vorbei. Ich erinnere mich auch noch an die Zeit, in der ich alle in deutscher Sprache verfügbaren spirituellen Bücher kannte, ein einziges Regal bei Hugendubel, und ein zweites mit englischen Titeln. Heute fassen ganze Buchhandlungen nicht mehr alles Verfügbare. Was für ein Segen, so viel Lesestoff und spirituelles Wissen zur freien Verfügung zu haben!

Information wandelte sich mit der Zeit zu Infotainment und Wissen verkam inhaltlich zum Machtmittel und wurde immer unverlässlicher, weil manipulierter. Die Pandemie zeigt(e) uns, wie weit wir da schon sind, beziehungsweise es mit uns gekommen ist oder haben wir es so weit kommen lassen?

Aus alten verlässlichen Lexika wie dem Brockhaus wurde Wikipedia, ein tendenziöses Laien-Hetzwerk gegen Komplementärmedizin und Spiritualität mit Nato-Hofberichterstattung. An diesem ursprünglich gut gemeinten Machwerk wird der Abfall der Fortschrittskurve in Schattenbereiche besonders deutlich. Und der Schatten ist riesig, denn wer in so großem Stil die Segnungen der Naturheilkunde schlechtschreibt, ist für den vorzeitigen und unnötig schmerzhaften Tod so vieler Menschen mitverantwortlich. Wer die Sinnfindung im spirituellen Bereich mit Macht heruntermacht, hat so viel Sinnlosigkeit, daraus folgende Depressionen bis zu Selbstmorden aus Sinnlosigkeitsgefühl zu verantworten.

Aber zu diesem inhaltlichen Aspekt kommt noch der technisch-formale Schatten hinzu. Extrem erschreckend sind die Auswirkungen der Digitalisierung auf unser Zentralorgan Gehirn. Da ist einmal die vom Neurowissenschaftler und Psychiater Manfred Spitzer beklagte *Digitale Demenz*. Belegt ist jedenfalls, wie sich die Hirne der Smartphone-Generation verändern und die Hirnregion der überstrapazierten Daumen enorm anwächst, während andere dahinschrumpfen, um nur eine unter vielen Scheußlichkeiten zu erwähnen.

Am entsetzlichsten sind die Auswirkungen der gepulsten Mikrowellenstrahlung, die modernen Studien zufolge unsere Gehirne dramatisch schädigen. In Italien, wo dieses Elend schon weiter fortgeschritten ist, hat das Höchstgericht, der Kassationsgerichtshof, eine bahnbrechende Entscheidung ohne Revisionsmöglichkeit gefällt: Firmen, die Mitarbeiter zum Handytelefonieren animieren, müssen nicht nur die Hirntumoroperationen bezahlen, sondern vor allem auch die exorbitanten Kosten anschließender

Invalidität. In Österreich sorgte die Ärztekammer schon vor Jahren für die Ausbildung von mehr Neurochirurgen als Antwort auf die erwartete Flut von Hirntumoren. Und dabei geht es noch gar nicht um das im Hinblick auf Gesundheitsgefahren praktisch ungetestete 5-G-Netz.

Letztlich wissen oder ahnen wir alle, wie rasch und dramatisch dieser anfängliche Anstieg des Fortschritts mit seinen Vorteilen im digitalen Bereich in den Abstieg mit vielen Gefahren umschlägt.

Wie rasch bin ich persönlich geographisch verblödet, seit ich mir sehr früh ein erstes GPS leistete. Alles war so viel einfacher, ich brauchte nicht mehr selbst aufzupassen und mitzudenken, mich nicht mehr selbst zu orientieren und zu konzentrieren. Und fünf Jahre später war ich – plötzlich? – ohne mir viel dabei zu denken, also im Froschmodus – orientierungslos und unkonzentriert unterwegs und völlig abhängig vom GPS. Ich wusste kaum noch wohin, nicht mal die Himmelsrichtung. Das GPS hatte mir alles abgenommen und mich dabei geographisch verblöden lassen. Aber war wirklich das GPS schuld, oder hatte ich ihm nicht aus freien Stücken die ganze Verantwortung für meine Orientierung überlassen? Und heute – die vielen Landkarten und Stadtpläne sind längst entsorgt – bin ich auf meinen Touren von meinem Assistenten und Fahrer abhängig und der von unserem GPS.

Als es dann ans Googeln ging, entschied ich mich bewusst dagegen, weil ich nicht eine entsprechende Verdummung auf allen Gebieten und im ganzen Hirn riskieren wollte. Wer sich nichts mehr merken muss, weil er alles googelt, wird sich – wie man inzwischen überall erlebt – bald auch nichts mehr merken. Was viele schon für Alzheimer halten, sind oft einfach nur Google-Folgen. Vor allem aber verlernt man googelnd das Kombinieren, denn verbinden kann Google die unzähligen gelieferten Informationen nicht wirklich. Da haben Siri, Alexa und die anderen Damen, die uns aus der Digitalsphäre aufgedrängt werden, noch gar nichts zu bieten, und deshalb (unter)lassen es inzwischen auch viele – und verzichten aufs Kombinieren, Schlussfolgern und überhaupt tiefere Gedanken. Was sie wissen und können müssten, haben sie vergessen und Google weiß praktisch alles, kann aber weder verstehen noch erst recht nachhaltige Auswege bieten. Was Siri und Co. aber problemlos schaffen, ist, all unsere Daten – und uns? – den Digital-Molochen auszuliefern.

Kombinieren kann das verspielte Hirn des Homo bono beziehungsweise ludens, wenn wir nicht all seine Aufgaben delegieren und es komplett *abschalten* in beiderlei Sinn des Wortes. Wir sollten tatsächlich mehr *abschalten*, aber nicht unser Hirn zu Gunsten von Google.

Weitere Auswege: Wer nicht googelt, muss sich alles selbst merken, selbst denken und kombinieren und hat so ein unbezahlbares Hirntraining – fast wie in alten Zeiten und völlig gratis, und wie wir gesehen haben gibt es keinen vernünftigen Grund mehr, sein Hirn zu schonen. Use it or lose it. Wir haben keinen Schonungsapparat, sondern einen Bewegungsapparat, und das gilt für all unsere Organsysteme. Geschonte Hirne bauen (sich) ab. Wir haben heute genug Energie, um es Zeit unseres Lebens zu nutzen, wachsen und sich entwickeln zu lassen. Dabei verbraucht es Energie, an der wir mittlerweile – ernährungsmäßig – Überfluss haben und folglich selbst denkend weniger verfetten.

Und noch eine weitere Kurve ist zu bedenken. Was anfangs so praktisch war und Google so groß werden ließ, führte schließlich in eine nie dagewesene Manipulation. Wir sind total überwacht, ort- und abhörbar. Ist es wirklich nett von Muttern, auf dem Handy jeden Schritt des eigenen Nachwuchses bis auf ferne Erdteile verfolgend zu kontrollieren? Welche Freiheit ist das denn? Die alte der freundlichen und spielenden Menschen oder ihrer späteren Karikatur der Hippies wäre es nie gewesen. Ist es wirklich die neue Freiheit?

Und wieder ist der Ausweg unglaublich einfach und auf vielen Ebenen möglich:
1. Wie wäre es, einfach öfter abzuschalten – in des Wortes Doppelsinn? Und stattdessen das eigene Hirn zur Abwechslung

wieder einzuschalten und arbeiten zu lassen? Das ist gesund: Use it or lose it!

2. Persönlich und im Umfeld gibt es beste Erfahrungen damit, Laptops, Tablets und sogar Handys wirklich online zu nutzen, also sie an die Leine zu legen, um Wi-Fi- und Handystrahlensalat zu entkommen. In TamanGa ist eine diesbezüglich freie Oase entstanden und viele spüren das wohltuend. *Weniger ist mehr* gilt inzwischen für die meisten (von uns).

3. Warum nicht mal einen Versuch machen und am Laptop alles abschalten, was nichts bringt, aber sehr stört, wie das Gepiepse, wenn irgendwelche Nachrichten eingehen? Denn selbst wenn wir sie nicht anschauen, denken wir bei jedem Piepen: Wer oder was könnte es sein? Und schon sind wir abgelenkt und gestört. Der eher digitaltechnikaffine Gates-Konzern Microsoft (übersetzt: „Kleinstweich") hat das erforschen lassen und festgestellt, dass ihm 35 Prozent der Arbeitskraft durch solche IT-Störungen verloren gehen.

4. Warum nicht immer öfter bewusst die Chance der Wahlmöglichkeiten nutzen? Sie sind immer alle da, der neumodische Homo dominans, der moderne Homo controllans, aber auch der ludens und der puppy, der bono und sogar der illuminus. Letztere haben die tiefsten, weil ältesten Wurzeln in uns, die es wieder zu entdecken gilt, wie auch die durch die Großmutter-Hypothese gestärkte Wichtigkeit unserer langen Kindheit als Basis eines familiären, zugewandten, freundlichen Lebens auf gesunder Grundlage.

AUSBLICKE IN DIE ZUKUNFT

Die Zukunft hat viele Namen:
Für Schwache ist sie das Unerreichbare,
für Furchtsame das Unbekannte,
für Mutige die Chance.
                          Victor Hugo

Bild und Prinzip unserer lebensentscheidenden, anfangs hoffnungsvoll ansteigenden Kurve der Besserung, die sich langsam und anfangs unmerklich abflacht, um dann in den Gegenpol abzustürzen und alles schlimmer werden zu lassen als je zuvor, gilt es überall und rechtzeitig zu erkennen und zu durchschauen. Nicht, um allen Fortschritt zu meiden, sondern um sich – jederzeit des *Schattenprinzips* bewusst – das wirkliche Ziel klar vor Augen zu bewahren.

Nach den bisher beschriebenen vielen Beispielen dürfte das Muster des Kurvenverlaufs klar und deutlich sein. Es handelt sich bei dieser Fortschrittskurve um ein archetypisches, also ein Urmuster, das vielerorts auftaucht und dem heute das Lebensglück so vieler von uns zum Opfer fällt. Das aber können wir uns durch Verständnis und Durchblick und rechtzeitige Auswege der Wandlung ersparen und so jederzeit die Kurve kriegen.

Im Hintergrund wirkt das wichtigste der *Schicksalsgesetze*, das der Polarität, das dafür sorgt, dass die beiden Pole der Wirklichkeit immer verbunden bleiben. Wer sich in eine Richtung bewegt, wie die des Fortschritts nach oben, muss sich der Gefahr bewusst bleiben, die andere des Abstiegs nach unten mit heraufzubeschwören. Im politischen, wirtschaftlichen wie familiären Bereich kennen wir dieses Muster: Kaum ist ein noch so sympathischer Politiker zum Machthaber gewählt und hat die Macht, missbraucht er sie nur zu oft und bewirkt das Gegenteil seiner Wahlversprechen. Im Beziehungsbereich wandelt auf derselben Basis das Polaritätsgesetz oft heiße Liebe in kalten Hass.

Die Geldfalle

Tatsächlich folgt auch die persönliche Geldkurve meist dem nun schon vertrauten (arche-)typischen Muster. Wie so vieles brachte die Erfindung des Geldes zu Beginn enorme Fortschritte und führte von banaler regionaler Tauschwirtschaft in eine heute alle Welt verbindende Handelsgesellschaft, die vielen viele Vorteile bietet, aber im Schatten auch extreme Tendenzen entwickelte.

Auf der frühen reinen Tauschebene konnte sich ein Schreiber(ling) von einem Schreiner, der kein Buch brauchte, keinen Schrein für seine Bücher schreinern lassen. Geld als Tauschmittel machte vieles zum Kinderspiel, und fast alle konnten mit fast allen fast alles austauschen und ins Geschäft und nebenbei noch in Verbindung kommen. Das entsprach der Art der kindlich-guten Ahnen.

Die Vorteile waren so gewaltig, dass niemand mehr auf die sich bald zeigenden Pferdefüße achtete – kollektiv wie individuell. Inzwischen düsen – laut Attac – weit über 90 Prozent des Geldes ohne Austausch-Interessen um den Globus und dienen statt dem Handel der Spekulation und statt Hilfe der Machtausübung.

Vor allem: Niemand ist bisher durch Geld glücklich geworden, aber unendlich viele unglücklich, und es werden immer mehr. Die Pandemie-Krise und ihre Kollateralschäden zeigen das bereits und lassen noch Schlimmeres ahnen. Die Tendenz unseres Finanzsystems, wenige Superreiche immer reicher und viele Arme immer ärmer zu machen, erscheint nun in der Pandemie-Weltkrise wie unter einem Vergrößerungsglas. Für die Destabilisierung der Welt waren schon die bisherigen anderthalb Jahre die schlimmsten seit mindestens 100 Jahren. Aber andererseits zeigten sie doch „nur" eine längst vorhandene Tendenz, die sowieso mittel- bis langfristig die Wirtschaft mit ins Verderben gerissen hätte, wie es in der Vergangenheit immer war. Diese Art von ungelenk(t)em Kapitalismus kann nie auf Dauer funktionieren, sondern braucht Krisen, wie wir Luft zum Atmen, um immer wieder neu zu starten.

Der Gegenpol ist natürlich auch hier vorhanden: Geld lässt uns zwar nie glücklich werden, aber beruhigt und ermöglicht einiges, was glücklich machen kann.

Persönliche Geld-Fortschrittskurve
In der Lehre oder im Studium ließ sich zu meiner Zeit mit wenig Geld viel Lebensqualität erwirken. Ein Ferienjob ermöglichte

etwa eine Stereoanlage. Heute gibt es diese kleiner, feiner und vergleichsweise viel günstiger, fast geschenkt. Welch ein Fortschritt! Aber noch immer können junge Leute mit etwas zusätzlichem Geld viel Lebensqualität hinzugewinnen, sich schöne Urlaube und vielleicht sogar ein Auto leisten und später dann mit ansteigender Karrierekurve eine eigene Wohnung oder gar ein Haus.

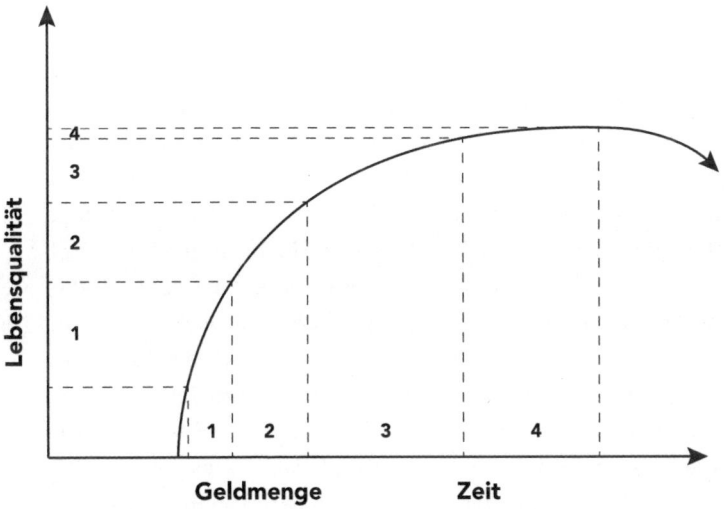

Die Lebensqualität wird so deutlich wachsen, dass sie dieser Spur treu bleiben, selbst wenn sich die Kurve aus hinzuverdientem Geld und wachsender Lebensqualität immer mehr abflacht. Wenn die Karriere so richtig in Fahrt kommt, muss man schon sehr viel Geld verdienen, um noch ein bisschen zusätzliche Lebensqualität und -freude zu erwirken, allerdings erscheint das auch immer unwichtiger, weil – ständig mit Geldverdienen beschäftigt – sowieso kaum Zeit fürs Leben und seinen Genuss bleibt.

Schließlich wird die Kurve bei vielen so flach, dass mehr Geld keine weitere (Lebens-)Qualität bringt. Und dann ist es oft schon spät im Leben. Wer nicht darauf vorbereitet war, wird dieses Phänomen dann nur noch schwer durchschauen. Betroffene sind zu sehr ins Geldverdienen vertieft, um noch zu bemerken, wie sich mit der Geldkurve auch ihr Leben verflacht. An den einzigen Lebenszweck Geldbeschaffung gewöhnt, bemerken sie auch nicht, wie die Kurve sogar ins Gegenteil kippen kann. *Verkehrte Welt,* denken viele, und sagen auch immer mehr.

Ausweg: Durch rechtzeitigen Einblick in diese Entwicklung können wir die Verkehrung wieder umkehren, die verkehrte Welt wieder richtig-stellen und nach dem drittwichtigsten der Schicksalsgesetze, dem des Anfangs, dorthin zurückfinden. Die einzige Chance liegt – wie in Politik, Wirt-, Partnerschaft und so vielem anderen – darin, sich rechtzeitig, und das ist immer frühzeitig, auf diese Entwicklung einzustellen und das *Schattenprinzip* dahinter zu ahnen. Die Chance, an den Anfang zurückzukehren, nehmen Partner bei einem Neuanfang und Firmen beim Relaunch wahr und wichtig. Unser Beginn als Homo bono eröffnet da wundervolle Möglichkeiten. Unsere größte Chance liegt in dieser Anlage, diesem Anfang, und so ist es hilfreich, schon während des Lesens dieses Buches wieder Kontakt mit den kindlichen Ahnen und unseren freundlichen und gutwilligen Anlagen aufzunehmen und mit unserem Inneren Kind. Sie sind in uns wieder zu erwecken, und wir können damit jederzeit neuerlich aufleben. Voraussetzung dafür ist, dass wir nicht in der Geldwelt untergehen, sondern uns auf die Zeit zurückbesinnen, wo Geld noch Grundbedürfnisse stillte und Zuwachs an Lebensgenuss und -freude brachte.

Ansonsten treffen wir auch beim Geld auf dasselbe nun schon bekannte Drama: Die Kurve wird allmählich – und erst unbemerkt – (ab)fallen und die Betroffene(n) das ungläubig erleiden. Immer mehr verdienen zu müssen, um immer weniger Lebensqualität zu ernten, ist eine verzweifelte Situation. Sie frustriert und setzt unter Druck. Neben den körperlichen und seelischen Gesundheitsschäden be- oder verhindern wir so das wundervolle Gefühl der Resonanz mit uns und der Schöpfung und die Wahrnehmung von Stimmigkeit – und im Gehirn die Entfaltung der Neuroplastizität. All das senkt weiter die Chance, den Teufelskreis, in dem wir uns unbemerkt verfangen haben und sinnlos abstrampeln, zu durchblicken und zu verlassen.

Wie gut, wenn den vielen – im Frosch-Modus – der Mechanismus klar wird, mit dem der ständig *fort*schreitende *Fort*schritt sie von sich selbst *fort*bringt. Wenn sie bemerken, wie er sie von ihren ursprünglichen Zielen *fort* und abbringt und zunehmend hinunterzieht und ihnen zwischendurch so einiges antut. Gedanklich fixiert auf die Anfangsphase, wo es so wundervoll nach oben ging, bemerken sie den Abstieg oft zuerst daran, wie es mit ihrer Gesundheit und Lebensstimmung bergab geht. Deshalb ist es so wichtig, das ganze Spiel erstens zu durchschauen, um es zweitens wandeln zu können und drittens in den Gesamtzusammenhang des eigenen und des Lebens allgemein einzuordnen – wieder die drei Stufen von Antonovskys Salutogenese, des Weges der Heilung.

DAS GEMEINSAME DES GROSSEN UND GANZEN

Gibt es hinter diesen Fallen eine gemeinsame Deutungsebene, im Sinne von Pythagoras, der hinter jedem Ding eine Idee sah, oder Goethe, der alles Geschaffene als Gleichnis betrachtete?

Das Muster der beschriebenen Kurven kann uns auf die eine heiße Spur führen.

Letztlich finden wir als Erklärung immer Geld im Spiel. Unsere Luft ist so verpestet, weil der Industrie und von ihr beeinflussten Regierungen Geldverdienen schon lange vor Gesundheit geht. Unsere Nahrung wurde so minderwertig, weil Geld wichtiger als Gesundheit war. Deswegen ist auch unser Wasser in vielen Gegenden schon mit Gülle beziehungsweise Nitrat weit über grenzwertig verseucht.

Wie konnte es so weit kommen, dass so viele Menschen und ganze Kulturen auf solch verrückten Irrweg gerieten?

Die Lebenssinn-Falle mag hier für Verständnis sorgen, warum so wenige Menschen unserer Kultur merken, was (mit ihnen und uns allen) passiert. Sie haben den Bezug zu dieser ihrer eigenen Kultur und deren religiöser Tradition schon so weit verloren, dass sie nicht mehr bemerken, wie wir uns in fast allen Punkten ins Gegenteil des von Christus, dem Stifter unserer Kultur, empfohlenen Weges verleiten ließen oder uns aus freien Stücken verrannten. So bleiben viel zu viele gegenüber dem allgemeinen Drama weitgehend unbewusst und hilflos. Dem *Schattenprinzip* entsprechend, landen sie genau dort, wo sie nie hinwollten, im Gegenteil oder auf der Schattenseite. Wir wissen längst, was Schopenhauer formulierte: Gesundheit ist nicht alles, aber ohne Gesundheit ist alles nichts. Aber ist Geld alles? Was nützt es noch, wenn eine aus schulmedizinischer Sicht aussichtslose Diagnose ins Leben rauscht? Oder auch, wenn sich der Lebensabend anschickt, sich zum großen Loslassen zu neigen?

Die alles verbindende Falle der Geld-Weltreligion

Schauen wir uns dieses Drama am Beispiel unserer Kultur und ihres Umgangs mit Geld an. Moses hat den Tanz ums Goldene Kalb als dem Materie-Symbol Ägyptens unterbunden, als sich die Israeliten zu dessen Fleischtöpfen zurücksehnten. Immerhin hatte er damit für Jahrtausende Erfolg und konnte den sich anbahnenden Materialismus zurückdrängen. Christus hat die Vorläufer unserer Bank(st)er aus dem Tempel geworfen mit schon deutlich weniger nachhaltigem Erfolg. Er wollte sie definitiv aus dem Haus seines Vaters, dem Tempel (der Einheit), entfernen. Aber kaum war er gegangen, kamen sie sofort zurück.

Christus betonte ausdrücklich, eher käme ein Kamel durch ein Nadelöhr als ein Reicher in den Himmel. Aber offensichtlich wollen seine modernen Anhänger gar nicht mehr so dringend in den Himmel, sondern kämpfen lieber ebenso engagiert wie hirnlos in einem lebenslangen Rattenrennen um den Platz des Reichsten auf dem Friedhof. So viele Menschen bleiben bei diesem Rennen auf der Strecke, sterben schon Anfang ihrer Vierziger und lassen sich erst Mitte ihrer Achtzigerjahre eingraben. All das Gelebe dazwischen dreht sich ums Geld, dem sie nachrennen wie der Esel der Rübe, die, vor seiner Nase baumelnd, am eigenen Sattel befestigt ist.

Anregungen wie die von Paolo Coelho, so zu leben, dass auf dem Grabstein stehen könnte: „Er lebte noch, als *er starb*", verhallen mit humorvollem Schmunzeln. Fast jeder ahnt, wie viel Wahrheit darin steckt und kaum einer folgt dem guten, ja weisen Rat.

Christus wendet sich in weiser Voraussicht im Gleichnis vom Weinberg diametral gegen unser heutiges, kapitalistisches Geld- und Wirtschaftssystem, das zu seiner Zeit höchstens eine Ahnung war, aber heute die Welt beherrscht.

Nach Jean Ziegler, dem Schweizer UNO-Beauftragten für Welthungerfragen, ließen sich spielend doppelt so viele Menschen auf unserem Planeten ernähren, wenn wir es vernünftiger, nämlich weniger geldgierig organisierten. Mahatma Gandhi sagte, es gäbe genug für alle, nur nicht für die Gier aller.

Dieses Problem verfolgt uns auf so vielen Ebenen und ist letztlich eines der Verteilung und Gerechtigkeit. Eine Milliarde Menschen hungert, zwei Milliarden versinken in eigenem Fett. In Europa gibt es doppelt so viele aus Spekulationsgründen leer stehende Wohnungen wie Menschen ohne Dach über dem Kopf, in den USA kommen auf jeden Obdachlosen sogar fünf leer stehende Wohnungen. Viele Probleme sind also nur Verteilungsprobleme. Das Desaster wird sichtbar am Leid Obdachloser, das Elend in den Seelen der Wohnungsbesitzer und anderer Spekulanten bleibt unsichtbar, ruiniert aber trotzdem deren Leben. Sie verdienen unser Mitgefühl. Mittlerweile belegt sogar die Wissenschaft, wie krank Geiz und Gier machen.[24]

Die Auswege bei letztgenanntem Problem erscheinen wiederum einfach. Über drei Monate leer stehende Wohnungen wären leicht und hoch zu besteuern. Aber was ist für die Seelen derjenigen zu tun, die das vehement mit geballter Lobbyisten-Macht verhindern? Im Augenblick können sie sich wohl nur selbst durch Um- und Einkehr retten. Immerhin wären Steueranreize im umgekehrten Sinn sicher hilfreich. Könnten sich Betroffene überwinden und über sich hinauswachsend aus freien Stücken Geld und Besitz in sozialer und ihre eigene Seele beglückender Art einbringen, hätten alle so viel mehr davon – durch alle Zeiten.

Spenden(un-)wesen

Während die unendlich vielen ärmeren Nachfahren des Homo bono mit Millionen Kleinspenden alljährlich Hilfsprojekte unterstützen, fehlt uns weitgehend die – etwa in USA üblichere – Großzügigkeit von Großspendern. Dort sponsern nicht selten ehemalige reich gewordene Schüler ihre Colleges und Universitäten oder fördern nach einer Heilung aus Dankbarkeit eine Klinik oder bauen sogar eine. Diese Kultur des Teilens und Spendens im großen Stil fehlt uns heute weitgehend. Das liegt wohl daran, dass noch zu wenige Reiche erkannt haben, wie sie auch ihnen am meisten bringen würde. Das spiegelt die schon begegnete Diskrepanz zwischen den wenigen Mächtigen oben und den vielen Gutwilligen unten. Die gegnerischen Soldaten haben im Ersten Weltkrieg Frieden gemacht und Zigaretten und Kuchen geteilt, die Generäle und Politiker wollten weiter Krieg.

Und der Schatten ist natürlich auch hier nah. Nicht gemeint ist natürlich die Einflussnahme sogenannter Philanthropen, die über sogenannte Spenden Macht ausüben und dadurch wiederum Verantwortung und sogar Schuld auf sich laden.

Aber natürlich kann auch weniger Reiche der Schatten einholen. Das formuliert Marie von Ebner-Eschenbach so treffend: „Man kann nicht allen helfen, sagt der Engherzige und hilft keinem."

Im wirklichen bedingungslosen Geben läge die große Chance, denn es ist – wie die Bibel sagt – seliger denn Nehmen. Bedingungsloses Geld hat, wie wir heute wissen, nicht nur den Gebenden so viel zu bieten, sondern ist auch die beste Lösung für die Bedürftigen und nicht zu verwechseln mit der staatlichen, an eine Flut von Bedingungen und Formularen gebundenen Fürsorge. Wissenschaftlich begleitete Versuche in diese Richtung brachten verblüffend gute Ergebnisse für beide Seiten.

Was lehrt uns die mustergültige Kurve für unser Leben?

Wer für sich erkennt, dass die so oft skizzierte Kurve für alle möglichen Ebenen des Lebens gilt, mag schauen, wo er auf den verschiedenen Lebensbühnen Beziehung, Beruf, Ernährung, Zeit,

Geld und so weiter auf der Kurve angekommen ist. Sobald wir bemerken, dass wir die produktive Zone, wo es (mit uns) bergauf ging, verlassen haben und die Kurve und unser Leben verflacht ist, können wir umkehren. Die Erkenntnis der erreichten Katastrophe mag uns diese als jenen Umkehrpunkt offenbaren, den das griechische Wort *hé katastrophé* immer auch meint. So lässt sich in den produktiven Bereich um- und zurückkehren – sozusagen in eine frühere Phase der Kurve, wo es noch für uns passte.

Wo das nicht möglich scheint, ist es besser, einen aussichtslos gewordenen Weg noch rechtzeitig aufzugeben beziehungsweise sein zu lassen. Hier hilft die Erkenntnis der Polarität, dass es immer grundsätzlich zwei Richtungen im Leben gibt, die der Ver- und Entwicklung.

Vielleicht ist ein anderer Lebensbereich jetzt wichtiger und welcher könnte es sein? Bei ihm ließe sich, mit der erworbenen Erfahrung, von Anfang an der Kurvenverlauf im Auge behalten.

Die allgemeine Entwicklungsgeschichte kann uns dabei zum Beispiel werden. So wie es für uns alle als Menschheit auf der großen Kurve darum geht, innerlich wieder Zugang zu den kindlichen Ahnen aufzunehmen, um ihre wundervollen Eigenschaften neuerlich zu beleben und sie über uns hinauswachsend mit den Möglichkeiten und Chancen der Moderne zu verbinden.

Solch eine Regression, solchen Rückschritt können wir von seinem schlechten Ruf befreien. Ist es doch Rück(ver)bindung oder *re-ligio* zu einer besseren Vergangenheit und der Erfolgsgeschichte der freundlich-weltoffenen kindlichen Ahnen, ob wir die wissenschaftlich untermauerte Interpretation wählen oder die mythische. Die Entwicklungskurve weist anfangs lange und deutlich aufwärts, wo Kommunikationslust und Neugierde zu Neuerungen und Fortschritten und die Fähigkeit zur Resonanz zur raschen Verbreitung aller Entdeckungen und Erfindungen führte. So ging es lange bergauf und der Fortschritt war produktiv und diente allen.

Mit der Vorliebe für Privatheit und wachsenden Individualismus traten all die schon beschriebenen kurzfristigen Vor- und langfristigen Nachteile in Kraft. Jetzt begann die Kurve für alle zu fallen. Privatbesitz brachte einerseits Reichtum und auf der anderen die Schattenseite Armut. Die aus den Werkzeugen entwickelten Waffen und das domestizierte Feuer wurden verbunden und Feuerwaffen läuteten eine letztlich schreckliche Entwicklungsphase ein, weil sie auf weite Entfernung töten konnten und die entsprechenden Hemmungen des Homo bono aushebelten.

Der Homo bono verlor an Güte, der puppy seine verspielte Kindlichkeit. An ihre Stelle traten Ausbeutung und Neid. Menschen strömten in die Ballungsräume, die immer mehr verdreckten. Seuchen wie Pest und Cholera kamen auf. Später ließen sich die Überlebenden von den neuen Fabrikherren in der industriellen Revolution das Leben durch Ausbeutung und Konkurrenz zur Hölle auf Erden umgestalten. Gegeneinander ersetzte das Miteinander. Mit der Kurve und unseren Vorfahren ging es immer rascher bergab.

In den letzten 50 Jahren unserer Zeit stieg sie auch wieder und dann kam die Pandemie über die Welt und brachte die Kurve wieder rasant zum Absturz. Uns schenkte sie aber auch die Chance, im Tal der Katastrophen die Umkehrpunkte und damit die Möglichkeiten der Um- und Einkehr zu erkennen.

Wir sind nun an diesem entscheidenden Punkt angelangt, eben dem Umkehrpunkt. Um der Katastrophe etwas Positives abzugewinnen, müssen wir sie in ihrer Bedeutung wahr und wichtig nehmen. Eine Umkehr zu unseren guten Anlagen, eine Umkehr bei der Geldwirtschaft zu Austausch und Teilen, in der Politik von der Unterwanderung durch Lobbyismus zu neuer Unabhängigkeit, in der Informationspolitik einer Umkehr zu Wahrheit und Wissenschaft. Bei der Wissenschaft einer Um- und Abkehr von der Einflussnahme der Pharma-, Nahrungsmittel- und Rüstungskonzerne. In dem Maße, wie wir diese Verwicklungen ins Schattenreich durchschauen und wandeln, entsteht neue Offenheit für Entwicklung in lichte(re Be-)Reiche wie die Hinwendung zur Sinnfindung in unserem individuellen Leben, aber auch allem Leben.

KAPITEL 4
Wandlungen und Chancen

ANALOGIEDENKEN UND (INNERE) KINDER

Analogiedenken kann uns im Leben viel weiter bringen als die meisten heute annehmen. Ursprünglich dachte die ganze Menschheit analog. Sokrates und Plato lehrten noch in Gleichnissen wie die heiligen Schriften aller Völker bis heute. Von Platon erinnern viele sein Höhlengleichnis. Erst mit Aristoteles kam Kausalitätsdenken auf, wobei er immerhin noch vier Ursachen einführte, um der ganzen Wirklichkeit gerecht zu werden.

Schulmedizin und Naturwissenschaft benutzen heute nur noch zwei davon, sehr zu unser aller Nachteil. Das ist einer der grundsätzlichen Unterschiede zur „Integralen Medizin", die weiter auf alle vier Ursachen setzt wie in der Einleitung zu *Krankheit als Symbol* ausführlich dargestellt. Auch wenn es aus der Mode gekommen ist, weil zum Geldverdienen die beiden Ursachen der Schulmedizin reichen, bleiben die beiden anderen, die Causa finalis, der es um den Sinn geht, und die Causa formalis, die sich mit den Mustern beschäftigt, weiterhin für eine ganzheitliche Medizin und ein entsprechend ganzheitliches Denken von entscheidender Bedeutung und Wichtigkeit.

Allein mit der Causa materialis, der es ums Körperliche, Materielle, geht und der Causa efficiens, die aus der Vergangenheit wirkt, bleiben die Medizin und auch sonst alles unvollständig. Sie sind wichtig und auch Teil der „Integralen Medizin", aber an der Vergangenheit können wir nicht mehr so einfach viel ändern, Sinn und Zukunft (causa finalis) aber stehen uns noch offen.

Analogien wie Paracelsus' Gleichung „Mikrokosmos Mensch = Makrokosmos Welt" bleiben ebenfalls weiter richtig, und wir ahnen das auch zumindest, wenn wir sagen „im Kleinen wie im Großen (und Ganzen)". Selbst die Schulmedizin kennt noch Spuren von Analogiedenken etwa in der Gleichung Ontogenese = Phylogenese, die besagt, dass sich die ganze Entwicklungsgeschichte (Phylogenese) nochmals in der individuellen Entwicklung (Ontogenese) spiegelt und wiederholt. Also, das Baby beginnt auf dem Bauch zu robben wie eben Robben oder Reptilien, muss schließlich krabbeln lernen wie ein Vierfüßler und sich aufrichten wie unsere Primatenvorfahren ansatzweise und schließlich der Homo erectus. Kleinkinder müssen sich aber nicht nur selbst *auf die Hinterfüße stellen* und die *Haupt*sache, ihr Haupt nach oben bringen, sondern sich auch die Sprache neuerlich durch Imitation der Erwachsenen selbst erobern und danach die typisch menschliche Fähigkeit der Einfühlung oder Empathie durch Ausbildung der Spiegelneuronen im Grundschulalter zwischen fünf und neun Jahren erwerben.

Insofern spiegelt die lange Entwicklungsphase der kindlichen Ahnen und Sammler, die von der letzten Stunde im Entwicklungsbeispiel die allerlängste Zeit einnahm, unsere Kindheit wider. Ihre Art der Imitation kommt lange vor Verständnis in der individuellen wie der kollektiven Entwicklung. Nachahmen ist bis heute und war die längste Zeit unserer Evolution das Erfolgsgeheimnis.

Was eine(r) konnte, ahmte die ganze Gemeinschaft beim Homo bono nach, und so konnten es rasch alle. Das brachte den Fortschritt ungleich schneller in Gang als bei den „Flachschädeln", die jeder für sich handelten.

In der Psychologie wissen wir das schon lange. Reinhard Haller belegt, dass Wertschätzung anderer uns selbst mindestens ebenso nutzt. Je mehr wir lieben, desto mehr werden wir geliebt, je mehr wir geben, desto mehr bekommen wir, oder biblisch: Geben ist seliger als Nehmen.

Die immer noch übliche Geheimniskrämerei und der entsprechende Egoismus behindern Entwicklung. Teilen und Vermitteln bringen sie voran. Nachahmen kommt lange vor Verstehen.

Niemals könnten wir einem Kind intellektuell erklären, wie Stehen, Laufen oder Sprechen funktioniert, aber wir können es ihm vormachen und unser Beispiel wird übernommen. Das ist die Basis all unseres Erfolges über Jahrzehntausende – nicht nur individuell, sondern auch kollektiv. Im Anfang liegt alles.

Und wer immer noch an den Spruch der Feigen und Faulen glaubt: „Da kann man allein ja doch nichts machen", dem sei das afrikanische Sprichwort ans Herz gelegt: „Wenn eine(r) träumt, ist es ein Traum, wenn viele träumen, entsteht eine neue Wirklichkeit."

Heute entdecken wir immer mehr, wie entscheidend für ein glückliches Leben die Beteiligung unseres inneren Kindes ist. Die Arbeit der Psychologin Stefanie Stahl steht mit ihren Bestsellern dafür.

Ohne diese Wiederentdeckung des inneren Kindes mit seiner bezaubernden Naivität und neugierigen Zugewandtheit, den staunenden großen Augen des Kleinen Prinzen, wird das Leben in langweiligen Routinen vergehen und das Alter zur Qual. Denn ob im christlichen Sinne gläubig oder nicht, wir müssen in der Lebensmitte „umkehren und wieder werden wie die Kinder", ansonsten sinkt das Thema Kindlichkeit wie alles geistig-seelisch Unbewältigte auf die Körperbühne und wir werden statt kindlich kindisch beziehungsweise dement im Sinne von Alzheimer.

So entscheidend wie die (Wieder-)Entdeckung unseres inneren Kindes und seine Beteiligung an unserem Leben, für ein persönlich glückendes Leben, ist die Entdeckung unserer freundlich-kindlichen Ahnen für eine glückliche weitere Entwicklungsgeschichte. Wer sein inneres Kind entdeckt hat, wird eine verblüffende Bereicherung seines ganzen Lebens erfahren. Dieselbe Erfahrung steht der Menschheit bevor, wenn wir uns von Rutger Bregman an die Hand nehmen lassen und kollektiv unsere kindlichen Ahnen in unser Leben integrieren und Johannes Huber zu einem guten Leben folgen, das uns kollektiv gesunden lässt.

Wer mit Kindern lebt, weiß, wie liebesbedürftig, aber auch liebevoll bezaubernd sie von Anfang an sind. Ihr Lächeln öffnet und wärmt unser Herz wie nichts anderes. Aber sie sind auch gutgläubig und naiv, im wahrsten Sinne des Wortes *blauäugig*.

Tatsächlich beginnen wir alle unser Leben mit strahlend tiefblauen Augen, und erst später im Leben werden diese durch Ein- und Ablagerungen von Pigmenten auch farblich zum Abbild des Lebens, wie die Irisdiagnose deutlich macht.

Unsere Kindheit spiegelt insofern die Entwicklungsphase der freundlich-kindlichen Ahnen, und wir müssen diese genauso wiederentdecken und in unser Bewusstsein einladen, um kollektiv die nächsten Phasen der Entwicklungsgeschichte zu bewältigen wie unser persönliches inneres Kind.

Tatsächlich sind wir als Kinder *Im Grunde gut* wie unsere kindlichen Ahnen es waren, wie Bregman es aufzeigt und belegt. Er ist Historiker und demonstriert, wozu Geschichte und Vergangenheit gut, ja wertvoll sind, um nämlich daraus für die Zukunft zu lernen.

Die Menschheit hat *blauäugig* begonnen und wir alle wiederholen das individuell bis in die Körperlichkeit. Wir können und sollen nicht so bleiben, aber es gilt, dieses Erbe wertzuschätzen und im Bewusstsein zu bewahren und uns auf dieser Grundlage weiter zu entwickeln – und heute ist die Zeit dafür. Wir sollen „wieder werden wie die Kinder", aber nicht Kinder bleiben.

Auf der Basis, dem Erbe der freundlich-kindlichen Ahnen, können wir unsere Empathie wiederentdecken und neuerlich lernen, die Gemeinschaft zu schätzen und zu ehren. Es steht sogar ein Schritt in die größere Dimension an, nicht nur der kleinen Gemeinschaft der 150, der wir bisher maximal schafften gerecht zu werden, sondern der großen Gemeinschaft der Menschheitsfamilie.

Das ist der Unterschied zwischen Nationalismus und Weltbürgertum. Es ist nichts Grundsätzliches, sondern nur eine Frage der Dimension und wir sind auf dem Weg: Zuerst gilt es zu lernen, uns selbst zu lieben, dann die Nächsten der Familie wie uns selbst, anschließend Verwandtschaft, und die überschaubare Gemeinschaft der eigenen Gemeinde und dann die große Gemeinde der eigenen Kultur und Religionsgemeinschaft und dann die anderen, die bisherigen Feinde. Auf dem Weg zur Allverbundenheit ist die Integration des Schattens unerlässlich, vor allem uns selbst, aber auch allen anderen zuliebe.

Sobald wir unser Erbe, das innere Kind im Kleinen und die freundlich-kindlichen Ahnen im Großen, die beide so viel positiver sind als bisher gedacht, integrieren, können wir den anstehenden Schritt in die größere Dimension schaffen und den Paradigmenwechsel vollziehen. Es geht nicht mehr „nur" um uns persönlich, sondern um alle und alles. Aber es beginnt bei uns persönlich, genaugenommen bei dir und mir!

Wer die Analogiemethode in sein Leben und Denken integriert, kann etwa aus der Gleichung Ontogenese = Phylogenese lernen und ableiten, dass aus einer liebevoll-freundlichen Kindheitsphase, in der wir alles kosten und schmecken wollten, auch eine entsprechende Phase in der Phylogenese, der kollektiven Entwicklungsgeschichte der Evolution, folgen muss. Genau das ist die *Hochzeit* der freundlich-kindlichen Ahnen, die Bregman wissenschaftlich belegt, Jean Auel poetisch-mythologisch besingt und die ich als Reinkarnationstherapeut über Jahrzehnte erleben durfte.

Was in der Ontogenese zu finden ist, die wir ständig an jedem Menschenkind erleben, muss sich auch in der Phylogenese finden lassen. Das gilt natürlich auch für weniger schöne Erfahrungen wie Trotzphase und den Durchbruch des Aggressionsprinzips beim Zahnen.

Insofern ist die allen so oft vor Augen liegende Entwicklungsgeschichte von uns selbst eine verblüffende Analogie zur großen Entwicklungsgeschichte und eine wirklich *wunder*volle Fundgrube für neue Erkenntnisse.

Persönlich erlebte ich insofern ein Stück Evolution in der Zeit, wo ich unsere Tochter morgens in den dörflichen Kindergarten im niederbayerischen Johanniskirchen brachte. Dort war es lebendig und laut und die Kinder tobten herum vor Energie und Lebenslust nur so strotzend. Anschließend musste ich einmal zur Gemeinderatssitzung und staunte nicht schlecht, was aus ihren Vätern 30, 40, 50 Jahre danach geworden war. Sie saßen (ver-)stumm(t) um den Tisch, während der Bürgermeister dozierte, was zu tun war. Nur an der Körpersprache war ihnen anzusehen, wenn sie nicht einverstanden waren, aber mehr als ein Fußscharren unter dem Tisch kam dabei nicht heraus. Als ich – meinem Vorsatz entsprechend – gegen ein Projekt neuerlichen Zubetonierens Einspruch anmeldete, herrschte staunende Betroffenheit allseits. Der Bürgermeister war derlei genauso wenig gewohnt wie die Gemeinderäte, die völlig ratlos wirkten. Als ich nicht aufgab, weiter widersprach und wiederholt für Rasensteine statt Versiegelung durch Beton plädierte, gab es sogar erst eine und dann gleich mehrere zustimmende und kritische Wortmeldungen. Die Abstimmung ergab dann eine (schweigende) Mehrheit für Rasensteine. Der Bürgermeister bat mich anschließend, ich möge doch bitte ankündigen, wenn ich nochmals käme und ihm vorher mitteilen, worum es mir ginge.

Auf der Heimfahrt machte mich die schnelle Folge der Ereignisse vom vor Lebensenergie überbrodelnden Kindergarten zum schweigenden Gehege der Gemeinderäte traurig ob der lebensfeindlichen ländlichen Sozialisation zu solch einer Art stummen Stimmviehs.

Nach der Gleichung Ontogenese = Phylogenese ist das aber wohl auch Abbild der Menschheitsgeschichte. Sie begann lebendig und lebhaft, neu- und wissbegierig und ging dann in stummes Erdulden, Ertragen und Überstehen über. Der Mikrokosmos der niederbayerischen Gemeinde, zeigte im Kleinen was im Großen, im Makrokosmos der Welt, geschah.

Die Kinder lebten noch, ihre Väter waren schon im Überlebensmodus: am Montagmorgen auf dessen Abend hoffend und auf Freitag, im Januar auf den Urlaub im Juli. Alle zehn Jahre bei einem runden Geburtstag ein Tierbaby grillend, den Fortschritt feiern auf dem Weg Richtung (Er-)Lösung, vor der die größte vorstellbare Angst besteht, die schon besprochene Todesangst.

Wissenschaftliche Belege wie Bregman und Huber sie liefern, gelten modernen Menschen als glaubhaft. Auf Analogien zu vertrauen, müssten wir erst noch wieder lernen. Aber auch da ist Hoffnung, denn wir konnten es schon einmal sehr gut. Und nichts hindert uns, daraus gewonnene Ergebnisse anschließend noch wissenschaftlich zu untersuchen und zu belegen.

DER WECK- UND AUFRUF ZUM AUFWACHEN
Wie gut, sich in diesen Zeiten der Weltkrise der Anfänge zu erinnern und aufzuwachen für neue Lebendigkeit, Mut zu Meinungsäußerung und Freiheit der Rede und des Lebens. Mehr Demokratie wagen, forderte der Ausnahmepolitiker Willy Brandt, der Gräben zuschüttete und die Mauer durch Deutschland und den Eisernen Vorhang durch Europa erschütterte.

Das verordnete Corona-Koma zeigt uns gerade das Extrem von Einschränkung und Entrechtung, Rede- und Mundverbot, Zensur und Verunglimpfung von Andersdenkenden, Verdammung von Widerrede, Plädoyers für Alternativen und mehr Lebensmut.

Die Pandemie enthüllt uns, wie in der Karikatur vergrößert und geradezu überzeichnet, was (mit uns) los ist. Und sie zeigt es so, dass selbst diejenigen, die den von ihnen gewählten Politikern noch immer glauben und vertrauen, allmählich merken, dass es so auf Dauer auch für sie nicht passt und nicht weitergeht und sie es – so eingesperrt und blockiert – nicht weiter ertragen wollen und können. Ob uns die Freiheit der Rede, des Reisens oder des Biergarten- und Restaurantbesuches fehlt, fast allen fehlt Wesentliches. Ärzte wissen: Wem Wesentliches fehlt, der ist oder wird ernsthaft krank. Die gegenwärtige Politik macht uns ernsthaft krank – im Sozialen, Seelischen wie im konkret Körperlichen.

Tatsächlich sagte selbst der Chef des Robert-Koch-Institutes, mit dem Impfen werden die Mutationen zunehmen – eine medizinische Binsenweisheit. Was wir bekämpfen stärken wir auch zugleich.

Deshalb müsste man, wenn schon, sehr rasch sehr viel impfen. Das ist selbst in einem für seine ansonsten gute Organisation bekannten Land wie Deutschland (den Politikern) komplett misslungen. Ärzte können so etwas, aber ihnen wurde von Anfang an misstraut, gibt es doch auch so viele Kollegen, die die Maßnahmen der (Corona-)Politik ihrem Gewissen und Eid entsprechend von Anfang an kritisierten.

In eine eskalierende Infektionssituation hinein zögerlich zu impfen, ist laut bisheriger Wissenschaft die Steilvorlage dazu, die Erreger zur Gegenwehr zu provozieren, sodass sie noch viel mehr und damit potentiell gefährlicher mutieren. So erhöht man die Wahrscheinlichkeit, resistente und damit bedrohlichere Erreger geradezu herauszufordern beziehungsweise zu züchten.

Tatsächlich ist aber sogar in Ländern wie Israel und England, die rasch und entschlossen große Teile der Bevölkerung durchimpften, die Infektionswelle dadurch keineswegs zusammengebrochen, sondern die Infektionen breiteten sich sogar vermehrt aus und betrafen nun sogar auch viel mehr jüngere Menschen – ein Szenario, vor dem impfkritische ÄrztekollegInnen seit langem warnen. Der österreichische Physiker Peter F. Mayer belegte letzteres schon frühzeitig (am 2.3.2021) in seinem Blog mit den offiziellen Zahlen von EuroMOMO (European mortality monitoring) und der EMA (European Medicines Agency/Europäische Arzneimittel-Agentur).

Das Gute vom Schlechten: Tierversuche werden überflüssig, wenn der Großversuch gleich an der Bevölkerung stattfindet. Sagt das eine Versuchskaninchen zum anderen: „Ich lass mich nicht impfen, ich warte erst, was bei den Menschen rauskommt."

Je mehr Einseitigkeiten und Fehler die (Un-)Verantwortlichen produzieren, desto wichtiger wird Abwehrstärkung in Eigenverantwortung wie eingangs angeraten. Oder anders gesagt: Je mehr und stärker wir Krieg führen, desto mehr Gegenwehr, also gefährlichere Erreger, könnte es geben. Desto dringender wird die andere Seite der Terrainsanierung und Abwehrsteigerung.

Und wie bei jedem Krieg wird es zum Schluss Frieden geben müssen. Wir werden lernen müssen, auch mit diesem Virus und seinen Abarten zu leben, wie mit so vielen anderen Vorgängern. Wir Menschen sind ein lebendes Abbild für diese Möglichkeit und Chance. Unsere Zellkraftwerke oder Mitochondrien sind ehemalige Bakterien, die unsere Zellen mit viel Erfolg eingestellt haben, und die nun für uns Energie produzieren. Unser Erbgut soll zur Hälfte von Viren stammen, die uns folglich im Wesentlichen, *im Kern*, ausmachen. Wir brauchen Frieden im Mikrokosmos Mensch und Makrokosmos Erde.

Was für ein Segen für die Menschen der jeweiligen Länder und alle Europäer, dass die früheren Dauerfeinde Frankreich, England und Deutschland endlich Frieden gefunden haben. Den Politikern, die über mehr als ein Jahrhundert diese Kriege *anrichteten* und ihre Bevölkerungen gegeneinander aufhetzten, gebührt die Verantwortung dafür und gilt unser Mitgefühl, wie auch unseren Vorfahren, die sich das gefallen ließen oder dafür gefallen sind und oder darauf hereinfielen. Denjenigen aber, die dann Frieden ermöglichten, sei an dieser Stelle auch einmal gedankt, wie auch denen, die die Voraussetzungen schufen, Mauer und Eisernen Vorhang abzubauen. Beides ist möglich, wir haben immer die Wahl, den bösen Wolf oder den guten Engel in uns zu füttern.

AM SCHEIDEWEG: IM ANFANG LIEGT ALLES

Ein guter Beginn ist zweifellos ein gutes Zeichen, aber wie so viele Kurven zu so vielen Themen – und es gäbe noch beliebig mehr – schon zeigten, kann das dicke Ende noch nachkommen in Gestalt des wichtigsten der Schicksalsgesetze, dem der Polarität. Wie bei einer Steißlagengeburt, wo zuerst Beine, Becken und Leib kommen und alles leicht ausschaut, kommt mit dem Kopf das dicke Ende und es wird gefährlich, wenn der die Nabelschnur beim Durchtritt abklemmt.

Die aufgezählten großen Fortschritte brachten, wie gesehen, zuerst sicher Vorteile, wie die Einführung des Geldes und die Chance, vom lokalen Tausch zum globalisierten Welthandel zu gelangen. Aber Geld war auch schon von Anfang an Mittel, um Steuern einfacher einzutreiben.

Insofern findet, wer offen dafür ist – entsprechend dem drittwichtigsten der *Schicksalsgesetze* – schon gleich am Anfang auch immer den Pferdefuß beziehungsweise Schattenaspekt mit im Spiel. Wer ihn gleich von Anfang an zu entdecken lernt, ist ungleich besser vor Rückschlägen und Abstürzen gewappnet.

Die Einführung der Schrift und später des Buchdrucks ermöglichte religiös und spirituell Suchenden die Bibel, den Koran, die Veden zu lesen. Aber vor allem diente dieser Fortschritt doch dazu, Schuldenlisten zu erstellen und wiederum zum einfacheren Erheben und Eintreiben von Steuern.

Die Gesetze dienten sicher wachsender Rechtssicherheit und der Verbesserung der Gerechtigkeit insgesamt und so hat eine für alle geltende Rechtsprechung sicher viel Gutes gebracht. Aber wieder ist nicht zu übersehen, wie es losging. Das erste Gesetzesbuch, der Kodex Hammurabi, brachte vor allem eine Aufstellung von Strafen.

Zusammen mit dem Siegeszug des Geldes ist die Rechtsprechung – etwa in den USA, unserem großen Vorbild – relativ rasch in den Gegenpol abgestürzt. Wer genug Geld hat, kauft sich dort den besten Anwalt und damit *sein* Recht.

Sicher wirkt die Idee der Demokratie, wie in der griechischen Polis erstmals verwirklicht, sehr überzeugend – allerdings nur für die reichen Bürger und auf den Schultern der anderen Hälfte der Frauen und doppelt so vielen Sklaven wie Stimmbürgern. Heute werden in den USA nur noch Multimillionäre Präsident oder von der Wirtschaft unterstützte, beziehungsweise „gesponserte" oder bestochene und damit verkappte Lobbyisten.

Die Fähigkeit zu mauern und entsprechende Mauern zu bauen, war sicher *Gold und Geld wert*, um Häuser und Heime zu erstellen, aber die seelische Schatten-Be-Deutung schwingt da schon gleich mit. Der Homo bono, zugleich ein Homo ludens, cooperans und puppy, hatte auf der Wanderschaft Mauern weder konkret in Stein noch im übertragenen Sinn nötig. Und auch die konkreten Mauern zeigten rasch ihren Schatten. Hat die große chinesische Mauer vor allem die Menschen im Reich der Mitte gesichert, wie es ihnen gewiss vermittelt wurde, oder hat es sie im größten Gefängnis der Welt eingemauert und -gesperrt? Ähnlich wie es heute wieder geschieht – wenn auch ganz ohne konkrete, altmodische Steinmauern, aber umso härteren auf Digital-, Gesetzes- und Bürokratieebene. Die in den Hirnen errichteten Mauern sind heute sicher die wirksameren und wuchern während des Corona-Komas in entsetzlicher Weise.

Und das Mauerspiel geht weiter, egal auf welcher Ebene – den Eingemauerten wird immer suggeriert, das geschehe zu ihrem Vorteil. Aber in Wirklichkeit wurden sie in Gefängnissen eingemauert und das ganze Land verkam zu einem Zuchthaus, dessen Zucht und Ordnung, in kranken Hirnen erdacht, möglicherweise von übrig gebliebenen Genen aus dem Neandertal oder der entsprechenden späteren Sozialisation ausging. Ob die Mauer quer durch Deutschland verlief oder noch immer durch Korea oder Israel ist dabei ziemlich gleichgültig. Lediglich die Wertung in ein Gefangenenlager und einen freien Teil ist unterschiedlich. In Korea sind – für uns – die Mauerbauer die Eingemauerten gleichsam nach DDR-Vorbild. In Israel haben die Mauerbauer für sich den Anspruch, die Freien zu sein – die Eingemauerten haben sie zu Terroristen erklärt. Wir folgen ihnen in dieser Argumentation aus politischen, aber keinesfalls sehr logischen Gründen.

In jedem Fall sind es von Anfang an riesige Bauwerke, um einerseits Überfälle und andererseits Flucht und letztlich Integration zu verhindern und die eigenen Leute zu sichern oder einzusperren oder beides.

Wenn wir uns das freie Wanderleben unserer kindlichen Ahnen vor Augen führen, die uns nicht nur überleben, sondern alles andere Leben überrunden ließen, ist die moderne Welt der Mauern und Zäune, eisernen Vorhänge, Grenzbalken und -barrieren eine der Beschränkungen unserer Möglichkeiten und Potenziale. Sie ist der Gegenpol und Schatten der frühen Welt und zugleich ein Armutszeugnis für die Moderne.

Wieso lassen wir uns derlei, unserem Wesen Fremdes, überhaupt gefallen? Hier stoßen wir auf einen Schatten des Homo bono. Wir sind politische, also auf die Polis, die Gemeinschaft bezogene Wesen, ein Zoon politicon, beziehungsweise Herdentier.

Selbstverständlich, aber auch Gefahrenpunkt, ist, dass uns die eigene Herde am nächsten ist. So zutraulich und vertrauensvoll wir darin sind, so leicht verführbar sind wir auch, fremde Herden nach intensiver Indoktrination und Manipulation als gefährlich und feindlich zu betrachten und sogar zu bekämpfen.

Die Lösung lässt sich größer denken und auf die frühe, den Homo bono auszeichnende Fähigkeit des Integrierens ausdehnen, von der eigenen Sippe auf die anderen, vom eigenen Menschenschlag auf das Land, den Kontinent, die Welt – also Integration statt Mauern(bauen)!

Praktisch hieße das, uns wieder mit der wundervollen Lebensstimmung des Anfangs zu verbinden und mit den anderen Menschen, die aufgebauten Grenzen in uns und im Außen zu überwinden und alle Menschen als Schwestern und Brüder zu betrachten, wie es uns alle alten Traditionen und Religionen zur Aufgabe machen, die ganze große Menschenfamilie.

Wo wir diese Grundstimmung mit den Möglichkeiten der Moderne verbinden, sind unsere Chancen groß, zu einer selbstbestimmten Menschen-Gemeinschaft in einer tapferen neuen Welt zu werden, statt in Aldous Huxleys fremdbestimmtem Schattenreich von Brave New World oder der modernen Version des Great Reset zu landen. Dort hat niemand mehr Besitz oder etwas zu sagen. Per Verordnung und mittels Psychoengineering hat es allen gut zu gehen.

Auswege: Die Geld-Welt-Religion müssten wir insofern überwinden als wir Geld wieder als Mittel zum Zweck des besseren Austauschs und der rascheren Entwicklung und gegenseitigen Unterstützung nutzen. Denn es ist bei weitem genug für alle da, nur eben nicht für die Gier aller – es geht also darum, die Erkenntnis des Mahatma, der großen Seele, Gandhi, zu verwirklichen. Persönliche (Lebens-)Sinnfindung könnte wieder an erste Stelle treten, eingebettet ins Gemeinwohl. Und ein Neuanfang auf neuer Grundlage wäre überfällig.

ENTSCHEIDUNG ZWISCHEN EVOLUTION UND *DEVI*LUTION

Wir haben die Wahl zwischen Evolution beziehungsweise Entwicklung und *Devi*lution oder Verwicklung. Wer sich entwickelt, wird frei, wer sich verwickelt, gerät in Fesseln. Ein US-Kollege skizzierte unsere Situation mit dem Ausdruck: „*Devi*lution: Devil has taken over evolution – Der Teufel hat die Evolution übernommen." Wir könnten aber auch sagen, der Teufel, das Böse, die Kräfte der Zweiheit und Zwietracht, der Entzweiung und Verzweiflung wehren sich mit letztem Einsatz gegen die neuen Tendenzen, die Natur wiederzuentdecken, Qualität über Quantität zu stellen und zu unserem ursprünglichen Sinn und Wesen zurückzufinden. Wir haben die Lösungen längst, sie warten nur auf ihre Umsetzung.

Und wo wäre die lebenswerte Alternative dazu? Die Weltkrise der Pandemie mag uns endgültig zeigen, dass es so nicht weitergehen kann. Wer auch zukünftig alle Hilfe und Rettung von außen erwartet, ist wohl verloren. Unsere Politlobbyisten stehen dafür. Insofern kann ich zwar hoffen, dass die Impfungen wieder alles im alten Stil lösen und wir nochmals davonkommen. Aber ehrlich gesagt kann ich es nicht mehr glauben. Die Zeit ist reif, dass wir uns als Lösung erkennen, unsere Geschichte nutzen, um es neu und besser anzufangen, uns wieder auf die Gemeinschaft einlassen und mit dieser Rückendeckung unseren Weg der Individuation wagen.

WIE KÖNNEN WIR *VORGEHEN?*

Qualität statt Quantität

In unserer Entwicklungsgeschichte war es die längste Zeit wichtig, für genug zu sorgen, genug Nahrung, genug Wärme, genug Schutz. Jetzt können wir die Kurve *krieg*en – ohne Krieg, um den Schwerpunkt von Quantität auf Qualität zu legen. Das ist ein völliger Wandel des Weltbildes, eine Art Quantensprung – und wir sind es, die springen können und dazu allen Mut brauchen, aber auch reif dafür sind.

Tatsächlich lief es eben auch schon ganz gut in diese Richtung. Viele haben, etwa bei ihrer täglichen Ernährung, die Qualität entdeckt und angefangen, sie gegenüber der Quantität zu bevorzugen. Hier sind wir schon am weitesten und können belegen, wie wichtig pflanzlich-vollwertige Kost für uns und unsere Mit- und Umwelt ist.

Auch bezüglich Zeit entdecken wir zunehmend deren Qualität, und spirituelle Sucher träumen von Sternstunden – etwa bei der Meditation. Aber auch in Wirtschaft und Konzernwelt kommt es in den USA bereits zu einem Phänomen mit eigenem Namen: „Downsizing" für Menschen, die freiwillig auf der Karriereleiter wieder Schritte zurückgehen, um mehr Zeit für sich oder die Familie zu gewinnen. In der Schweiz gibt es vielfach die Möglichkeit, nur einen gewissen Prozentsatz der Zeit zu arbeiten. Im übrigen deutschsprachigen Raum gibt es dieselben Bedürfnisse, es scheitert nur oft daran, weil jemand, der 50 Prozent arbeiten will, dann doch zu mehr genötigt wird bei halber Bezahlung.

Routine in Rituale wandeln

Die Hauptfalle ist, durch Angst über Routine in einen Überlebensmodus auszuweichen, wo am Ende Zeit nur noch totgeschlagen wird. Neues brächte mit der Spannung höhere Zeitqualität ins Leben, aber auch oft Angst. Wer nach langem Medizinstudium ziemlich abrupt allein Nachtdienst auf einer Station hat, wird – wie ich es erlebt habe – Angst entwickeln, nur ja alles richtig zu machen. Deshalb ist er froh, rasch Routine zu bekommen und die Angst zu minimieren, aber auch die Spannung. Wenn er schließlich gar keine Angst und Spannung mehr fühlt, wechselt er unmerklich vom Leben zum Überleben, das so viel weniger als Leben ist.

Meist entsteht auch in der Partnerschaft aus anfänglicher Spannung und einer gewissen Angst vor Erfolglosigkeit schließlich Sicherheit und Routine auf Kosten der Lebendigkeit. Viele landen so in allen möglichen Bereichen in Routine(n) und sterben insofern früh, um sich doch erst spät zu verabschieden.

Wer am Montagmorgen schon von Freitagnachmittag träumt und im Januar schon vom August, ist bereits im Überlebensmodus, der mit Leben nicht mehr viel zu tun hat. Für den gilt es aufzuwachen, um am Ende zu den Erwachten zu gehören.

Auswege: Die Qualität der Zeit zu entdecken, gelingt gut mit der schon erwähnten Zeit-Film-Serie aus *Hollywood-Therapie*. Nachdem alle Illusionen bezüglich Zeit durchlebt sind, führt der letzte Film direkt zum Geheimnis der Zeitqualität.

Wie viel besser wäre es, bis zum Schluss lebendig und am Leben (interessiert) zu bleiben? Von Greta Silver konnte ich lernen, dass es von 60 bis 90 Jahre nochmals genauso so lange ist wie von 30 bis 60. Und da fiel mir noch ein, dass es von 0 bis 30 auch genauso so weit war. Das erste Drittel erleben wir fast alle intensiv, im mittleren schlafen schon viele ein, und das letzte Drittel schreiben die meisten ab, beziehungsweise resignieren, ziehen ihre Unterschrift zurück, unterschreiben dafür nicht mehr. Das müsste nicht sein, ist doch das letzte Drittel dasjenige, auf das alles im Leben hinausläuft und auf das es besonders ankommt.

Ein weiterer Ausweg ist, immer wieder Spannung selbst zu inszenieren. Deshalb rät man im Osten, sobald irgendwo Meisterschaft erreicht ist, woanders zum Schülerbewusstsein zurückzukehren. Wie wundervoll würden wir Schüler unserer freundlichen Ahnen!

In der Partnerschaft lassen sich Phantasien einbringen und (aus-)leben und innere und äußere Reisen erleben und eine gemeinsame „Liste vor der Kiste" für die Partnerschaft erstellen.

Im Beruf ergeben sich ständig neue Herausforderungen, wenn wir ein Auge darauf haben und (An-)Forderungen als Förderungen sehen, suchen und finden.

TEUFELS- UND ENGELSKREISE
Entwicklung und „die Dinge" nicht zu Ende in ihren Konsequenzen zu denken führt zu keinem guten Ende, sondern oft in Teufelskreise. Alles zu Ende zu denken, auch das eigene Leben, führt zu guter Letzt zu gutem Ende und in Engelskreise.

Aus ersteren aus- und in letztere um- und einzusteigen ist oft nicht schwer und gar keine so große Sache, wie folgende Beispiele andeuten. Engel müssen natürlich keine Flügel haben und Teufel nicht nach Schwefel stinken. Beide sind in allen möglichen Gestalten heute weit(er)hin unterwegs. Ich spüre die Zeit nahen, wenn wir den Schwerpunkt gefahrlos verschieben können zur lichten Seite, und wenn es reicht, die dunkle im Auge zu behalten.

Geld-Teufelskreis
Der alles entscheidende Punkt wird sein, ob wir es mehrheitlich schaffen, beim Geld den Schwerpunkt auf Qualität zu legen, und es wieder seiner ursprünglichen Art entsprechend als Austauschmittel zu verwenden. Denn tatsächlich hat auch Geld Qualität. Geerbtes Geld hat etwa eine ganz andere als selbst und obendrein ehrlich verdientes. Hätte Geld keine Qualität, wären Ausdrücke wie Schwarz- oder Blutgeld unsinnig. Warum sollte man Geld waschen, wenn es nicht schmutzig wäre? Ehrlich verdientes Geld hat insofern eine höhere Qualität als durch Spekulation gewonnenes.

Heute kaufen noch viele mit Geld, das sie nicht haben, sondern leihen, Dinge, die sie nicht brauchen, sondern wollen, um vor Leuten zu protzen, die sie nicht mögen, sondern um sie zu beeindrucken, was die nicht freut, sondern mit Neid erfüllt, was die Käufer wiederum nicht erfüllt, sondern ihnen im Gegenteil schadet. Wollen und brauchen wir das wirklich (noch)?

Ausweg: Warum nicht einmal ausführlich auf die eigene Geldgeschichte und -kurve zurückblicken und die verschiedenen Geldqualitäten, mit denen du in Berührung kamst, klären? Was war gutes Geld, das zum Homo bono in uns passt, der du vielleicht in Zukunft sein magst?

Ein alter, schon von Krankheit gezeichneter Bauer im Dorf, in dem ich lange lebte, weigerte sich, dem Rat seiner anderen bäuerlichen Nachbarn zu folgen und seinen Betrieb und sein Land stillzulegen, wofür er von der EU mehr Geld bekäme als er noch erwirtschaften könne. Sie hatten es so gemacht und das bequemere Leben der Fabrikarbeiter gewählt. Der alte Bauer hörte immer wieder zu, schien ernsthaft zu überlegen, aber dann antwortete er immer dasselbe: „Na, des tua i net, wei dös kan ka guats Geld sei." Hältst du den Bauern für dumm, für gut oder gescheit?

Geld-Engelskreis

Stellen wir uns vor, Geld, das wir mit Freude durch Dienen verdienen, zu nutzen, um unsere und die Entwicklung anderer zu fördern, und uns und andere leben und lernen zu lassen, was uns und andere und letztlich alle beglückt und uns weiterbringt zu einem erfüllten Leben, dessen Fülle weit über Geld hinausgeht, aber durch Geld erleichtert wird. Wie fühlt sich das an?

Gesundheits- und Ernährungsteufelskreis

Wir lassen Milliarden Nutztiere quälen für Fleisch, das uns chronisch erkranken lässt, weshalb wir „Forscher" Millionen Versuchstiere entsetzlich foltern lassen, um Medikamente zu testen, die wir gar nicht bräuchten, äßen wir kein Fleisch.

Wollen wir wirklich Fleisch und andere Kost, die fast nichts kostet, außer das Leben und das sein Ende früher und erbärmlicher heraufbeschwört als notwendig? Brauchen wir das wirklich?

Gesundheits- und Ernährungsengelskreis

Achten wir beim Essen auf das Was? Wie viel? Wie? und Wann?

Was? Statt Minderwertigem Pflanzlich-Vollwertiges wie die kindlichen Ahnen, die nichts anderes kannten und hatten – voller Lebenskraft und Leuchten des Lebens und reich an Lebenswärme.

Wie viel? Immer etwas weniger, als uns Hunger und vor allem Appetit vorgaukeln. Wahrscheinlich wie die kindlichen Ahnen, die nicht mehr hatten.

Wie? Gründlich kauen und ausnutzen wie die kindlichen Ahnen, die nicht viel hatten, deren Weniges aber von ausgesucht guter, handverlesener Qualität war. Eine moderne Mayr-Kur ohne Milch und Gluten wäre ein gutes Übungsfeld oder eine Woche Genuss-Fasten-Wandern.

Wann? Statt immerzu: selten, wie ganz früher, wenn es etwas Gutes gab. Da der Homo bono weder konservieren noch viel mit sich herumschleppen konnte, blieb ihm nur Qualität statt Quantität. Was, wenn wir das nicht nur aufs Essen, sondern einfach auf alles beziehen?

Resümee: Weniger ist oft mehr: Reduzieren wir unsere Esszeit von drei auf zwei Mahlzeiten mit relativ geringem Abstand und gutem Essen, das wir dankbar und genussvoll mahlen statt schlingen und lassen unseren Organismus die lange tägliche Fastenpause genießen.

Solches *Kurzzeitfasten* kostet nichts, sondern spart viel Geld und noch mehr Zeit und verschafft uns einen verblüffenden Gewinn an Energie und Gesundheit.

Wie fühlt sich das an?
Da ich das seit über 40 Jahren genieße, kann ich es beantworten: Es fühlt sich sehr sehr gut an und viel viel besser als ständiges Futtern. Es spart so viel Zeit beim Einkaufen und Zubereiten und damit auch im doppelten Sinn Geld und schenkt so viel Gesundheit. Die fast 300 wissenschaftlichen Studien, die die Vorteile belegen, passten nicht mal ins Buch, sondern mussten auf die Homepage ausweichen.

UMLERNEN ALS CHANCE – EIN KURS IN *ENGEL*ISCH

Statt von unseren kindlichen Ahnen, die ständig wandernd und suchend in Bewegung waren, die dazu passende Philosophie des Flow zu übernehmen, haben wir uns von ängstlichen Pädagogen umtrimmen lassen. Das führte in so abwegige Denkmuster wie lineares Vorausdenken. Wer das Fließen lebt und im Flow ist, der sich ständig verändert, muss immer achtsam und aufmerksam unterwegs sein und wach für Anpassung an sich ändernde Umstände. Diese beständige Wachheit liegt in unseren Genen und ist so eine große Chance! Später haben spirituelle Traditionen das mit Zeugen-Bewusstsein und mit Bewusstseins-Erwachen umschrieben.

KAPITEL 4: WANDLUNGEN UND CHANCEN

Realitätsfernes lineares Vorausdenken aus anerzogener Ängstlichkeit bringt uns stattdessen mit den ihm innewohnenden Fehleinschätzungen ständig in Gefahr. Es geht eben nichts so weiter wie bisher, sondern alles ändert sich ständig, weswegen „immer mehr vom Selben" zu keinen guten Lösungen führt. Einzig sicher und beständig ist die immerwährende Veränderung und nicht mal der ganz sichere Tod am Ende ist das Ende. Denn – wie die meisten Traditionen und ursprünglich auch die christliche wissen – wenn der Körper stirbt, lebt und geht die Seele weiter und durchwandert die Bardo-Ebenen oder den Kreis der eigenen Bilder. Lediglich christliches Bodenpersonal hat das später in Zuckerbrot und Peitsche gekleidet, um mit Angst und Verlockung gefügig zu machen. Himmel als Aussicht, Hölle und Fegefeuer als Drohung, das ist polarisierend. Die Wirklichkeit dürfte wie das Leben vor dem Tod viel individueller sein, und bei Christus selbst finden wir auch keinerlei Drohungen dieser Art. Ihm könnten wir höchstens eine gewisse Schwäche bei der Auswahl des Bodenpersonals vorhalten. Aber andererseits fand er wohl kein besseres oder brauchten wir auch die Lernchance, uns von verfälschten Lehren zu emanzipieren.

Lineares Vorausdenken ist der erfolglose Versuch von Geldgeschäftemachern und Geschäftsleuten, Kunden zu gewinnen. Das Muster ist so durchschaubar wie fehlerhaft und fern der wirkenden Wirklichkeit. „Hätten Sie die letzten zehn Jahre bei uns investiert, dann wären Sie heute reich ...", lautet so ein typischer Lockruf eines Homo oeconomicus beziehungsweise Geldgeiers. Meine Antwort ist dann immer: „Ich investiere all mein Geld bei Ihnen, wenn Sie mir notariell beglaubigt versichern, dass es die nächsten zehn Jahre so weiterläuft." So wird man diese chronischen Fehldenker schnell los und gewinnt Zeit.

Jede Art von Homo hat ihre Denkmuster. Uns würde mit unserem Potential an kindlicher Zutraulichkeit und Freundlichkeit und dem Schatten der Vertrauens*seligkeit* am besten entsprechen, anderen mit Offenheit und überraschender Zuwendung zu begegnen und ihnen zum Engel zu werden. Wenn wir von diesem Muster zu weit abweichen und unser inneres Kind vernachlässigen oder gar ignorieren, drohen uns – wie gesagt – Gefahren wie Alzheimer-Demenz, bei der die Kindlichkeit in den Schatten sinkt und zum Kindischwerden verkommt.

Tatsächlich haben wir sogar Flügel, wenn auch innere, unsere Lungenflügel. Breiteten wir die mehr aus, wäre in unseren luftigen Gedanken- und Phantasiewelten so viel mehr Bezauberndes möglich.

Der Engel-Trick

Wir können einander sehr leicht und schon mal versuchsweise zu Engeln werden. Das ist einfach und gelingt fast immer wundervoll mit dem Prinzip der positiven Enttäuschung. Voraussetzung ist, die Polarität und damit das *Schattenprinzip* zu durchschauen und mit beiden Seiten der Medaille gekonnt umzugehen.

Wenn ich über die Jahrzehnte meines Lebens zurückblicke, wer mich besonders beeindruckt und beeinflusst hat, sind es Menschen, die mich positiv enttäuschten, indem sie mich unerwartet gut behandelten. Die Betonung liegt ebenso auf „unerwartet" wie auf „gut". Wenn ich das Gegenteil, nämlich eine Standpauke erwartete, bereitete ich mich innerlich darauf vor und war in einer gewissen Abwehrspannung und -haltung. Wenn dann völlig überraschend das Gegenteil über mich hereinbrach, (zer-)brach es all die Spannung und Abwehrhaltung schlagartig, und stattdessen entstand eine große be- und verzaubernde Offenheit.

Eine körperliche Parallele nutzt die Jacobsonsche Muskelrelaxation. Dabei spannen wir unsere Muskeln ganz besonders intensiv an bis zum Maximum, halten die Spannung, um dann in den Gegenpol einer besonders tiefen Entspannung zu fallen.

Lieblingsbeispiele aus meinem Leben als Engel-Opfer und Täter

Bei Schulaufsätzen neigte ich immer mal zu Themaverfehlungen, weil mir Nebenaspekte gerade wichtiger erschienen. Als ich wieder solch einer Maßregelung ausgerechnet bei der von mir

KAPITEL 4: WANDLUNGEN UND CHANCEN

sehr verehrten Deutschlehrerin ins Auge sehen musste, kam unerwartet etwas ganz anderes. Sie sagte sinngemäß, ich habe das wirklich wundervoll geschrieben und sie möchte noch von mir lesen, wenn ich nicht mehr in der Schule sei. Und wenn ich Lust hätte, könne ich zu Hause auch noch mal etwas zum diesmaligen Thema schreiben. Sie würde das dann benoten.

Ob ich wegen diesem unerwarteten Lob den ärztlichen mit dem Beruf des Schreiberlings verbunden habe, weiß ich nicht, schrieb ich doch schon vorher als Kind Tiergeschichten. Aber diesen Moment unerwarteten Lobes habe ich nie vergessen, sondern daraus fürs Leben zweierlei gelernt: Ich kann gut schreiben und es gibt eine zweite Chance im Leben. Mache ich Fehler, kann und darf ich das Fehlende nachholen und es wird angenommen.

Ganz zu Beginn meines Arztseins, auf einer hämatologischen oder Blutkrebsstation, gab es einen weiteren solchen Moment. Ich hatte vergessen, einen entscheidenden Blutparameter bestimmen zu lassen und das bei meinem ersten Patienten. Es fiel mir peinlicherweise erst auf, als die lange Prozession der an Unikliniken üblichen großen Visite mit dem renommierten Hämatologen Professor Begemann an der Spitze um das Patientenbett versammelt war. Am liebsten wäre ich im Boden versunken und erwartete die öffentliche Hinrichtung. Aber obwohl jeder es bemerkt haben musste, blieb sie aus. Ich dachte, der Professor hat wohl so viel Stil, dass er die Exekution nicht vor den PatientInnen, sondern draußen auf dem Gang vornimmt. Aber auch da kam nichts. Erst als ich Stunden später einen Moment allein im Ärztezimmer war, kam dieser Weltspitzen-Hämatologe extra noch mal vorbei und sagte: „Sie haben die Thrombozyten sicher schon nachbestimmen lassen?" Das hatte ich natürlich, und er meinte noch: „Nicht schlimm, wenn man es merkt. Eine gute Zeit hier bei uns!", und weg war er wieder. In meinem Leben aber blieb er als Modell des einfühlsamen, guten Arztes. Ich war damals völlig baff über so viel Verständnis und Verantwortungsgefühl. Es ging ihm offensichtlich um den Patienten und dessen Gesundheit, aber auch um mich, den er statt zu erniedrigen aufbauen wollte. Und das tat er in dieser berührenden Weise. In diesem Moment wollte ich Hämatologe werden unter ihm, solch einer Seele von Mensch, und nebenbei noch Chefarzt und Koryphäe auf seinem Gebiet. Das wollten aber zu meinem Glück so viele, dass ich angesichts der langen Warteliste meinem eigentlichen Ziel, der Psychosomatik, treu bleiben konnte. Der erste Eindruck hat nicht getäuscht, es gab noch einige berührende Momente mit Professor Begemann, die mir den Unterschied zwischen Mediziner und Arzt offenbarten. Jedenfalls wollte ich seitdem noch mehr ein wirklicher Arzt werden nach seinem Vorbild. Dafür bin ich ihm bis heute, gegen Ende meiner Arztlaufbahn, von ganzem Herzen dankbar.

Solch erhebende Momente in Erwartung von Niederschmetterndem durfte ich noch einige erleben und die Vermittler wurden meine Engel. Die Wirkung solcher Engel-Momente inspirierte mich dazu, meinerseits ähnliche Erfahrungen zu vermitteln. Das ist sehr einfach und ich kann es wirklich sehr empfehlen. Es bereitet den Engeln selbst mindestens so viel Freude wie den Überraschten und Beengelten.

Dabei begann es ganz unabsichtlich und nebenbei. In einer längeren Seminarpause wollte ich, nach so viel reden, einen Berg besteigen, und kaufte mir aus Zeitgründen ein Sessellift-Ticket für die Talfahrt. Auf dem Weg überholte ich eine Familie mit zwei lustlos-missmutigen Jungs. Nach einiger Zeit hörte ich sie jubeln und dann ab und zu noch in der Ferne. Irgendwie muss es den Eltern gelungen sein, sie zu begeistern, dachte ich bei mir. Am Gipfel angekommen, gönnte ich mir eine Ruhepause und als die Familie ankam, lüftete sich das Geheimnis der jugendlichen Begeisterung. Sie hatten immer wieder Münzen auf dem Weg gefunden. Unbemerkt langte ich in meine Hosentasche und fand statt der vielen Münzen Wechselgeld: das Loch.

Beim Silvester-Seminar holte ich mir von da an Pfennigrollen für 10 DM und verteilte sie großzügig über das Hotelareal. Sie wirkten wie vierblättrige Kleeblätter und verbreiteten auf so einfache Weise so viel Beglückung zum Neuen Jahr. Es ist also oft ganz leicht und schon fast banal, einem guten Schicksal ein wenig auf die Sprünge zu helfen.

Einer russischen Malerin bezahlte ich einmal mehr für ihr Bild als sie gefordert hatte. Mein Zögern – wegen Transportschwierigkeiten – hatte sie missdeutet und den Preis bis zur eigenen Erniedrigung erniedrigt. Als ich dann mehr dafür bezahlte, als sie ursprünglich verlangte und ihr versicherte, dass ihr Bild immer noch deutlich mehr wert sei, machte es offenbar einen Unterschied in ihrem Leben. Jedenfalls ließ sie mir später mehrfach mitteilen, dass mein Bild tatsächlich inzwischen deutlich an Wert gewonnen hatte.

Das Muster ist einfach: Wenn jemand von uns Negatives, Herabsetzendes, gar Niederschmetterndes oder Beleidigendes erwartet, brauchen wir nur etwas Freundliches, Aufbauendes, vielleicht sogar Erhebendes zu sagen oder zu bieten. Das macht uns zum lichtbringenden Engel, Luzi-fer, in den Augen und Ohren und wahrscheinlich auch Herzen unseres Gegenübers. Es gibt so viele Gelegenheiten in Menschengestalt, Licht zu verteilen und wir können Geben üben und für einen Augenblick ein bisschen selig werden.

Die Namen Luzi-fer und Satana-el erinnern an den abgestürzten Lieblingsengel Gottes. Aus dessen selbst aufgesetzter Krone soll bei seinem Sturz ein großer Smaragd gefallen sein, aus dem später der Heilige Gral entstand – das jedenfalls weiß die Legende. Wenn wir unsere persönliche und kollektive Geschichte betrachten, sind wir wie abgestürzte Engelwesen, die sich nun wieder hoch"arbeiten" dürfen. Und das entfacht tiefe Lebensfreude und -liebe.

Es ist also ein *Kinderspiel* – ganz besonders für den Homo bono, puppy oder ludens – sich in die Herzen seiner Mitmenschen zu schmeicheln, zu spielen, zu lächeln und zu schenken. Weniger angenehme Zeitgenossen bieten dafür besonders viele Gelegenheiten, und sie haben Engel so besonders nötig. Wir können auf sie projizieren, dann dienen sie uns als Blitzableiter und das erleichtert nicht mal uns wirklich. Oder wir schenken ihnen unser Mitgefühl, unsere Freundlichkeit und mehr, das wundervolle Erbe der kindlichen Ahnen.

Verbreiteter ist hier bisher noch der Schatten. Wenn jemand von uns Anerkennung erwarten darf und wir ihn negativ durch Kritik ent-täuschen, resultiert eine je tiefere Kränkung, desto höher uns der Enttäuschte schätzt. Das nicht nur im Schwäbischen bekannte Muster „Net gschumpfa isch gnug globt" hat seelisch verheerende Wirkungen. Wird nicht nur nicht gelobt, sondern sogar noch kritisiert oder geschimpft, ist das Desaster vollkommen. Diese teuflische Art ist der *engeli*schen direkt entgegengesetzt. Sie gilt es zu durchschauen, um sie zu vermeiden und letztere zu fördern, die unserer Geschichte und den Genen unserer Ahnen, dem inneren Kind und dem Homo bono in uns so viel besser entspricht.

DAS SPIEL VON NÄHE UND DISTANZ

Nähe ist etwas Wundervolles für unsere kindlichen Ahnen und unser inneres Kind, Distanz, je größer, desto schlimmer. Insofern sind beide in Pandemie-Zeiten besonders genervt, weil um Nähe betrogen und zu Distanz gezwungen. Distanz und Absonderung können und mögen sie nicht. Die sind heute Handlanger des Bösen, wie sich für erstere schon beim Töten zeigte. Je weiter wir weg sind, je größer die Distanz, desto böser können wir werden und sogar töten. Krieg geht also heute mit der enormen Distanz immer besser, auch für eigentlich freundlich-friedfertige und verspielte Typen. Drohnenkrieg ist in. Programmiert in Rammstein, Deutschland, gestartet bei den arabischen Freunden, schlägt das Teil bei den arabischen Feinden ein. Kaum ein Beteiligter bekommt mit, wen er da wo von seinem Leid für immer befreit und wahrscheinlich auch erst spät, wie er damit seine eigene Seele verheert.

Nachrichten sind wiederum die Garanten der Distanz und damit ermöglichen sie das Böse, bringen sie doch eine konzentrierte Auswahl der spektakulärsten Grausamkeiten in großer geographischer und emotionaler Distanz, und wir gewöhnen uns als Nähe-Spezialisten geradezu daran, weil so weit weg von uns. Die

„Heimatfront" wird reichlich mit solchen Nachrichten versorgt, um Zustimmung gewährleisten und Fragen oder Widerspruch nicht aufkommen zu lassen.

Auswege: Bei allem, was wir uns an Berichten zumuten, ist es gut, sich in die Situation der Betroffenen zu versetzen und Mitgefühl mit ihnen zu entwickeln. Das wird unseren Nachrichtenkonsum drastisch verringern und uns die seelische Wirklichkeit nahebringen.

Andererseits: Gönnen wir uns so viel Nähe wie möglich beim Tanzen und Spielen, beim Kuscheln und L(i)eben mit unseren Partnern, Kindern, Tieren. Warum sich nicht vorsätzlich Zeit für Nähe nehmen, bei so vielen Gelegenheiten wie Filme schauen und Essen, Feiern und Chillen.

KAPITEL 5
Zeit des Erwachens

Immer mehr intelligente Menschen merken, wie die Medien, statt dritte Säule der Demokratie zu sein, sich zu peinlicher Hofberichterstattung und Meinungsmache hergeben. 70 Prozent aller Meldungen für Corona-Angstverbreitung sind ebenso gesundheitsschädlich wie würdelos, nicht nur, aber auch für Journalisten, die sich und uns das antun. Insofern trauern viele Menschen den früheren öffentlich-rechtlichen und Mainstreammedien nach und trauen den heutigen nicht mehr, und damit haben sie – in meinen Augen – leider zu oft Recht. Das fördert Verunsicherung und Polarisierung in der Gesellschaft.

Dieser Sittenverfall ist sicher nicht allen Journalisten auf allen Ebenen klar. Viele sind sich ihrer Rolle wohl nicht einmal bezüglich des Gesundheits- und Wirtschaftsrisikos bewusst, das ihre Einseitigkeit mittlerweile darstellt. Viele JournalistInnen auf unteren Ebenen geben wohl einfach dem Druck von oben nach und merken – selbst manipuliert – kaum, wo der Zug hinfährt auf dem Weg zur Entgleisung.

Einige junge JournalistInnen bekannten in einer Radiodiskussion offen, sie müssten sich anpassen oder in die Werbebranche abwandern. Das nimmt uns alle wieder in die Verantwortung, die wir uns mit oberflächlichen Infos zufriedengeben und oft mehr auf Sensationen als auf Hintergrundinformation abfahren.

Die in öffentlich-(un-)rechtlichen Medien gebotenen Verfehlungen mit Zwangsabgaben unterstützen zu müssen, ist typisch für die heutige Situation und die Rolle von Vater Staat. Wollen wir wirklich weiter etwas finanzieren, was sich zum Angstschüren hergibt und das böse Menschen- und Weltbild zementiert, das die Wirklichkeit verzerrt, und der Allgemeinheit schadet?

Wachen wir auf für die wirkende Wirklichkeit! Hören wir auf die noch kleine Gruppe, von der Lincoln spricht, die sich nicht auf Dauer hinters Licht führen lässt. Öffnen wir uns dem Weltbild vom *im Grunde gut*en Menschen in einer Welt, die wir neu gestalten müssen, weil es so einfach nicht weitergehen kann. Versöhnen wir uns auf der Basis derselben Todesangst untereinander und mit Mutter Erde und Natur. Worauf wollen wir noch warten?

WO KÖNNEN WIR LERNEN?

Vertreter des Wortes haben nun lange genug im Auftrag der Obrigkeiten im Schatten gewühlt. Wäre es nicht höchste Zeit, jetzt den eigenen zu erkennen und zu durchlichten? Geschichten und die Geschichte bestimmen weit mehr unser Leben, als den meisten bewusst ist. Unsere Aufgabe heute ist, unsere wahre Geschichte und endlich die Wahrheit zu erzählen, um die Geschichte ab jetzt neu zu schreiben und mit der nachweislich erfolglosen Devise „Immer mehr vom Selben" abzuschließen. Historiker wie Daniele Ganser und Rutger Bregman haben vieles in unserer Menschheitsgeschichte richtiggestellt, sollte das nicht Einfluss auf eine gute Zukunft haben?

Aus der Psychotherapie ist diese auf den ersten Blick unglaubliche Möglichkeit der Reparatur unserer Vergangenheit bekannt. Es ist nie zu spät, eine glückliche Kindheit gehabt zu haben, wir müssen sie uns nur gönnen und erlauben, sie neu zu erleben. Schon öfter durfte ich miterleben, wie verunsicherte Menschen durch eine einzige Einheitserfahrung – etwa beim „verbundenen Atem" – so viel Urvertrauen entwickelten, dass sie ihre selbe Lebensgeschichte ganz anders wahrnahmen. Mir selbst passierte das beim Erfassen der *Schicksalsgesetze*. Danach sah meine Welt anders aus.

Bregman bietet viel Stoff, die Vergangenheit *besser* und schöner zu sehen und gute Konsequenzen daraus zu ziehen. Daniele Ganser schafft das für die Politik und wird zum Anwalt für Frieden. Johannes Huber liefert viel Material, uns und unserer Gesundheit zuliebe unsere guten Seiten und Tugenden zu leben. Alle drei bieten JournalistInnen wundervolle Möglichkeiten der Wieder*gut*machung im wörtlichsten Sinn.

Wie wäre es, Willy Brandts Idee „Mehr Demokratie wagen" aufzugreifen? Außer in der Schweiz ist mir kein wirklich nachhaltig erfolgreicher Versuch von Demokratie bekannt. Ja, es ist in Wahrheit nicht mal versucht worden, mehr Demokratie und Mitbestimmung zu wagen. Schauen wir, wo wir was lernen können?

DIE SCHWEIZ ALS MUSTER(-BEISPIEL)

Als Belajew die sibirischen Silberfüchse auf Zutraulichkeit selektieren ließ, kam dabei auch neben mehr Freundlichkeit und Offenheit ein anderes, dem Kindchenschema entsprechendes Äußeres heraus, aber vor allem und ziemlich unerwartet, auch deutlich mehr Intelligenz.

In einer Art Großversuch über das ganze Land wurden die Schweizer, wenn auch die Frauen erst spät, auf Mitbestimmung trainiert und insofern sich diese so bewährte, auch geprägt. Sie lernten Demokratie sozusagen von der Pike auf.

Aber es kam auch anderes wie Eigenverantwortung und überhaupt Verantwortlichkeit heraus, für ihr Land, aber auch für Privates. Hinzu kamen noch die sogenannten „deutschen Tugenden" wie Verlässlichkeit, aber auch Sauberkeit und Achtsamkeit auf vielen Ebenen. Während Zyprioten ihren eigenen Garten halbwegs in Ordnung halten und den Rest des Landes als Abfallhalde verkennen, halten Schweizer ihr ganzes Land wie einen großen Garten instand. Vor allem aber ersparten sich beide Länder den Zweiten Weltkrieg und die Schweizer überhaupt alle Kriege.

Für einen Ausländer ist die Schweiz mehr als eine Reise wert und voller weiterer Überraschungen. Mit vergleichsweise sehr geringen bis moderaten Steuersätzen funktioniert das Land im Vergleich zum restlichen Europa und letztlich der Welt weitgehend schuldenfrei viel besser. Der Unterschied betrifft so viele Ebenen. Der zugereiste Zugreisende ist überrascht, wie gut es sich dort ohne Auto leben lässt, weil der öffentliche Nah- und Fernverkehr wie am Schnürchen funktioniert, pünktlich und verlässlich. Im Zug hört man nie – wie in den Hochsteuerländern Österreich oder Deutschland – begeisterte Durchsagen wie: „Sie erreichen alle Anschlüsse." Das ist in der Schweiz normal und wird gar nicht erwähnt. Man erfährt stattdessen, wo die Anschlüsse warten. Das wird bei uns seltener angesagt, sind die doch oft schon weg.

Die Schweizer kennen im Gegensatz zu uns das Wort „speditiv", das heißt so viel wie: die Dinge mit möglichst wenig Aufwand zum Laufen und zum Funktionieren zu bringen. Dass uns das Wort unbekannt ist, wäre nicht schlimm, nur, dass uns diese Einstellung fehlt, ist problematisch. Ein Beispiel: Ich muss als Österreicher in der Schweiz aufs Amt. Ich schreibe den Vormitttag ab und rechne mit einer Menge Hindernissen, Erschwernissen und vor allem Formularen. Aber nach acht Minuten bin ich wieder draußen, ganz fertig. Aber nicht mit den Nerven, sondern mit der Angelegenheit. Es gab auch zwei Formulare, die ich gleich dort unterschreiben konnte und dann bekam ich noch Tipps und eine Broschüre, um mir selbst noch besser weiterzuhelfen. Das war speditiv. Ich habe mich davon nie mehr erholt und rate jetzt bezüglich Nahverkehr oder Steuersystem, Post oder Straßenbau Spione in die Schweiz zu schicken, um zu studieren, wie sich Dinge einfach, leicht und eben speditiv regeln lassen. Was für ein völlig neues, erhebendes Gefühl, Verwaltungsbeamte zu erleben, die helfen wollen etwas in Gang zu bringen. Schweizer Beamte sehen sich offenbar als Unterstützer und Förderer, während ich sie aus anderen Ländern bis dahin vor allem als Bremser und Blockierer kannte.

Ich bin sicher, es liegt an der Basisdemokratie: Die Schweizer fühlen sich für ihr Land verantwortlich und das hat gleich auf viele andere Bereiche übergegriffen. Die Schweiz läuft in meinen Augen wie geschmiert, Österreich geschmiert, Deutschland gar nicht (mehr). Bei uns kommen Politiker, gleichgültig welcher Couleur, chronisch mit exorbitant hohen Steuern nicht aus, sondern verschulden ihre Länder kriminell.

Wir anderen Deutschsprachigen könn(t)en es auch viel besser. Aber wir müssten etwas dafür tun und die Schweiz wäre ein gutes Beispiel. Die Schweizer – wie ich sie als B-Schweizer kennenlernte – würden sogar gern erlauben, sie zu kopieren.

„Das Leben ist wie ein Fahrrad. Um Balance zu halten, musst du dich bewegen", riet einst Albert Einstein. „Der Geist ist wie ein Fallschirm. Er arbeitet am besten, wenn er offen ist", sagt der Dalai Lama.

Viele Länder hätten so viel zu bieten. In Zypern genießen wir das englische Steckdosensystem, das gleich Netzfreischalter inkludiert. Warum es nicht wie die Kreisverkehre überall übernehmen, wenn es doch einfach besser, sogar sicherer und obendrein gesünder ist. Immerhin haben wir die englischen Kreisverkehre schon kopiert.

Unsere kindlichen Ahnen lernten voneinander, was sich jederzeit wiederbeleben ließe. Wir könnten so vieles so viel besser voneinander lernen und übernehmen, überall eröffnen sich Lernerfahrungen, die nachweislich und spürbar beglücken. Wie sagte Victor Hugo: „Nichts kann eine Idee stoppen, deren Zeit gekommen ist."

LEHREN VON ANDEREN UND AUS DER VERGANGENHEIT

Lernen fällt leicht in der Tradition der kindlichen Ahnen, die mit ihrer Freundlichkeit mit allen gut konnten und teilten, während die Typen aus dem Neandertal eher austeilten. Warum also heute nicht sich dieses Erbes erinnern und gleich anfangen und die Schweizer kopieren? Was sie erprobt und besser gemacht haben, teilen sie bereitwillig mit uns. Basis-Demokratie ist ähnlich gut für ein Land und seine Bewohner wie Diktaturen schlecht, warum uns also nicht zum Besseren bekennen?

Wir können so viel aus unserer Entwicklungsgeschichte, der Evolution, lernen, aus der historischen Geschichte und unserer eigenen persönlichen. Allein aus der Geschichte der Medizin ist so viel Wesentliches zu lernen. Aber wir haben meist aufs falsche Pferd gesetzt, das von der Industrie besser gefüttert wurde. Dabei haben wir viel Lehrgeld (an die Falschen) bezahlt. Aber es ist nicht zu spät. Wir können noch immer umdenken und -lenken und Schlüsse ziehen im Hinblick auf eine Zukunft für unsere

Kinder und Enkel, statt deren ökonomische Zukunft in maßlosen Maßnahmen zu verheizen. Wenn wir aus Angst vor dem Tod durch Viren für gute Luft sorgen konnten, warum nicht auch aus Lust am Leben? Gute Luft, gutes Wasser, gesunde Erde als Recht für alle, sind durchaus zu verwirklichen. Und das Feuer der Begeisterung käme hinzu für unser persönliches Leben und seine Entwicklung und für eine erblühende Weltgemeinschaft und -wirtschaft, in der für alle gesorgt und genug da wäre. Dadurch würden Zeit und Raum frei für höhere Ziele bei vielen und wir fänden wieder Anschluss an frühe Zeiten, die das Seelenheil an erste Stelle setzten. Mit den alten Erfahrungen des freundlichen Zusammenlebens in der Gemeinschaft und den neuen der Individuation sind unsere Chancen heute besser denn je.

PRAKTISCHE VORSCHLÄGE
Gute Luft für alle – mittels strikter Auflagen für die Industrie einerseits und eines anderen Verkehrs zwischen den Menschen und auf den Straßen – ist heute keine Utopie, sondern Erfahrung aus Lockdown-Zeiten.

Nichts spricht aber auch gegen Utopien. Warum eigentlich nicht die ungleich ökologischere Wasserstoff-Antriebstechnik weiterentwickeln, die es doch schon gibt? Eine vom Lobbyismus befreite Politik könnte das sicher spielend verwirklichen.

Die direkte Bestechung der Mediziner durch die Pharmaindustrie ließ sich schließlich auch weitgehend unterbinden, warum nicht die ungleich wichtigere der Politiker? Wir könnten – nach schwedischem Vorbild – von 100 000 Pharmaka auf 2000 zurückkommen, der Gesundheit der PatientInnen und den Ärztebedürfnissen zuliebe. Auch das ist eine Regression oder Rückkehr zum Besseren.

Naturschutz und konsequente Wiederbegrünung sind ebenfalls möglich. Auf den Spuren von Max von Pettenkofer können wir für gutes Wasser sorgen aus reifen Quellen für alle – Mutter Erde schenkt es uns so kostenfrei wie der Himmel die Energie des Sonnenlichtes. Die der Sonne nutzen wir schon – wenn auch noch zu wenig –, die Quellen müssten wir nur wiederentdecken, anzapfen und vor Konzernen schützen. Was wäre sinnvoller, als die Luft und das Wasser, unsere wichtigsten Lebensmittel, allen frei zur Verfügung zu stellen? Die Devise: Natur rein, Chemie raus! ist durchaus schon viel weiter zu verwirklichen als bisher geschehen.

Für das vierte Element, das Feuer der Begeisterung, ist ebenfalls leicht zu sorgen, indem wir begeistert zurückkehren zu guten Anfängen in lebendigen Gemeinschaften und uns zugleich jede(r) für sich auf den Weg der Individuation zu uns selbst begeben.

Der Beispiele gibt es so viele: Nach Jahrzehnten der Verirrung bis zur programmierten, hormongesteuerten Geburt ist durch die Pionierarbeit der Franzosen Frédérick Leboyer und Michel Odent die neue Geburtshilfe wieder natürlich, den Delfinen nachempfunden. Und „Breast is best" ist ein Trend und Slogan, den wir im Gegensatz zu vielen anderen einmal unbedenklich aus den USA übernehmen könnten, und schon wäre die Kost des Anfangs gesichert. 2,5 Jahre lang haben die Frauen der kindlichen Ahnen gestillt, und das wäre auch für moderne Kinder und Mütter am besten und ruiniert keineswegs die Figur, wie viele selbstbewusste Mütter demonstrieren. Schon wären die für die Ernährungsgesundheit entscheidenden ersten 1000 Tage mit idealer Kost gesichert, wie es die Forschung den Orang-Utans abgeschaut hat. Im Anfang liegt alles!

Die nächste Ernährungsstufe wäre auch schon die letzte für alle kommenden Zeiten: pflanzlich-vollwertige Kost von Beginn an, gleich nach dem Stillen. Nehmen wir uns – in der Ernährung – ein Beispiel an den Adventisten Südkaliforniens. Sie werden bei bester Gesundheit am ältesten auf dieser Erde mit pflanzlich-vollwertiger Kost in allen Lebensphasen, seit vielen Generationen. Wir dürfen aus guten Erfahrungen der Mitmenschen lernen – und es gibt so viele davon, gute Menschen, und so viel zu lernen, und beides macht obendrein auch noch glücklich.

GUTE AUSSICHTEN UND WEGWEISENDE FRAGEN

Wie viel Hoffnung und Gesundheit wäre möglich, würden sich PolitikerInnen und JournalistInnen wieder auf ihren ursprünglichen Anspruch besinnen. Denn bestimmt wird niemand Journalist, um seinen Hörer-, Zuseher- und LeserInnen die Hoffnung zu nehmen, sie ihrer Chancen zu berauben und sie früh- und vorzeitig ins Grab zu bringen. Genauso wenig studieren junge Menschen Medizin, um als Medizyniker und Büttel der Pharmaindustrie zu enden. Bei PolitikerInnen bin ich mir leider nicht so sicher, ob es da nicht primär um Macht geht. Aber dann wären sie immer noch zu domestizieren wie in der Schweiz. Als Nachfahren der kindlichen Ahnen lassen wir uns auf unserem Weg ziemlich leicht verbiegen und merken kaum oder erst spät, wie sehr wir verführt und verladen in der Sackgasse der Einseitigkeit und auf den abstürzenden Schenkel unserer Entwicklungskurve geraten.

Beschuldigen bringt wieder nichts, im Gegensatz zu Mitgefühl. Der Anstoß zum Er- und Aufwachen ist im wahrsten und doppelten Sinne der Worte *not*wendig.

Wie würde sich unsere Welt gestalten, dürfte auch die andere Seite der Wirklichkeit einfließen? Was, wenn wir heute angesichts der Pandemie Regierungsberater wie Mikkel Hindhede oder Bircher-Benner hätten, die das Lied der Gesundheit anstimmen, statt Alarmisten, die das Lied der Pharmaindustrie und kommenden Elends singen?

Statt opportunistische Medizyniker mutige Ärzte, die offen sagen: Fürchtet euch nicht! Wir können uns auf unser Immunsystem verlassen, wenn wir ihm auf die Sprünge helfen.

Was, wenn wir ehrlich oder offen erfahren würden, dass die allermeisten von uns durch das Coronavirus überhaupt nicht gefährdet sind? Und den wirklich Gefährdeten in den Risikogruppen sicheren Beistand und (Ab-)Hilfe anböten und effektiv leisteten?

Und was, wenn wir der Tatsache ins Auge schauten, dass Menschen nun einmal sterben und die Gelegenheit wahr und wichtig nähmen, uns dem bewusst zu stellen, vielleicht uns damit sogar auszusöhnen?

Was, wenn wir klarstellten: Wir können so viel bewegen, und vor allem, wenn viele mit dabei sind, damit Gevatter Tod uns nicht früh- und vorzeitig holen muss?

Was, wenn wir uns allen erlaubten, so gesund und fit zu werden, dass wir in Zukunft an gar keiner wie auch immer genannten oder gearteten Grippewelle mehr teilnehmen müssten?

Was, wenn JournalistInnen uns sanft und bestimmt darauf vorbereiteten, als Menschheit einen nächsten Evolutionsschritt zu brauchen und wir genau hier ab- und aufgefangen würden, um uns neu zu orientieren und zu positionieren?

Was, wenn wir uns als spirituell suchende Gäste dieser Erde sehen lernten, gleichsam als Planetenbesucher oder Erdenschüler, und jetzt merken dürfen, dass wir bei allem Fortschritt in eine gefährliche Sackgasse geraten sind und unsere Gastgeberin, Mutter Erde, gefährden?

Wie wäre es, in dieses Gästebewusstsein einzutauchen und zu lernen, uns auch so zu benehmen?

Was, wenn wir den Lobbyismus von Grund auf umpolen und engagierte Lobbyisten für Mutter Erde und ihre Natur werden? Für ihre Bewohner und Gäste, Menschen, Tiere und Pflanzen?

Was erst, wenn du dein persönlicher Lobbyist für deine Seele würdest?

Was erst, wenn wir Gemeinschaftssinn und den für Individuation verbinden und das Wunder der Synergie verwirklichen – in uns und um uns?

GEFAHR UND CHANCE VON SYNERGIEN

Wichtig ist, sich klar vor Augen zu halten, dass sich die vielen einzelnen Bausteine, die das Mosaik des Desasters bilden, nicht nur addieren, sondern potenzieren. Tatsächlich wirken hier Synergien, die wir oft noch gar nicht wirklich durchschauen. *Das Ganze ist mehr als die Summe seiner Teile*, ist der Ausdruck, der das positiv anklingen lässt. Aber alles Lichte hat eben auch seine Schattenseite. So gibt es Synergien im positiven wie im negativen Sinn. Das Gesamtbild des Problems der modernen Lebensweise zeigt eine noch viel dramatischere Situation als die Summierung der Einzelpunkte vermuten lässt. Wir sind tatsächlich dabei, kollektiv zu verdummen und abzusteigen, ohne es zu merken und ohne zu realisieren, wie wir unseren einzigen Heimatplaneten zugrunde richten. Und es ist viel später als die einzelnen Probleme – jedes für sich betrachtet – andeuten, eben weil sich die Auswirkungen aller Bereiche nicht nur addieren, sondern im Sinne von Synergie potenzieren.

Ob wir auf globaler Ebene die Ausplünderung der Ressourcen, die Klimaveränderung oder die Überbevölkerung der Erde betrachten, es ist längst müßig, zu diskutieren, was menschengemacht ist oder einem Naturzyklus entspricht. Die Probleme sind jetzt da mit all ihren Auswirkungen und ihrer ganzen Wucht. Wir müssen uns darauf einstellen, statt weiterzuschlafen wie die herrschende Konzernherren-Gesellschaft mit ihrer derzeitigen Politiker-, Lobbyisten- und Journalistenkaste.

ZUSAMMENBRUCH VON HOCHKULTUREN & POTENZIERUNG NEGATIVER FAKTOREN

So viele Hochkulturen haben uns den Verfall auf verschiedenen Ebenen vorgelebt. Daraus ließe sich lernen. Die Römer fanden es sicher sehr geschickt, lieber bequem und genussvoll zu Hause zu sitzen und sogar liegen zu bleiben und nur noch kulinarisch und lukullisch aktiv zu werden. Statt selbst zu kämpfen, war es viel angenehmer und sicherer, fremde Söldner auszubilden und für sich „kriegen" zu lassen. Am Ende fielen sie aber genau denen, ihrer auf Roms Kosten erhaltenen militärischen Ausbildung und eigener Abwehrschwäche und Wehrlosigkeit zum Opfer.

Historiker, Systemtheoretiker, Soziologen und Ethnologen haben Muster gesucht und gefunden, die sich beim Zusammenbruch von Hochkulturen seit Jahrtausenden wiederholen. Liest man die im Vordergrund stehenden Gründe, kann einem angst und bange um uns werden. In einer aktuellen Studie in „Frontiers in Political Science" führen die Autoren Ziblatt und Levitsky, die 30 alte Kulturen untersuchten, folgende Ursachen an, die zum Untergang führten:

1. Umweltveränderungen
2. Restloser Verbrauch notwendiger Ressourcen
3. Wachsende Ungleichheit innerhalb der Gesellschaft
4. Mangelnder sozialer Zusammenhalt
5. Übermäßig komplexe Gesellschaftssysteme
6. Moralisches Versagen der Führung.

Da all das beim Zusammenbruch zusammenwirkt und ihn befeuert, leben wir auf einem Pulverfass.

Eine Kernaussage aus dem Artikel: „Gesellschaften gehen unter, wenn sie keine angemessenen Antworten auf Veränderungen und neue Herausforderungen finden." „Einfach nur die liberalen Ideale einer vergangenen Epoche wiederherzustellen wird nicht ausreichen, um westliche Demokratien neu zu beleben", konstatieren Ziblatt und Levitsky.

Daran mag deutlich werden, wie gefährlich wir momentan agieren: Nur immer mehr vom Selben, immer auf Problemebenen bleibend und die der Lösungen meiden, das sind Wegweiser auf der Straße ins Verderben. Davor haben große Geister wie Paul Watzlawick und Albert Einstein schon vor langer Zeit gewarnt. Immer dieselben Fehler zu wiederholen ist kein überzeugendes Konzept zur Krisenbewältigung.

Alle gegen alles impfen ist sicher eine gute Geschäftsidee der Pharmaindustrie und ihrer Lobbyisten in Politik und Medizin, aber ist es eine ausreichende und adäquate Antwort auf die Herausforderungen der Zeit?[25]

Wir sind heute so auf Kausalität gepolt, dabei ist die nach der modernen Physik längst überholt. Ob 5-G die Pandemie (mit-)verursachte, fragen sich einige. Oder waren es Meningokokkenimpfungen, die in Oberitalien so viel Schaden anrichteten? Waren es die nach Weihnachten 2019 zurückkehrenden chinesischen ArbeiterInnen, die das Virus mitbrachten? Oder ist katastrophale Fehlernährung und Luftverschmutzung die Ursache? Möglicherweise keines von allem allein, aber wahrscheinlich war all das zusammen nicht gerade hilfreich und abwehrsteigernd, sondern eher desaströs im Sinne der Synergie.

Positive Auswege mittels Synergien: Lasst uns wundervolle Synergien schaffen, indem wir unsere Angst vor dem Tod freiwillig konfrontieren, unsere (Kommunikations-)Konflikte vor- und fürsorglich lösen, wieder Geschmack fürs Leben und den Duft der großen weiten Welt entwickeln; unsere Kost auf pflanzlich-vollwertig umstellen, wieder in Bewegung kommen, vorzugsweise im Wald. Statt das Leben zu verträumen oder gar in Angst erstarrt im Albtraum der Pandemie zu verbringen, lasst uns bewusst träumen, unsere Träume leben und Visionen entwickeln, die wir mit Begeisterung umsetzen.

MUSTER IN DER TIEFE ERKENNEN – MENSCHENTYPEN IM ENTWICKLUNGSKREIS

Wirtschaftsfachleute sehen uns als Homo oeconomicus, einen einseitig auf Gewinn fixierten, egoistischen, gefühlsbefreiten Kalkulierer und Spekulanten. Aber der findet sich in Reinform in der Wirklichkeit nur ganz selten. Beunruhigend aber ist, was Wirtschaftswissenschaftler Robert Frank in einer Untersuchung fand: Je länger seine Studenten Ökonomie studierten, desto egoistischer wurden sie.

Im Wesentlichen haben wir uns bisher mit dem guten Homo bono oder puppy, dem kindlichen Ahnen, beschäftigt, dessen Entwicklung der von Belajews Silberfüchsen ähnelt: ein verspielter, freundlicher Menschenschlag, der kindlicher, geradezu niedlicher und jugendlicher aussieht als seine Konkurrenz aus dem Neandertal, eine Art Homo aggressus, wie ihn Jean Auel in ihren Erdenkinder-Büchern beschrieb.

Tatsächlich gibt es aber eine Reihe weiterer Menschentypen, die in uns leben (wollen). Der Homo ludens, der spielende Mensch, ist dem Homo bono oder puppy nahe, wie der Homo communicans, der kommunizierende und handelnde Mensch. Wenn wir die Menschentypen (ein-)ordnen wollen, können wir dem altem Ordnungssystem folgen, das mindestens schon auf die Sumerer des Zweistromlandes zurückgeht, uns in der Antike begegnet und meiner Arbeit zugrunde liegt, die sich auf Archetypen stützt, um Heilung, Vorbeugung und Verwirklichung von Vorsätzen zu ermöglichen.

Wohl all unsere Vorfahren und Ahnen ahnten: Aus Yin und Yang, dem Weiblichen und Männlichen, Anima und Animus, ist diese Welt geformt. Wir haben diese beiden Seiten in uns und die Aufgabe, sie im Laufe unseres Lebens von der destruktiv-unerlösten zur konstruktiv-erlösten Seite zu entwickeln. Dem weiblichen Yin entspricht der Homo bono, puppy oder familiensis, ein Familienmensch. Im erwähnten Ordnungssystem der Ur- oder Lebensprinzipien ist er auf der vierten Lebensbühne zu Hause, der die Tugend der Fürsorge zugeordnet ist. Unsere kindlichen Ahnen haben viel archetypisch Weibliches in sich. Wohingegen der Homo aggressus aus dem Neandertal die erste Lebensbühne bevölkert und mehr dem archetypisch männlichen Yang entspricht.

Das archetypisch Weibliche (Yin) enthält wiederum die weiblichen Elemente Wasser und Erde und das entsprechende Männliche Feuer und Luft. Wir haben alle vier Elemente in unterschiedlicher Ausprägung in uns und die Aufgabe, sie von der Schatten- zur Lichtseite zu entwickeln. So wie jeder einzelne von uns von einer individuellen Mischung dieser Elemente geprägt ist, trifft das auch auf die Menschheit zu.

Zu den beiden großen Yin- und Yang-Typen gesellen sich also in deren Differenzierung noch vier Elemente-Typen, wie begeisterungsfähige Draufgänger aus dem Feuerreich, gefühlsbetonte Wassertypen, phantasiebegabte Luftikusse und verlässlich-solide Erdtypen.

Wir können diese vier beliebig weiter differenzieren, denn jede(r) von uns knapp 8 Milliarden ist individuell und einzigartig. Um sich gut zu orientieren, ist es hilfreich, in die Vielfalt Ordnung zu bringen. So lassen sich jedem der vier Elemente, aus denen die Welt und wir bestehen, drei Entwicklungsstufen zuordnen.

Für das archetypisch weibliche Wasser sind das beispielsweise:
a. das fruchtbare Fruchtwasser des Anfangs, das der Teiche, Bäche und Seen,
b. das verschlingende Wasser der Moore und Sümpfe, der Metamorphose als totaler Wandlung,
c. das weite Ozeanische, sich in Allverbundenheit auflösende der Meere.

Für das Feuerelement entsprechend:
a. das lodernde Feuer des Anfangs und der Aggression,
b. das strahlende Feuer der Sonne,
c. die innere Glut des Jovischen.

Und ganz entsprechend bei Erd- und Luftelement. Vier Elemente mal drei Entwicklungsstufen macht 12 Lebens- oder Urprinzipien, die alle von der Schatten- zur Lichtseite zu vervollkommnen sind, bis wir auf allen 12 Lebensbühnen ausgelassen und frei tanzen und unser ganzes Potential entfalten können.

Wir sind gut (beraten), für uns selbst auf diesen 2, 4 und 12 Lebensbühnen zu sorgen im Wissen, ständig mit allem verbunden zu sein mit dem letzten Ziel der Einheit. Alles in uns zu finden als Spiegel der äußeren Welt – das Eine und das All als eins wahr und wichtig zu nehmen ist das große Ziel aller spirituellen Suche.

So gibt es für jede dieser 12 Stufen auch typische Menschen oder eben Menschen-Typen. Den Beginn macht der dem archetypisch männlichen Feuerelement verbundene *Homo aggressus*, der die Dinge offensiv angeht, gefolgt vom archetypisch weiblich-irdisch geprägten *Homo possidens*, dem es um materiellen Besitz und entsprechende Werte geht und schließlich vervollständigt der luftig-leichte *Homo communicans*, der (mit-)teilen will, das erste Trio mit dem vorrangigen Thema Körper.

Das zweite *Trio* beginnt mit unserem vom wässrigen Seelenelement geprägten *Homo bono, puppy, sensitivus* oder *familiensis*, gefolgt vom feurigen *Homo creativus*, der mit seiner Ausstrahlung punktet, und schließlich vollendet der irdisch geprägte *Homo oeconomicus* und *scientius*, der wissenschaftlich denkende und ökonomisch handelnde Mensch, das zweite Trio beziehungsweise den 2. Quadranten der Seele.

Der 3. beginnt mit dem vom Luftelement bestimmten *Homo aestheticus*, der immer in Beziehung treten möchte mit jemandem oder etwas, der sich der Kunst und Kultur und der Liebe(skunst) verschrieben hat. Ihm folgt der *Homo regenerationis, radicalis* oder *mutans*, der allem auf den Grund geht und dem radikaler Umbruch und Wechsel, die totale Verwandlung, entspricht und der neun Leben zu haben scheint. Der *Homo sapiens*, der wirklich weise, sinnsuchende Mensch, schließt das 3. Trio ab, in dem es ums Du und Beziehung geht. Dass wir uns nach ihm nennen und das sogar doppelt, lässt einen hohen Anspruch erkennen und noch viel offen. Aber tatsächlich wäre er ein großes Ziel, denn ohne Sinn im Leben bleibt alles sinnlos.

Der 4. Quadrant beginnt mit dem irdischen *Homo respondens*, der verantwortliche und antwortende, auch für Struktur und die große Ordnung zuständige Mensch, gefolgt auf dem 11. Platz vom *Homo liberans*, der, sich und andere aus alten Zwängen befreiend, für Überraschungen, Ungewöhnliches und Originelles zuständig ist, bis schlussendlich der *Homo holisticus* oder *illuminus*, das Ganze einschließend, den letzten Entwicklungszyklus abschließt, in dem es ums Überpersönliche geht.

So ergeben 12 Typen in 4 Quadranten den ganzen Entwicklungskreis und machen das Leben rund. Der deutsche Philosoph Martin Heidegger ist Begründer dieser Vier-Quadranten-Lehre, Jean Gebser hat sie im spirituellen Sinn weitergedacht und Ken Wilber benutzt sie – wie wir – als Basis seiner Arbeit.

Wir alle tragen von jedem dieser Typen etwas in uns, mehr oder weniger ausgeprägt. Wenn man das Ganze als Mandala und folglich rund denkt, ergibt sich der Entwicklungskreis der spirituellen Philosophie, wo abwechselnd auf einen männlichen Typ jeweils ein weiblicher folgt und so weiter, bis schlussendlich der archetypisch weibliche Homo illuminus oder holisticus die Entwicklung abrundet, die der männliche Homo aggressus mutig begann.

Auf dieser Ideen-, beziehungsweise Ur- oder Lebensprinzipien-Ebene liegen die tatsächlichen Lösungen. Auf sie müssen wir vordringen, um wirklich heilen, vorbeugen und unsere Vorsätze verwirklichen zu können.

DIE SPIRALE ALS LÖSUNG VON KREIS UND GERADE

Wir haben genug ge*kriegt* an Kriegen, genug abbekommen, manche schon zu viel. Lasst uns Schluss machen mit den alten Wegen, die in Sackgassen führten, lasst uns neu denken, auf neuen Wegen vorangehen und uns entwickeln – im Sinne einer Spiralbewegung zurück zu den Anfängen, aber auf einer neuen, höheren Ebene und der Mitte schon etwas näher. Das Beste von damals gilt es wiederzubeleben, es in die neue Zeit mitzunehmen, an sie anzupassen und zugleich das Beste der neuen Zeit zu bewahren, beides zu verbinden, ja zu vereinen. Denn – brauchen wir wirklich den pfeilgerade ins Nirgendwo zielenden Fortschritt wie bisher, der einfach nur fort und immer weiter fort führt, ohne zu wissen wohin? Wir müssen uns aber auch nicht weiter im Kreise drehen wie indigene Völker ohne Weiterentwicklung.

Insofern ist auch der Entwicklungskreis noch weiter zu denken. Wo sich Kreis und Gerade vermählen, entsteht eine sich nach oben verjüngende Spirale. Sie ist ein Urmuster der Entwicklung. In Spiralbewegung kommt das Licht der Sonne zu uns, in einer Spiralbewegung senkt sich unsere Seele bei der Empfängnis in den Körper und verlässt ihn wieder am Ende des Weges. Spiralen zeigen sich in den Blasenkammern der Physiker, wenn sie beim Entstehen von Materie zusehen. In (Doppel-)Spiralen ist unser und aller Erbgut bewahrt. Der Kreis ist in der Ebene und zweidimensional, die Spirale erhebt sich in die dritte Dimension. Der Entwicklungskreis der Ur- oder Lebensprinzipien ist also in Wirklichkeit eine sich nach oben verjüngende Spirale, auf der sich die Gegensätze mit jeder Umdrehung näherkommen. Sie endet schließlich im Mittelpunkt auf höchster Ebene, wo alle Entwicklung in die Einheit mündet. Insofern ist der Kreis mit dem Pfeil des Fortschritts versöhnt, und das weibliche und das männliche Prinzip, aber auch Polarität und Einheit. Im Kreis folgen jeweils eine archetypisch weibliche auf eine männliche Lebensbühne und die Gegensätze stehen sich gegenüber. Die Spitze der sich verjüngenden Spirale in der Höhe über dem Mittelpunkt des Kreises ist das Symbol der Einheit, das Ziel von allem und allen.

JEDES ENDE IST EIN ANFANG: NEUES LEBEN BRAUCHT NEUE FELDER

Lasst uns zusammen am Feld für ein besseres Klima auf vielen Ebenen bauen! Wir könnten uns für Mutter Erde, unsere Lebensgemeinschaften und unsere spirituelle Entwicklung erwärmen statt den Planeten. Wer diesen Weg vom Homo oeconomicus über den Homo ludens und bono zum Homo illuminus wählt, tut sich selbst und unser aller Welt den größten Gefallen.

Das sollte sich also keinesfalls auf die sensible Atmosphäre um unseren Heimatplaneten und ihre Temperatur beschränken, sondern die zwischenmenschliche Atmosphäre einbeziehen. Das Klima zwischen uns gilt es wieder zu erwärmen und zu entgiften. Dann können wir vom Homo puppy spielend zum Homo illuminus wachsen. Oder, wie es Gerald Hüther wohl formulieren würde: von modernen Objekt- zu zukünftigen Subjektbeziehungen.

Persönlich arbeite ich seit Jahrzehnten an einem „Feld ansteckender Gesundheit". Lasst uns einander helfen, uns unterstützen und fördern! So lade ich euch alle ein, am Aufbau dieses Feldes mitzubauen zu unser aller Nutzen und als Symbol, dass es geht und wir es vermögen. Als Einzelne können wir Symbole setzen, die dann auf andere wirken und sie ins Feld holen. Der Lebensgarten TamanGa ist so ein Symbol. Gäbe es bald viele solche Heilungsbiotope, könnten immer mehr Menschen erkennen, wie unsere Erde aus dem Garten Eden gewachsen ist und sich wieder in ein (Garten-)Paradies verwandeln ließe, in dem sich *gut* wachsen und leben lässt.

Wenn wir uns in eigener Regie in der Kombination aus altbewährten und modernen Möglichkeiten aus dem aktuellen Schlamassel ziehen, können wir uns aus fast jeder Krise befreien und an einer gemeinsamen Zukunft bauen, die auf Entwicklung zielt.

GUT AUF DEM WEG ...

Wir waren schon dabei, unser Essen wieder zurück zur Höhle, unserer Hütte, unserem Haus zu holen. Die Gegenkampagnen von Mainstream- und öffentlich-(un)rechtlichen Medien haben wir diesbezüglich schon überstanden. Viele Leute fangen an zu essen, was sie wirklich mögen und zu tun, was sie wollen, einfach pflanzlich-vollwertig zu leben und aus Protest sogar auszubrechen aus vermeintlichen Zwangsbündnissen wie der vom Lobbyismus pervertierten EU und stattdessen den Widerstand mit Wahl- und Denkzetteln zu demonstrieren. Dabei kommen dann Dinge wie der Brexit heraus, aber wie viel besser wäre es, statt die EU zu verlassen, sie vom Lobbyismus zu befreien und von innen heraus zu sanieren? Denn sie hat auch so viel Gutes gebracht wie Minimierung der Grenzen, freien Verkehr und so weiter.

Neben solchem – oft hilflos wirkenden – Protest lernen aber auch immer mehr Menschen, sich wieder auf sich selbst zu besinnen und selbst zu entscheiden, nachdem sie vorher auch schon wieder selbst gedacht haben. Eine uralte, fast vergessene (Un-)Sitte aus vordigitalen Zeiten. Da wächst dann in den Vorgärten wieder gesundes Essbares und obendrein Schönes. Auf den Terrassen und Balkonen bilden sich essbare Dschungel, in den Wohnzimmern sitzt man zwischen Keimstationen und Dörrapparaten. Da hilft es den Konzernen nicht mal mehr, auf den veganen Zug aufzuspringen. Pflanzlich-vollwertig wie auch überwiegend regional und saisonal wird ohne Konzerne stattfinden (müssen) und ist auf gutem Weg. Wir werden mehr und dabei gesünder, immer unabhängiger von Parteien, Pandemien und Pharmakonzernen.

Wir müssten auch nicht das Geld ganz abschaffen, sondern es nur wieder auf seine ursprüngliche Bedeutung des Austausches und des Handels reduzieren, und die Spekulation unterbinden. Es wäre so leicht – wie Attac jahrzehntelang erfolglos vorschlug – indem Spekulationsgewinne besteuert würden. Tobinsteuer heißt das noch immer ungeborene Kind.

Das sind Schritte auf dem Weg zu einer Utopie, wo jede(r) sich nimmt, was sie (er) wirklich braucht und macht, was sie (er) von Herzen freut und ihrem (seinem) Bauchgefühl entspricht. Wo das im Einklang mit der inneren Stimme geschieht und den Spielregeln des Lebens, könnte es in ein Paradies auf Erden münden. Es gibt solche Ansätze im „urban farming" und sogar Städte, die in früheren Parks Obstbäume pflanzen und Gemüsebeete anlegen. Es gibt Gemeinwohlinitiativen und wunderbare Ansätze, die lediglich bei uns kaum Öffentlichkeit bekommen, aus den oben beschriebenen Problemen mit „gesponserten" Journalisten und Medien. Wenn wir rechtzeitig bedenken, dass es kein Paradies ohne Schlange gibt und *Das Schattenprinzip* von vornherein mit einbeziehen, ist viel Wundervolles möglich, was heute noch undenkbar erscheint.

Den Erfolg von Bildung erleben wir in dieser Hinsicht überall. Sie reduziert die Kinderzahl auf ein gutes Maß. Könnten diese Wunschkinder in freien (Wald-)Schulen ihr mitgebrachtes Genie leben und weiterentwickeln, was für ein Segen für uns alle! Vorlagen gibt es genug.

MANIFEST FÜR EINEN NEUEN MENSCHEN IN EINER NEUEN WELT

Wir leben in einer neuen Zeit, in der sich einiges entscheidend geändert hat. Wir müssen nicht länger Hirnenergie sparen, sondern dürfen denken so viel wir wollen, es gibt genug Hirnfutter für alle, und unser Gehirnpotential ist noch groß. Das ursprünglich notwendige Sparprogramm hat sich längst ins Gegenteil verwandelt. Wer wieder mehr denkt, wird nicht so dick, aber sein Hirn und Herz werden sich weiten, öffnen und in eine neue Dimension wachsen.

Wir Alten dürfen und müssen das erst und oft mühsam lernen und (um)denken, aber wie schade, sich zu verabschieden, ohne es ausprobiert zu haben.

Max Planck sagte sinngemäß, die alten Physiklehrer könnten die Quantenphysik nicht mehr annehmen, sondern man müsse warten, bis eine neue Physikergeneration heranwachse, die damit aufgewachsen und von Anfang an vertraut sei. In der Physik kam es so und hat wirklich eine ganze Generation gedauert, aber auch gebraucht.

So viel Zeit haben wir jetzt wohl nicht (mehr). Wir müssen, wenn wir uns alle noch retten wollen, an den alten erprobten Boykottierern in Politik und Wirtschaft vorbeigehen und sie wohl zurücklassen, bis auch sie erwachen.

Pharmaunternehmen wie Novartis, die für die medikamentöse lebenswichtige Behandlung kindlichen Krebses über eine Million verlangen, schreien geradezu nach Eingriffen wie Entmachtung und Hilfe für die Seelen der Verantwortlichen für derlei Erpressung. Wenn wir das nicht schaffen, werden sie es (und uns) schaffen, und unsere europäischen Gesellschaften und Solidargemeinschaften spalten und US-amerikanisieren. Falls diese Konzernmonster und ihre CEOs mit solchen Forderungen durchkommen, werden bald auch bei uns Diabetiker, die sich das Insulin nicht mehr leisten können, sterben, wie heute schon in den USA. Die Pharmakonzerne brechen alle Gesetze, die ihre Expansion behindern, selbst die des kapitalistischen Marktes und bezahlen die Strafen aus der Portokasse. Blanke Geldgier auf dem Rücken und zu Lasten von Kranken fordert Konsequenzen, zur Not auch drastische. Solche Chef-Exekutions-Offiziere werden sonst zu den Exekutierern der Moderne. Wir müssen weg von

Henkern zu Denkern und dürfen dabei erstere – vor sich selbst – retten. Selbst linientreue Mainstreamzeitungen wie die „Süddeutsche", die sich seit über einem Jahr in Panikmache ergehen, aber ursprünglich liberal waren, haben da das Recht und sogar die Pflicht erkannt, Widerstand zu leisten.

WIE UND WO ANFANGEN?

Mahatma Gandhi sagte: „Eine Unze Aktion ist besser als Tonnen Theorie." Und weiter: „Ohne aktiv zu werden erreichst du nichts." Also, um wirklich dahin zu kommen, wo du willst, um dich und deine Welt zu verstehen und sie und dich zu wandeln, braucht es praktisches Vorgehen. Bücher können vor allem Wissen vermitteln und inspirieren. Meine Hoffnung ist, dieses Buch möge viele gute Menschen, also die allermeisten, in ihrem Mut und genauso wichtig in ihrer Beharrlichkeit und Entschlossenheit bestärken und die Hoffnung schenken, anzufangen und loszulegen, ein gutes Leben zu wagen ...

EINE NEUE PÄDAGOGIK FÜR EINE GUTE ZUKUNFT

Eine neue Pädagogik ist überfällig. Auch hier liegt selbstverständlich und natürlich alles im Anfang. Fördern wir die kindlich-spielerischen Vorlieben des Homo bono, ludens und puppy, statt sie auszumerzen, und setzen sie an Stelle der alten kapitalistischen Werte! Fördern wir das Genie, das Gerald Hüther bei 98 Prozent der Kinder entdeckt und belegt hat, und verhelfen den verbleibenden 2 Prozent der Kinder zu Gelegenheiten, ihre Liebe und Emotionalität zu leben. Dann heißt es: Spiele und träume, trau dich zu tanzen, auch aus der Reihe, über die (alten) Stränge zu schlagen und über deinen Schatten zu springen, sei kreativ und erfinderisch, habe Spaß am Entdecken und Erfinden, bewege dich viel – konkret und im Geist – und schlafe gut, damit du erfrischt aufwachen kannst. Dein und unser aller Ziel ist der erwachte Mensch, auch wenn es (noch) nicht allen bewusst ist.

Du hast wie alle Menschen Begabungen, lass sie uns mit Spaß und mit Freude entdecken und die darin liegenden Gaben freudig annehmen, damit du sie mit Liebe geben kannst. Konzentration kannst du dann später immer noch bei Za-Zen- oder Vipassana-Meditation üben.

Vertrauen wir mehr auf die Kinderseelen, unterstützen wir sie darin, ihren Weg selbst zu finden! Verlegen wir den Unterricht, wann immer möglich, nach draußen – in Waldkindergärten und -schulen. Sie werden sich bewähren wie in TamanGa unser Waldsaal und die Open-Air-Plätze.

Inspirieren wir Kinder, die Spielregeln des Lebens von Anfang an zu lernen, schon in Kindergarten und Grundschule. Kindergärten sind die wahrsten und wichtigsten Gärten des Wachstums und die eigentlichen Grundschulen – in der Schule des Lebens. Da im Anfang alles liegt, sind die ersten Erfahrungen und Lernschritte der Kinder von zentraler Bedeutung. Für ihre seelische Entwicklung ist die Liebe der Eltern und Groß(en-)Eltern am wichtigsten. Dann folgen die Kindergärtnerinnen und Grundschullehrerinnen. In den modernen Industrieländern sind sie schlecht bezahlt. Das Gute vom Schlechten, so bleiben Kinder länger in mütterlich-weiblicher und oft liebevoller Obhut, da fast nur Frauen diese Berufe wählen. Anschließend über das Gymnasium bis zur Universität sind die Lehrer weniger wichtig für die Seelenentwicklung, werden aber immer besser bezahlt, was zeigt, wie unwichtig der jetzigen Gesellschaft die Seele und die Kinder sind.

Kinder brauchen gerade zu Beginn am meisten Liebe, die ein Phänomen der Resonanz ist, die wiederum das Geheimnis unserer kindlichen Ahnen war. Sie gilt es vor allem anzustreben mit uns selbst und unserer Mit- und Umwelt.

HEILEN UND TEILEN – IN ZWÖLF KONKRETEN SCHRITTEN

1. Den inneren Homo bono ins Leben einladen

Nehmen wir den aufgenommenen Kontakt zu unseren Anfängen als Menschheit zum Anlass, mit dem Homo ludens in uns wieder Kontakt zu unserem Inneren Kind aufzunehmen und das Leben immer öfter mit den staunenden Augen des kleinen Prinzen zu betrachten. Damit betreiben wir auch gleich beste Alzheimer-Vorbeugung auf seelischer Ebene. Gehen wir das Leben wieder spielerischer an, spielen wir Lila, das kosmische Spiel mit Lust und (guter) Laune.

Ein wundervoller Film, der uns nebenbei lehrt, wie wichtig dieser Kontakt zu unserem Kind ist, heißt, wie erwähnt, *The Kid* – das Kind. Bruce Willis spielt darin einen Imageberater, der in eine Psychose zu rutschen droht, weil er dieses Kind völlig abgespalten hat von seinem Ich. Nur noch ein kleiner Tic verbindet ihn mit dem Inneren Kind. Aber zu seiner Rettung drängt sich das Kind, der kleine dicke Junge, der er einmal war, mit spielerischer Macht in sein zu erwachsenes, maßlos spaßloses Leben und rettet ihn.

2. Gruppenbewusstsein

Wir haben als Menschen ein Grundbedürfnis nach Zugehörigkeit. Deshalb nehmen wir so gern Zuflucht in Gemeinschaften, die unsere Gefühle und Werte teilen. Die frühen Christen bezogen daraus die Stärke, zu Märtyrern für ihren Glauben zu werden. Buddhisten nehmen bis heute Zuflucht in der Sangha, ihrer Gemeinschaft. Wir haben uns als Menschenart durchgesetzt, weil wir eine Kultur formten mit gemeinsamen Werten wie Kommunikation, Freundlichkeit, Friedfertigkeit und Vertrauen in die Gemeinschaft.

Wo immer sich Kulturen bilden, in Schulen, Universitäten, Firmen, Konzernen, Ländern, entsteht Vertrauen, was wir erleben, wann immer wir fern der Heimat eine Landsfrau oder einen Landsmann treffen.

Wir Modernen haben ähnliche Bedürfnisse. Nun ist es Zeit, die Gemeinschaft zu erweitern über die bisherige Heimatliebe hinaus auf unseren Erdteil Europa und noch darüber hinaus auf unseren ganzen und einzigen Heimatplaneten Erde. Dafür ist es hilfreich zu erkennen, dass wir alle einem Ursprung, einem gemeinsamen Stamm im Grunde guter Menschen entstammen, dem Homo bono, der viel besser ist, als sein Ruf und wir (von uns) dachten, nämlich wirklich freundlich, friedlich und gut.

3. Konflikte annehmen und lösen

Meine persönlichen Entzündungen stellen meine Konflikte dar, Epidemien bilden die Konflikte (m)eines Landes ab, Pandemien die unserer Welt. Dabei sind drängende, ungelebte, nicht ausgedrückte Aggressionen auf die Körperbühne gesunken. Machen wir sie uns bewusst und lassen sie gleichsam wieder im Bewusstsein als Konflikte zu und gehen sie an, stellen uns ihren Herausforderungen und lösen sie. So entlasten wir den Körper von der Darstellungsaufgabe im Bewusstsein verweigerter Auseinandersetzungen. Was auf der Bewusstseinsbühne Raum bekommt und gespielt werden darf, muss nicht in den Körper sinken. Lassen wir uns von den entsprechenden Themen bewusst erregen und kämpfen den anstehenden Kampf, ersparen wir dem Organismus, diese Aufgabe mit Erregern auszutragen. Kommt Fieber dazu, erkennen wir darin die Generalmobilmachung des Organismus für den Kampf und die anstehende Lösung, und besser nehmen wir ihm auch diese Aufgabe ab und konzentrieren uns völlig auf diese Auseinandersetzung.

Eskaliert das Geschehen zur Lungenentzündung, zeigt sich darin der Kommunikationskonflikt. Etwaigen Husten könnten wir als Hinweis nehmen, denjenigen, die es nötig haben, etwas „zu husten" und sie unsere Aggression verbal merken zu lassen, ohne sie aber gleich aus der Menschheitsfamilie auszuschließen.

Fallen Geschmacks- und Geruchsinn aus, wird deutlich, wie weit wir – natürlich unbewusst – den Geschmack am Leben verloren haben und es nicht mehr riechen können. Das wäre ein Signal, sich auf die Suche nach einer Lebensart zu begeben, die uns schmeckt, sodass wir den Duft unserer kleinen und der großen weiten Welt wieder genießen können.

Insofern ist die Coronapandemie eine direkte Aufforderung, sich einem weltweiten und damit uns alle verbindenden Konflikt zu stellen. Und da haben wir ja wirklich genug Themen von der

Umweltkatastrophe über das Klimaproblem, das weit über CO2 hinausgeht, bis zu den Themen der Globalisierung, Digitalisierung und der übermächtigen Konzerne. Auch solch ein weltweites Krankheitsgeschehen lässt sich also als Chance und Weg erkennen, unsere Welt wieder in Ordnung zu bringen.

4. Die Spielregeln des Lebens lernen

Wen Falschspieler ärgern, der könnte, statt Wut auf sie zu *schieben*, selbst richtig spielen lernen nach den allgemeinverbindlichen Lebensregeln der *Schicksalsgesetze*. Lernen macht an sich glücklich und die Spielregeln des Lebens gehören zum Wichtigsten und machen die glücklich, die sie kennen und anwenden, statt nach Versuch und Irrtum durchs Leben zu *irren*. Das Spiel nach diesem zeitlosen Regelwerk wird das Leben in ein Vorher und Nachher unterteilen. Aus Erfahrung kann ich nichts mehr empfehlen als mit den Spielregeln so vertraut zu werden, dass sie in Fleisch und Blut übergehen. Wer richtig *gut* spielt, hat so viel mehr vom Leben und kann es genießen. Wer ihnen folgt, dem folgt der Erfolg, und erfolgreicher in der Umsetzung seiner Träume wird er am ehesten glücklich. Und worum sonst ginge es, was wäre wichtiger?

5. Verzichten wir auf Schädliches für uns und alle

Hören wir auf, Dinge zu tun und zu kaufen, die uns nicht guttun, sondern der Gemeinschaft und der Erde schaden. Steigen wir aus dem Massenkonsum und dem Konsum von Massen von Zeug aus, das gar nicht *not*wendig ist, sondern eher Not schafft.

Kaufen wir keine Zeitungen mehr, die nur schaden wollen, indem sie uns alles Negative präsentieren und alles Optimistische und obendrein Teile der Wahrheit vorenthalten. Schauen wir keine Sendungen von Sendern mehr, bei denen es nicht mit recht(lich)en Dingen zugeht. Hörten Millionen auf zu unterstützen, was ihnen und allen schadet, würden Journalisten zuerst arbeitslos und dann wach. Denn ihr Geschäftsmodell lebt ja doch von Leser- und ZuschauerInnen, auch wenn das Geld inzwischen vor allem von Sponsoren stammt. Aber ohne Zuschauer, -hörer und LeserInnen stagnieren auch Sponsorengelder. Wahrscheinlich bekämen wir auf diesem Weg wieder öffentlich-rechtliche(!) Medien, die auch viele Vorteile gegenüber privaten haben – etwa was Kultur und Auslandskorrespondenten und Recherchen vor Ort angeht. So ein Ausrufezeichen, statt einem Fragezeichen, müssten sie sich aber neuerlich verdienen. Es würde ihnen Ansehen und Würde zurückbringen.

Unterstützen wir aktiv und bewusst durch unsere Käufe Firmen, die sich anständig verhalten im Sinne von Fair Trade. Karen Duve hat uns *Anständig essen* gelehrt, gehen wir weiter zu anständig kaufen, reisen, reden und letztlich anständig leben.

6. Arbeiten wir an uns und fürs Ganze
Mehr als 80 Prozent der Deutschsprachigen haben Jobs, die sie gar nicht mögen. Sie leisten Arbeit, die weder ihrem inneren Ruf folgt, noch folglich Beruf(ung) ist und auf Dienst nach Vorschrift ohne inneres Engagement hinausläuft. Nicht wenige arbeiten nur noch im Hinblick auf die Rente oder Pension, das heißt, sie versuchen die beste Zeit ihres Lebens zu überstehen, um endlich tun zu können, was sie wirklich im Innersten bewegt.

Stellen wir uns das Gegenteil vor: Begeisterte, leidenschaftliche MitarbeiterInnen in Gemeinwohlfirmen, die ihrer Inspiration folgen, einer Idee, die für die Gesellschaft von wirklichem Nutzen ist und Sinn ergibt. Menschen, die ihre Arbeit schätzen und vielleicht sogar lieben, arbeiten engagierter, produktiver, kreativer und inspirierter.

Es macht solch einen Unterschied, was für eine Perspektive und Vision du hast, ob du – unter Bewachung von Soldaten – an einer Mauer mauerst, die dein Land teilt und spaltet oder – voller Begeisterung und erfüllt von deinem Glauben – an einer Mauer, die zur Wand einer Kathedrale wird. Erinnere dich, was du am letzten Tag vor deinem Urlaub in der Arbeit noch alles schaffst mit der Aussicht auf Ferien. Stell dir vor, du schaffst jeden Tag so viel, während du an (d)einer Kathedrale baust.

Entsprechend erfüllt kommst du nach Hause, was dir und deiner Familie guttut und natürlich der Gemeinschaft, in der du l(i)ebst und arbeitest. Solch eine Entwicklung täte allen gut, auch den Firmen. Vertrauen würde wie von selbst entstehen. Es ergibt sich immer, wenn jemand bei seiner Arbeit nicht allein vom Ego, sondern maßgeblich von einer Idee und tieferem Sinn inspiriert ist.

So einfach ließe sich eine Wirtschaft aufbauen, in der Engagement, Vertrauen und Loyalität selbstverständlich sind und die von allen geschätzt wird. Eine Win-win-win-Situation für alle.

Und bis es so weit ist, folgender Vorschlag: Fang schon mal an, nur noch Arbeit anzunehmen, die du mit Inspiration und Begeisterung tun kannst – und lass die Ausreden beiseite. Dann geht etwas – in deinem und bald im Leben vieler.

7. Drei Schritte zum Ziel

Um unseren Heimatplaneten und uns, seine augenblicklichen Gäste, zu retten, brauchen wir eine verbindliche und verbindende Idee, einen großen Traum und Menschen mit Charisma, die dafür einstehen und sich einsetzen. Ein Plan und die entsprechende Energie zu seiner Durchsetzung sind nachgeordnet, aber ebenso wichtig und wesentlich. Zuerst aber braucht es den Traum und dann die Menschen, die davon erfüllt sind – einen Traum, dem sie ihr Leben gern und sogar leidenschaftlich weihen, der Gaia für ihre Kinder und Kindeskinder erhält und weit über sie und ihr persönliches Interesse hinausreicht. Diese Dreiermischung bewirkt Wunder, und wir brauchen jetzt eines. Alle sind wesentlich, die Charismatiker, die Pläneschmiede und die Verwirklicher. Spüre, ob und wo du dich gerufen fühlst und eine Berufung spürst.

8. Deine Vision und Mission

Um unseren Heimatplaneten und uns zu retten, brauchen wir die Vision von dieser Rettung – im letzten Augenblick, in dem wir schon angekommen sind. Und wir brauchen viele, die in der

Umsetzung ihre Mission erkennen. Alles beginnt immer bei uns selbst. Nur wenn du mit gutem Beispiel vorangehst, werden wir vorankommen, andere werden (nach-)folgen und das Feld aufbauen, das jetzt so notwendig ist: Es besteht in seiner Tiefe aus Empathie zu Gaia, Mutter Erde, unserer gemeinsamen Heimat, und uns, ihren Gästen.

Tatsächlich trägt jede(r) Aspekte des jetzt so dringend Gebrauchten in sich. Jede(r) ist Visionär(in) und hat, wenn sie oder er jetzt lebt, eine Mission und das Wissen und die Fähigkeit der Umsetzung. Unsere jeweiligen Anteile sind nur verschieden ausgeprägt. Und alles beginnt mit einfachen Lebensstilveränderungen bei uns selbst, die uns weitertragen bis hin zur großen Synergie aus der verbindenden Kraft der Gemeinschaft und dem Wunsch zu Selbstverwirklichung, der Verschmelzung von Kreis und Pfeil, die sich zur Spirale entwickeln.

9. Bewegen wir uns, damit sich etwas bewegt

Tun wir was, damit sich was tut! Kommen wir kollektiv aus unseren Sesseln, unserer Komfortzone, heraus statt *sitzenzubleiben*, wenn die Welt auf dem Spiel steht. Im Moment sitzen wir noch fest, und Sitzen ist das neue Rauchen, weiß die WHO. Also bewegen wir uns, gehen wir los, am besten gemeinsam, wie es unserem Erbe der freundlichen Ahnen vom Anfang entspricht, damit endlich was geht in Richtung (Er-)Lösung. Nehmen wir uns zusammen und bewegen uns gemeinsam und etwas in dieser wundervollen Welt und Lebensschule. Wir kommen aus dem (Kinder-)Garten direkt in die (Lebens-)Schule und können beide(s) genießen.

Also fangen wir – zum x-ten Mal sei es gesagt – bei uns selbst an, denn nur wir allein können es schaffen, aber wir können und müssen es nicht allein schaffen. Entdecken wir wieder Gruppen und Gemeinschaften, in denen wir uns wohl fühlen und in und mit denen wir etwas in Bewegung bringen können – und nicht zuletzt uns selbst. Eine(r) ist (zu) wenig für eine Demonstration, Millionen bringen etwas in Gang – und wenn es nur darum geht, die alten machtbesessenen Neandertaler in uns und überall zu überwinden und den kindlichen Ahnen wieder zu beleben.

Wir haben alle notwendigen praktischen und theoretischen Grundlagen und brauchen nur auf allen Ebenen wieder mehr in Bewegung zu kommen, um uns aus dem gegenwärtigen Schlamassel zu retten. Wir können das, unsere Geschichte zeigt es und unsere Zukunft wird es weisen.

10. Trauen wir uns was

Warum nicht – wirtschaftliche und politische – Verhältnisse wie in der Schweiz auch bei uns durchsetzen? Was spricht eigentlich gegen das Recht auf Volksabstimmungen und Mitbestimmung oder gegen verantwortliches Haushalten und Wirtschaften? Was dagegen, dass Politiker sich und ihr Tun ständig verantworten?

Unsere Obrigkeiten werden von sich aus nicht mehr Demokratie wagen, nicht mal gewähren, sondern im Gegenteil weiter versuchen, uns zu entmündigen und den Mund zu verbieten. Das ist ein langer, stabiler Trend, die Pandemie hat es nur vielen deutlich gemacht, wofür wir ihr geradezu dankbar sein können.

Für mehr Demokratie müssen wir etwas wagen und einiges tun. Selbst für die Grundrechte zu demonstrieren, galt schon als Vergehen in Pandemiezeiten. Aber wie wundervoll, dass jetzt so viele von uns entdecken, wie viel ihnen Grundgesetz und Verfassung bedeuten und dafür auf die Straße gehen und Flagge zeigen, nur bitte keine alten Kriegsfahnen. Unsere *Verfassung* ist tatsächlich wundervoll, nur die von Politik und Wirtschaft ist grauenvoll.

Wenn wir uns zeigen, geht auch was (weiter). Ist nicht auch die DDR nach langer Agonie ganz plötzlich verschwunden? Ihre Menschen haben erkannt, dass sie das Volk sind, und das, ausgehend von der Nikolaikirche in Leipzig, auch einfach offen und laut aufgerufen und schließlich zu ihrem Mantram erkoren und immer wieder und jeden Montag laut(stark) skandiert. Sie wurden immer mehr und die Neandertaler und Honnis haben sich – fluchtartig – davongeschlichen – sie durften sogar einfach ausreisen und wurden sich selbst überlassen, wahrscheinlich die schlimmste Strafe.

Die Machthaber haben nur die Macht, die wir ihnen anvertrauen und wo Vertrauen und Zustimmung verschwinden, müssen sie das auch. In der Demokratie kommt die Macht vom Volk. Zeigen wir ihnen doch nochmals wie zur Endzeit der DDR, wer das ist und wie viele wir sind. Und idealerweise haben wir schon die persönlichen Schritte zum inneren Frieden hinter uns, um den äußeren nicht unnötig zu gefährden.

Wenn wir die Macht immer wieder denen geben, die sie schon bisher missbraucht haben, sind wir selbst verantwortlich. Fassen wir uns an die eigene Nase und hören auf zu jammern. Wir haben genug andere, wundervolle Gehirnlappen und brauchen den Jammerlappen nicht weiter zu entwickeln.

Trauen wir uns, wir selbst zu sein. Stehen wir zu uns und zusammen für das, was uns wirklich wichtig ist wie Freiheit, Gleichheit, Brüderlichkeit, diese alten Werte, die immer noch auf ihre Verwirklichung warten. Der Homo bono ist der Mensch, sie zu verwirklichen. Holen wir ihn neuerlich heraus und lassen ihn leben!

Trauen wir uns gut zu sein, zu uns und anderen. Erlauben wir uns, Gutes zu tun, uns und anderen vielleicht mit dem Engeltrick aus dem Engelkurs.

Das tiefste Vertrauen kommt aus dem Urvertrauen und ist Grundlage allen späteren Selbstvertrauens und aller Selbstsicherheit. Einen mehr oder weniger großen Vorschuss an Urvertrauen bringen wir mit ins Leben aus der frühen Schwangerschaft, wenn wir, im körperwarmen Fruchtwasser schwebend, keinen Unterschied zwischen drinnen und draußen und folglich keine Grenzen spüren. In dieser grenzenlosen Wahrnehmung fühlen wir uns eins mit allem. Wollen wir später für mehr Selbstvertrauen und -sicherheit sorgen, ist der beste Weg, wieder an seine Quelle zu gehen und Erfahrungen der Einheit zu machen, wie es Meditationsübungen und vor allem solche des „verbundenen Atems" ermöglichen.

11. Dir deiner Macht und Kraft bewusst werden

Du kennst nun deine Macht über deinen Einkaufzettel sogar über Konzerne, auch deine Macht über Medien durch deine Lese-, Hör- und Sehentscheidung. Dabei hängt unser Wirkungsgrad natürlich völlig davon ab, wie viele wir insgesamt sind und werden. Indem du konsequent zu deinen Entscheidungen stehst, kannst du deinen und euren Kreis vergrößern und erweitern.

Über dich selbst aber hast du noch viel mehr Macht und allen Einfluss auf dein Leben, wenn du dich etwa an die Wächter an den Sinnestoren erinnerst.

- Du allein bestimmst, was du dir in den Mund steckst und was du aus ihm herauslässt oder wem du dein Ohr leihst, von wem und wann du dich berühren lässt.
- Du entscheidest, ob du dich ständig oder nur zu bestimmten Zeiten von deinem Smartphone unterbrechen und stören lässt. Ob du Piepsen und andere Störungen seitens deines Laptops erlaubst.
- Du kannst Fasten bezüglich allem außer Luft und Wasser – nutze die Chance.
- Aus deinem Oberstübchen kannst du die Schritte deiner Beine lenken und bestimmen, ob ihr einen Waldspaziergang aus Freude und zur Immunstärkung macht oder zum Döner-Stand geht und die Folgen tragt beziehungsweise schleppt.
- Über die Bücher, die du liest, die Musik, die du hörst, die Filme, die du schaust, die Sender, die du wählst, die Getränke, die du trinkst, wählst du deine Stimmung – Kamillentee sorgt für andere als Champagner.
- Du verfügst über deine Zeit, ob du Fernsehen konsumierst, welche Zeitung du liest, wem du zuhörst. Wer Schwätzern zuhört, geht in Resonanz und läuft Gefahr, auf Dauer selbst einer zu werden.
- Kannst du Fehler schon als Chance annehmen, Fehlendes zu integrieren, Enttäuschungen als Ende von Täuschungen willkommen heißen?

- Du allein entscheidest, wie du mit dir umgehst. Verzeih anderen wie dir selbst.
- Du bestimmst, wofür du dein Geld ausgibst und was daraus wird.
- Gönnst du dir bereits Zeiten der Ruhe, des Innehaltens für inneren Halt und Haltung.
- Schenkst du dir Zeit zum Spielen, für Meditation und Sport, zum Sein?
- Wie viel Ehrlichkeit bist du dir wert?
- Suchst du noch Ausreden wie „Da kann man sowieso nichts machen"?
- Erklärst du dich als zu schwach für Veränderungen?
- Dahinter steckt meist Bequemlichkeit oder Angst? Wie viel Raum gibst du beiden in deinem Leben?
- Was kannst, was willst du (dir) leisten?
- Wie viel Freiheit gibst du dir, nimmst du dir, bist du dir wert?
- Wie viel Brüderlichkeit erlaubst du dir? Wie viel Tierliebe und Achtung der Schöpfung?
- Du weißt so gut über dich Bescheid, sei gut zu dir.

12. Fangen wir (es) gut an!

Im Anfang liegt alles. Fangen wir gut an und bleiben dran und gutwärts unterwegs und gönnen uns viele *Heilsame Tugenden*, aber immer mit einem offenen Auge für Polarität und *Schattenprinzip*. Trauen wir uns, aus unseren und den Erfahrungen anderer zu lernen, denn wenig macht glücklicher als dieses große, wichtige, wesentliche Lernen. Wir brauchen Fehler, die andere schon gemacht haben, nicht zu wiederholen, sondern können ihre Erfahrungen wie eigene nutzen. Biographien in Büchern und Filmen können da helfen und Tagesenden in wirkliche *Feier*abende wandeln. Fremde Fehler können uns eigene ersparen und uns (ent-)spannend lernen lassen. Wir dürfen aber natürlich auch aus unserer persönlichen Geschichte und der unserer Familie lernen. Das nennen wir Psychotherapie. Und wir können auch aus der

Geschichte lernen. Das wäre etwas ganz Neues, Spannendes, und ist so *gut* möglich. Und warum nicht von unseren Eltern und den Älteren lernen, den Groß(en)Eltern und den Urgroßeltern, den Ahnen sogar, dem wichtigsten und ältesten darunter, dem freundlich-kindlichen Homo bono, der noch in uns steckt – mehr oder weniger versteckt. Finden wir ihn und erwecken ihn und uns!

Es ist jetzt auch praktisch so leicht möglich, wo wir wissen, dass unser Hirn längst mehr als genug Brennstoff hat. Wenn wir darauf brennen, es zu nutzen und in Gedanken Probe zu leben, können wir uns und anderen so viel (er-)sparen, aber auch so viel gönnen.

Vor allem gönnen wir uns doch allen wieder die Geborgenheit einer guten Gemeinschaft, aus deren Mitte wir Selbstverwirklichung wagen können. Nutzen wir die Individuation als Sprungbrett zur Befreiung und werden anderen zum Beispiel und Vorbild, das anderen ebenfalls zur Befreiung verhilft – wie ein moderner Bodhisattva oder Engel.

WAS KANN ICH EUCH DAZU BIETEN?

Das war eine kleine, aber wesentliche Auswahl von dem, was wir tun können. Was kann ich euch diesbezüglich bieten? Ihr habt es wahrscheinlich schon bemerkt: Nicht nur möchte ich meine *durchwachsenen* Erfahrungen aus unserer Sturm-, Drang- und Hippiezeit verarbeitet mit*teilen*, sondern auch helfen, unsere damaligen Fehler heute zu vermeiden. Reicht es nicht, wenn unsere Obrigkeiten immer wieder dieselben Fehler begehen? Lasst uns von ihnen lernen, es besser zu machen und sie mit Mitgefühl zu überschwemmen, während wir sie zu Wandel oder Abdankung bewegen.

Vor allem aber möchte ich zu jenen Möglichkeiten inspirieren, die sich mir in meinen Arzt-Jahrzehnten als hilfreich und zielführend offenbarten. Ich werde gern mit allen Gutwilligen zusammen die Entwicklung gutwärts vorantreiben und am „Feld ansteckender Gesundheit" bauen – zu unser aller Vorteil und Vorankommen.

KAPITEL 5: ZEIT DES ERWACHENS

Natürlich geht es mir persönlich auch um Befreiung und die würde ich euch auch am liebsten vermitteln, jedenfalls dazu ermutigen. Aber da gibt es Berufenere, die sie selbst schon erlangt haben. Für mich hat sich in all meinen Beratungs- und Behandlungsjahren bewährt, meine PatientInnen und SeminarteilnehmerInnen dort abzuholen wo sie sind, also wo ihr seid. Wir können nur dort Schritte tun, wo wir wirklich sind. Diesbezüglich hilft am besten Eigen-Ehrlichkeit.

Und ganz konkret: Wem es wirklich ums Klima geht, der kommt nicht am Verzicht auf Tierprotein vorbei, und das betrifft das Klima auf unserer Erde wie das zwischen uns. Essen für den Frieden, den inneren und äußeren, *Peace Food*, ist zugleich ein wundervoller Weg zum eigenen *Individualgewicht*, der viele nicht nur leichter macht, sondern ihnen auch das meiste erleichtert.

Von unserem *Individualgewicht* kommen wir ursprünglich her und da gehören wir noch immer hin. Damit werden wir noch glaubwürdiger, aber auch persönlich stärker, dynamischer und energ(et)ischer und Teil eines gesunden Feldes. Gesundheit ist mindestens so ansteckend wie Krankheit – das haben mir meine Arztjahre immer wieder gezeigt. So entstehen aus dem wachsenden Feld ansteckender Gesundheit Win-win-Situationen. Das Feld beginnt in dir und direkt um dich herum, es kann beliebige Kreise in deine Familie, Nachbarschaft, deinem Freundeskreis ziehen. Du musst dazu gar nicht missionieren, sondern einfach zu dir und deinen Erfahrungen stehen und davon Zeugnis ablegen. Das – glaube ich – meinte Christus mit diesem Ausdruck.

Und das war unser Hauptfehler in Hippie- und 68er-Zeiten. Statt bei uns selbst anzufangen, haben wir Forderungen an andere gestellt – und sind dabei auch schon stehen und letztlich *sitzengeblieben*. Letztlich hat unsere Generation den brutalsten Casino-Kapitalismus je zugelassen. Dabei war es wirklich eine wunderschöne Energie und Aufbruchsstimmung damals – und wir hatten so viel Spaß und Freu(n)de – und sind doch so Opfer unseres Schattens geworden, im wahrsten Sinne des Wortes auf ihn hereingefallen.

Ersparen wir uns heute Ähnliches und fangen wirklich bei uns selbst an, denn sonst geht nichts und jedenfalls nicht in gute Richtung – zurück zu den kindlichen Ahnen einerseits und andererseits voran zur Selbstverwirklichung der Individuation. So begegnen sich Vergangenheit und Zukunft in der Gegenwart des Hier und Jetzt – da kommt es auf uns und vor allem dich an.

In einem gesunden Feld wird auch automatisch mehr Lebensfreude entstehen. Die wird auch aus gesunder Ernährung erwachsen und von gesunder Bewegung kommen – auf beiden Ebenen: körperlich und seelisch. Viele werden so ihre Lebenssituation besser verstehen und etwas bewegen und bewirken wollen, was wiederum ihnen und ihrem Leben Sinn gibt.

So können wir uns und andere fordern und fördern und gemeinsam wachsen und gedeihen. Was Freude schenkt und ein Beispiel gibt, kann zum Symbol für das Wiedererstarken des Homo bono in uns werden und Hoffnung schenken auf die Entwicklung zum Homo illuminus. Für all das stehe ich persönlich gern und helfe – nach Kräften.

Wir dürfen der Pandemie auch danken, denn sie zeigt deutlicher als alles andere: So kann es nicht bleiben, wir brauchen substantiellen Wandel.

Und ich kann aus Erfahrung versprechen, es wird Wundervolles geschehen und eure Sicht und euer Feld erweitern und vertiefen, wenn ihr nur ein paar der zwölf obigen Anregungen nutzt. Und ganz natürlich warten bezaubernde Synergien auf uns, weil das Ganze so viel mehr ist als die Summe seiner Teile.

Tatsächlich sind wir schon viele und wir brauchen – wie gesagt – nur die kritische Masse zu erreichen, um die große Masse zu bewegen. Und dann sind wir nicht mehr aufzuhalten, wie Beispiele aus der Physik zeigen. Ist dort die kritische Masse erreicht, kann nichts die Kettenreaktion mehr stoppen. Das ist der sprichwörtlich springende Punkt, dem Malcolm Gladwell sein wunderbares Buch *Tipping Point* gewidmet hat. Oft habe ich das Gefühl, wir sind kurz vor dem Absprung ...

VERÄNDERUNGEN UND WANDLUNGEN

Veränderungen fallen uns schwer, weil wir dazu neigen, Standpunkte zu verteidigen, je intelligenter, desto geschickter und überzeugender, weshalb die Fehler großer Geister so viel schwerer wiegen und aufwendiger zu überwinden sind. Unser Weltbild ist wie eine Festung, die wir mit allen Mitteln verteidigen, da braucht es schon die Trompeten von Jericho, um die Mauern dieser geistigen Trutzburgen zum Bersten zu bringen. Aber wer hören kann, wird diese Trompeten jetzt hören – aus vielen Richtungen.

Milton Friedman, Nobelpreisträger und Mastermind der Neoliberalen sagte: „Nur eine – tatsächliche oder empfundene – Krise führt zu wirklichen Veränderungen." Vielleicht nicht nur empfundene, sondern auch erfundene Krisen – wie zu Beginn fast aller Kriege, ob gegen Menschen oder Viren. Friedman muss es wissen, zusammen mit Friedrich Hayek hat er den Neoliberalismus und dessen missratenes Kind, den Neokapitalismus, auf den Weg und über uns gebracht. Die beiden nutzten die Ölkrise, die sich rasch zu einer Weltwirtschaftskrise auswuchs, um ihre Ideologie durchzudrücken.

Wir brauchen offenbar Katastrophen und Krisen, sonst bewegen wir uns nicht. Bisher wird ein riesiges Ausmaß an Talent verschwendet: Wie viele gute Köpfe widmen sich dem Schaden der Allgemeinheit etwa als egomane Bankster oder CEOs.

Sagt der Sohn zum Vater: „Papa ich erwäge eine Karriere im Bereich des organisierten Verbrechens." Antwortet der Vater: „Ok, mein Sohn, Regierung oder Pharmaindustrie?"

„SOWOHL ALS AUCH" STATT „ENTWEDER ODER"

„Jenseits von Richtig und Falsch liegt ein Ort. Dort treffen wir uns", sagt einer meiner Lieblingsdichter, der Mystiker Dschalāl ad-Dīn Muhammad Rūmī.

Echte Kompromisse sind so machtvoll, dass sich dadurch kriegerische Auseinandersetzungen erübrigen.

Meist besteht auch gar keine Entscheidungsnotwendigkeit – wie etwa zwischen Kampf gegen Erreger und Immunstärkung. Wer will, kann auch auf Impfung setzen und dennoch seine Abwehrkraft wie beschrieben steigern. Wobei die Erfolgsaussichten mit der Terrain-Sanierung viel besser sind und historisch immer waren. Lediglich der Pharmaindustrie verderben sie das Geschäft, aber schafften auch dort Zeit und Raum für Wesentlicheres wie die Erforschung neuer Wirkstoffe für seltene Krankheitsbilder und des Medizinschatzes von Mutter Natur.

Schul- und Komplementärmedizin könnten sich mit großem Gewinn für beide Seiten versöhnen, eben, weil das Ganze mehr ist als die Summe seiner Teile. Zur Ganzheitsmedizin gehören ohne Zweifel beide. Das wäre auch die ideale Lösung für beide Fraktionen in der Auseinandersetzung mit Epi- und Pandemien. Wer die in der Tiefe liegende, eingangs beleuchtete Todesangst – aus welchen Gründen auch immer – teilt, kann auch die Lösungsbereitschaft teilen. Wenn wir gemeinsam eine Weltkrise haben, lässt die sich selbstverständlich besser gemeinsam als einsam lösen. Von Versöhnung würden wir alle viel haben, ich empfehle sie aus ganzem Herzen.

Es wäre höchste Zeit, den Kompromiss wie den Gut(en)Menschen aus der Schmuddel-Ecke der Geschichte herauszuholen. Wir selbst sind ein – guter – Kompromiss zwischen den Genen unserer Eltern. Der Kompromiss ist uns also ins Zentrum jeder Zelle, unseres kleinsten Bausteins, in unsere tiefsten Tiefen gelegt. Ein Segen, ihn anzunehmen.

Er ist etwas Wert- und Wundervolles, wenn er bejaht wird und zu zwei oder mehreren Gewinnern führt. Nach dem Polaritätsgesetz und dem daraus folgenden *Schattenprinzip* ist bei so vielen faulen Kompromissen in der Moderne, die zu lauter Verlierern führen, der gute Kompromiss, der zu mindestens zwei und oft mehr Siegern führt, als Lichtseite geradezu zwingend. Frieden ist fast immer ein Kompromiss. *Peace Food* ist ein Kompromiss zwischen uns und unserer Innen-, Mit- und Umwelt.

KAPITEL 5: ZEIT DES ERWACHENS

Einlenken und Nachgeben ist Voraussetzung des Kompromisses. Wenn beides aus ganzem Herzen möglich ist, entwickelt sich hier ein Königsweg bis hin zum Christlichen „Wenn Dich jemand auf die linke Wange schlägt, halt ihm auch die rechte hin." Das ist kein Zeichen von Schwäche, sondern im Gegenteil. Auch Christus empfiehlt ja den Weg über die Gegenpole oder Extreme auf niedrigerer Entwicklungsstufe, wenn er sagt: „Sei heiß oder kalt, die Lauwarmen will ich ausspeien." Nur der Stärkere kann wirklich aus ganzem Herzen und aus Kraft nachgeben. Wenn es der Schwächere, ausgeliefert, unfreiwillig und gezwungenermaßen tut, geschieht es aus Alternativlosigkeit und Ohnmacht – und trägt keine guten Früchte. Kompromiss meint immer Interessenausgleich, kein einfaches Einlenken im Sinne von Nach- und Aufgeben.

Wer es noch einfacher und weniger religiös mag: Auch der Volksmund weiß das und hat so recht, wenn er sagt: „Der Klügere gibt nach." Natürlich ist es ideal, wenn der Stärkere auch der Klügere ist – seine Kompromissbereitschaft beinhaltet dann die größten Chancen. Noch idealer ist, zwei Starke finden einen Kompromiss, von dem alle Gutwilligen profitieren.

Ich durfte Willem de Klerk persönlich erleben, den Chef der letzten Apartheits-Regierung in Südafrika. Aufgewachsen und erzogen im von Rassismus und offener Rassendiskriminierung geprägten Südafrika, schaffte er es trotzdem, seinen lebenslangen politischen Gegner, den Widerstandskämpfer Nelson Mandela, im Gefängnis auf Robben Island zu besuchen, kennen und schätzen zu lernen. Er befreite ihn nicht nur, sondern ebnete ihm in einem für beide Seiten akzeptablen harmonischen Prozess den Weg an die Staatsspitze als Repräsentant der schwarzen Mehrheit. De Klerk war politisch und militärisch der Stärkere, Mandela moralisch. De Klerk gab nach, Mandela verzichtete anschließend auf Vergeltung, und dem Land war so sehr geholfen.

Den Gegenpol, die andere (Schatten-)Seite der Polarität, hat uns ebenfalls Afrika gezeigt. Das heutige Simbabwe, frühere

Rhodesien, er- und durchlebte das Elend der Kompromissunfähigkeit, als der Widerstandskämpfer und Pfarrer Mugabe es in einem verheerenden Prozess über Jahrzehnte kompromisslos und voller Rachegelüste und Egomanie zugrunde richtete. Der erste Schritt zur Lösung konnte in Südafrika nur von De Klerk kommen, und es war ein Segen für alle, dass er ihn schaffte. Ein Segen aber auch, dass der geläuterte Mandela, seine Anhänger dafür gewinnen konnte und für den Verzicht auf Vergeltung. Beide erhielten gemeinsam den Friedensnobelpreis.

HOFFNUNG AUF ZUKUNFT – AUS DER VERGANGENHEIT LERNEN

Voraussetzung für eine gute, lebenswerte Zukunft ist der Schritt vom Projizieren zur Eigenverantwortung. Mit dem Wahlzettel können wir, mit Ausnahme der Schweizer, heute wenig bewegen, ihn höchstens als Denkzettel für die Entlassung von Polit-Lobbyisten nutzen. Aber der Einkaufszettel gibt uns die enorme Macht der Wahlmöglichkeit und nimmt uns allen Grund zum Projizieren. Was wir nicht kaufen, produzieren Konzerne schon bald nicht mehr. Was wir nicht lesen, drucken Zeitungen nicht mehr. Wo wir nicht mehr zusehen, senden Sender bald nicht mehr. Wir entscheiden und bestimmen tatsächlich weitgehend, was geschieht. Warum sollten wir jemand anderem Schuld geben, wenn wir selbst die ganze Verantwortung tragen?

Wir haben die Wahl, das Wunder von Dänemark auf unsere kleine Welt, aber auch auf unser Land und Europa auszudehnen. Wir könnten allein mit diesem Wissen ein Welt-Wunder wirken. Es liegt an uns ... selbst oder Selbst ...

Wir können lernen und dabei Glücksgefühle erleben. Von unseren kindlichen Ahnen zu lernen und ihr Erbe anzutreten, ist eine Riesenchance. Und es gibt noch so viele Punkte zu lernen.

Die Diskriminierung von Frauen hat keine Zukunft, Yang ist nicht besser als Yin und war es nie. Rückblickend ist es ein Grund zum Erröten vor Scham. Wir können diesen furchtbaren Irrtum in unserer Geschichte durchschauen und wandeln, zum Beispiel in Dank, dass Frauen sich bisher nicht rächen. Der Film *In guten Händen* mag dabei auf (ent-)spannende Art begleiten.

Die Diskriminierung von Rassen oder Religionen hat auch keine Perspektive, sondern war immer Schande, ebenfalls zum Erröten. Dank an Martin Luther King, sein Charisma und seinen Satz: „I have a dream!", aber auch an Reverend Ralph Abernathy, der die Pläne fürs Vorgehen schmiedete und all die schwarzen, aber auch weißen Bürgerrechtler, die das Lied „We shall overcome" für die Gleichberechtigung sangen und ihr Leben wagten und gemeinsam gewannen, jedenfalls einen großen, entscheidenden Etappensieg.

Also Rassismus durchschauen und wandeln in Mitgefühl: „Black lives matter!" selbstverständlich! „All lives matter!" Es ist keine Frage der Farbe des Fells, sondern des Anstandes. Menschen wegen ihrer Hautfarbe zu verachten und zu diskriminieren ist schlicht und einfach unanständig.

Aber auch Religionen und Völker wie die Juden zu diskriminieren und zu verfolgen ist im höchsten Grad unanständig.

Jedwedes Wesen zu quälen, ist unanständig, auch Tiere – aus meiner Sicht auch, sie zu essen. Wer seinen Dackel oder seine Katze liebt und Kälber isst, hat noch Entwicklungspotential und verdient Mitgefühl.

Die Diskriminierung von Homoerotik brachte ebenfalls niemandem etwas Positives, aber allen Leid, Angst und Schande. Warum sie nicht endlich definitiv aufgeben? Wer Schwule und Lesben ablehnt, lehnt ein Stück von sich ab und hat da noch eine Aufgabe auf dem Weg zur Selbstliebe. Bisexuelle Menschen könnten im doppelten Sinn mehr vom Leben haben. Ihre Diskriminierung verrät Neid und Entwicklungspotential und verlangt Mitgefühl.

WO DIE KRAFT FÜR EINE GUTE ZUKUNFT HERNEHMEN?

Wer einen Speer weit schleudern, eine Kugel stoßen, einen Hammer werfen oder einen Ball treten will, muss sich den Schwung vom Gegenpol holen. Keiner von ihnen wird sich weit in Richtung des Zieles strecken, um möglichst große Weite zu erzielen. Sie folgen dem Gesetz der Polarität und lehnen sich alle erst weit zurück, um ihre frühen Waffen nachempfundenen Sportgeräte weit nach vorne zu schleudern.

Zielen wir auf eine gute Zukunft, ist es ebenso wichtig, weit zurück zu gehen und sich den Schwung aus der Vergangenheit zu holen, die Dynamik gleichsam von den freundlichen, liebenswürdigen Ahnen. Lassen wir uns von unseren Ahnen inspirieren für eine gesunde, friedliche Zukunft mit neuem Schwung aus der Erfahrung der Alten des Anfangs für einen Neuanfang. Nehmen wir unser Inneres Kind mit auf den Weg und wagen wir Selbstverwirklichung.

VERSÖHNUNG

Zum Schluss steht immer Versöhnung (an). Am Ende aller Kriege geht es immer darum. Und was für ein Segen, wo sie – wie in Westeuropa – gelungen ist! Und was für ein Elend, wo sie nicht gelang, wie in Palästina, da steht sie noch aus!

Immer gilt ausnahmslos Oscar Wilde: „Am Ende wird alles gut, oder es ist noch nicht das Ende." Insofern haben wir jetzt die große Chance, aus dieser Erkenntnis in verfahrener Situation uns gleich gutwärts zu orientieren. Die Soldaten im Ersten Weltkrieg, die an Weihnachten erkannten, wie sehr sie am selben Elend leiden und hüben wie drüben dieselben Träume von Frieden tief in ihrer Seele trugen, haben sich spontan versöhnt und verbrüdert. Der Film *Merry Christmas* legt beredt Zeugnis davon ab und ist ein bewegender, (ent-)spannender Lehrfilm zu unserem Thema. Wäre es damals nach den kindlichen Ahnen in uns gegangen, wie viel Elend hätte es den Völkern erspart! Der ganze lange, entsetzliche Rest des Krieges, auf dem die Obrigkeiten bestanden und wohl auch der Zweite Weltkrieg.

Diese Situation vor Augen, könnten wir in jedweder Art von Krieg wie der Pandemie, wo fast alle an ihrer eigenen Art von Angst leiden, in der Tiefe aber dieselbe unbewältigte Todesangst erkennen und auf Versöhnung setzen und Frieden schließen. Ich kann mich mit mir und meiner Angst und anderen Schattenanteilen aussöhnen. Das ist oft so einfach, etwa Frieden zu schließen zwischen mir und meinem, dir und deinem, uns und unserem Immunsystem – über *Peace Food*. Wie ich mit meinen, kannst du das für dich mit deinen Schatten tun.

Aber es geht jetzt längst nicht mehr nur um dich oder mich, sondern um uns alle und alles! Wenn wir uns und unsere Gesellschaft und letztlich unsere Erde retten wollen, bleibt uns nur Versöhnung, je früher desto besser – zwischen Arm und Reich, allen Hautfarben und Religionen, Veranlagungen und Mustern und selbst mit Viren, Bakterien und anderen Erregern. Das würde uns so stärken, dass wir in Ruhe und Frieden *gelassen* würden.

Wähle bewusst, was du bekommst, *es steht dir* zu. Dann bekommst du immer, was du wählst und dir wünschst.

Und wenn du einfach alles willst, was du bekommst, dann bekommst du immer, was du willst. Und lebst bereits das „Deine Wille geschehe" aus dem Vaterunser.

DIE HOFFNUNG LEBT

Sie lebt – zum Beispiel – in der Geschichte vom Bambus. Neben der deprimierenden Frosch-Parabel zur Erklärung unserer bisherigen Geschichte gibt es auch eine ungleich hoffnungsvollere einer Bambusart für unsere Zukunft. Wer von diesem Bambus einen kleinen Wurzelstock pflanzt, wird im Jahr drauf gar nichts sehen. Ein weiteres Jahr später wird er befürchten, die Wurzel sei nicht angegangen und wenn er noch ein Jahr später die Hoffnung schon aufgibt, wird wieder nichts passieren. Im folgenden Jahr zeigen sich einige zarte Keime, die an Bambus erinnern und die Frage aufwerfen, ob davon vielleicht doch ein klein wenig überlebt hat. Im nächsten Jahr aber schießen diese Keime überall hoch und werden zu starken Lanzen und bevor wir uns versehen zu einem Wald. Man kann ihm beim Wachsen zuschauen und dieses Wachstum nur noch bestaunen. Der Bambus übernimmt den ganzen Garten. Er hat sich lange Zeit genommen und seinen Durchbruch lange und gut im Untergrund vorbereitet – und plötzlich ist kein Halten mehr.

Hoffentlich wächst – von der schweigenden Mehrheit unbemerkt – auch ein Bambus mit ungeheurem Wachstumspotential im gesellschaftlichen Untergrund und kommt dort schon immer mehr zu Kräften, ist vielleicht kurz vor dem Durchbruch ... Immerhin ergab eine Untersuchung schon vor Jahren: Über 40 Millionen US-Amerikaner lebten im kreativen Widerstand zum System. Meine Seminare sind voller Menschen, die von sinnvollen Berufen träumen und sich die Freiheit dazu mit sinnlosen oder sogar schädlichen Tätigkeiten verdienen wollen. Und das sind längst nicht nur Journalisten, die nicht schreiben dürfen, was sie wirklich meinen. Aber auch von denen gibt es (viel zu) viele.

Und nochmals: Wir müssen nur die kritische Masse erreichen, um die Mehrheit zu gewinnen. Ken Wilber geht davon aus: Ein gewaltiger Bewusstseinswandel passiere gerade jetzt, da – nach seinen Studien – ein kleiner Teil von 5 Prozent jeder Kultur gerade zu neuem Bewusstsein erwacht. Diese kleine Minderheit bekomme Zugang zu Fähigkeiten und Potentialen, von denen wir bisher nicht mal träumten. Wilber spricht von einem monumentalen Bewusstseinssprung, der alles verändere. Sein Wort in Gottes Ohr, die Zeit ist so reif.

Das wäre die Alternative zum Great Reset, jenem Szenario, das vom World Economic Forum ausgeht und an Aldous Huxleys *Brave New World* erinnert mit der Geld-Welt-Religion der Economy der Konzerne – zum Wohl und Besten aller (Schwerreichen). Keinerlei Besitz mehr und alle bekommen alles, was sie brauchen – vielleicht noch Glückspillen, damit die Seelen dieses Paradies ertragen.

Die Vision ohne Besitz, wie ganz am Anfang bei den kindlichen Ahnen, wo allen alles gehörte, wäre heute tatsächlich möglich. Jedenfalls, dass alle alles bekommen, was sie zu anständigem Leben brauchen, ist tatsächlich ansprechend – wenn sie, statt von außen autoritär übergestülpt, von innen aus den Herzen kommt.

DIE ANDERE SEITE DER MEDAILLE – HIMMLISCHE LÖSUNGEN FÜR MUTTER ERDE UND EINEN FAIREN VATER STAAT

Tatsächlich haben wie längst mehr als genug zu essen, zu lesen und zum Leben. Wir müssten uns nur anders, friedlicher und menschlicher organisieren. Und dazu böte die Rückbesinnung auf unsere Anfänge als Homo bono inmitten von Mutter Natur unter Anerkennung unserer inneren Natur die ideale Basis. Wir dürften uns – von ihr ausgehend – zum Menschen auf dem Weg zu Befreiung und Erleuchtung entwickeln, zum Homo illuminus, und immer mehr von uns könnten dieses Ziel verwirklichen und ein wirklich goldenes Zeitalter, eine Art Paradies auf Erden, verwirklichen und *schaffen*.

Dafür ist es *not*wendig, uns mehr von Vater Staat und seinen wuchernden Bürokratien zu lösen und zu Mutter Natur zurückzufinden. Wir könnten wieder mit anderen vertrauter werden und in Gemeinschaft enger zusammenleben, in Gruppen von Gleich- oder ähnlich Gesinnten, Lebensfreu(n)de kultivieren, dem Leben Sinn geben und beides, das Leben und seinen tiefsten Sinn, in der Entwicklung zum letzten Ziel der Befreiung, genießen – jede(r) auf ihre Art. Das meint Individuation.

Und das müsste schon mehr sein und tiefer gehen als ein makelloser File auf der Cloud oder im Großcomputer einer Partei. Das kann es letztlich gar nicht sein, auch wenn da im Augenblick noch alles hinstrebt – in China schon lange und bei uns zunehmend im Sinne des Great Reset.

Die zeitlose Erfahrung von Einheit, die alle Traditionen und Kulturen teilen, ist das wirkliche Ziel. Die zeitlosen Werte der Lebensphilosophie, wie sie in der Essenz der Religionen und Traditionen deutlich werden, weisen den Weg. Mit dem Erlernen der *Schicksalsgesetze* könnten wir beginnen und unser für uns persönlich passendes Exerzitium finden und uns *aufmachen* für Befreiung, Erwachen, Erlösung, Erleuchtung, ganz wie du es nennen magst.

Warten wir nicht, bis die Lösung von außen kommt, das tut sie nicht oder höchstens, wenn wir uns innerlich dafür bereit gemacht haben. Also fangen wir gleich bei uns an. Holen wir uns ab, wo wir wirklich sind. Der Weg kann immer nur bei uns selbst beginnen.

Rūmī hat so recht: Wenn wir den Suchenden nicht kennen, können wir Gott niemals erkennen. Selbst wenn wir ihn fänden, würden wir ihn nicht erkennen.

Erst wer sich selbst findet, kann den Mut zur eigenen und auch anderen Meinung entwickeln und den zur Utopie. Große Ideen aktivieren große Energien – auf allen Ebenen, von der geistigen über die seelische bis zur biochemischen.

Charlie Chaplins Rede an die Menschheit aus dem Film *Der große Diktator* von 1940, unter dem Eindruck des erstarkenden Faschismus – wir könnten sie als Manifest nehmen, die Werte sind so aktuell wie eh und je:

Dafür lasst uns eintreten
Es tut mir leid, aber ich möchte nun mal kein Herrscher der Welt sein, denn das liegt mir nicht. Ich möchte weder herrschen, noch irgendwen erobern, sondern jedem Menschen helfen, wo immer ich kann. Den Juden, den Heiden, den Farbigen, den Weißen. Jeder Mensch sollte dem anderen helfen, nur so verbessern wir die Welt. Wir sollten am Glück des andern teilhaben und nicht einander verabscheuen. Hass und Verachtung bringen uns niemals näher. Auf dieser Welt ist Platz genug für jeden, und Mutter Erde ist reich genug, um jeden von uns satt zu machen. Das Leben kann so erfreulich und wunderbar sein.

Wir müssen es nur wieder zu leben lernen. Die Habgier hat das Gute im Menschen verschüttet und Missgunst hat die Seelen vergiftet und uns im Paradeschritt zu Verderb und Blutschuld geführt. Wir haben die Geschwindigkeit entwickelt, aber innerlich sind wir stehen geblieben. Wir lassen Maschinen für uns arbeiten und sie denken auch für uns. Die Klugheit hat uns hochmütig werden lassen, und unser Wissen kalt und hart. Wir sprechen zu viel und fühlen zu wenig.

KAPITEL 5: ZEIT DES ERWACHENS

Aber zuerst kommt die Menschlichkeit und dann erst die Maschinen. Vor Klugheit und Wissen kommen Toleranz und Güte. Ohne Menschlichkeit und Nächstenliebe ist unser Dasein nichts wert. Flugzeuge und Radio haben uns einander nähergebracht. Diese Erfindungen haben Brücken geschlagen, von Mensch zu Mensch. Sie erfordern eine allumfassende Brüderlichkeit, damit wir alle eins werden. Millionen Menschen auf der Welt können im Augenblick meine Stimme hören. Millionen verzweifelter Menschen, Opfer eines Systems, das es sich zur Aufgabe gemacht hat, Unschuldige zu quälen, und in Ketten zu legen. All denen, die mich jetzt hören, rufe ich zu: Ihr dürft nicht verzagen!

Auch das bittere Leid, das über uns gekommen ist, ist vergänglich. Die Männer, die heute die Menschlichkeit mit Füßen treten, werden nicht immer da sein. Ihre Grausamkeit stirbt mit ihnen, und auch ihr Hass. Die Freiheit, die sie den Menschen genommen haben, wird ihnen zurückgegeben werden.

Auch wenn es Blut und Tränen kostet, für die Freiheit ist kein Opfer zu groß. Soldaten, vertraut euch nicht Barbaren an, Unmenschen, die euch verachten, denen euer Leben nichts wert ist, ihr seid für sie nur Sklaven. Ihr habt das zu tun, das zu glauben, das zu fühlen. Ihr werdet gedrillt, gefüttert, wie Vieh behandelt, und seid nichts weiter als Kanonenfutter. Ihr seid viel zu schade für die. Diese Maschinenmenschen mit Maschinenköpfen, Maschinenherzen. Ihr seid keine Roboter, ihr seid Menschen! Bewahrt euch die Menschlichkeit in euren Herzen und hasst nicht! Nur, wer nicht geliebt wird, hasst, nur wer nicht geliebt wird.

Soldaten kämpft nicht für die Sklaverei, kämpft für die Freiheit. Im Kapitel 17 des Evangelisten Lukas steht: Gott wohnt in jedem Menschen. Also nicht nur in einem oder in einer Gruppe von Menschen. Vergesst nie, Gott ist in euch allen, und ihr als Volk habt allein die Macht. Die Macht, Kanonen zu bauen, aber auch die Macht, Glück zu schenken. Ihr als Volk habt es in der Hand, dieses Leben einmalig kostbar zu machen, es mit wunderbarem Freiheitsgeist zu durchdringen. Daher im Namen der Demokratie: Lasst uns diese Macht nutzen! Lasst uns zusammenstehen!

Lasst uns kämpfen für eine neue Welt, für eine anständige Welt! Die jedermann gleiche Chancen gibt, die der Jugend eine Zukunft und den Alten Sicherheit gewährt. Versprochen haben die Unterdrücker das auch, deshalb konnten sie die Macht ergreifen. Das war Lüge, wie überhaupt alles, was sie euch versprachen, diese Verbrecher. Diktatoren wollen die Freiheit nur für sich, das Volk soll versklavt bleiben. Lasst uns diese Ketten sprengen! Lasst uns kämpfen für eine bessere Welt!
Lasst uns kämpfen für die Freiheit in der Welt, das ist ein Ziel, für das es sich zu kämpfen lohnt. Nieder mit der Unterdrückung, dem Hass und der Intoleranz! Lasst uns kämpfen für eine Welt der Sauberkeit. In der die Vernunft siegt, in der Fortschritt und Wissenschaft uns allen zum Segen reichen. Kameraden, im Namen der Demokratie: Dafür lasst uns streiten![26]

Wenn du und ich und wir zusammenhalten und uns für eine große Lösung öffnen, wird unser Körper, wie immer für große Träume, alle notwendigen Neurotransmitter zur Verfügung stellen, unsere Seelen werden sich öffnen und unser Geist sich weiten. Selbstverständlich sind wir dann noch zu wecken und zu retten! Und wie!

Anmerkungen

1. Aaron Antonovsky: Salutogenese. Zur Entmystifizierung der Gesundheit, Deutsche Ausgabe von Alexa Franke, dgvt-Verlag, Tübingen 1997
2. Kurt Langbein/Bert Ehgartner: Das Medizinkartell. Die sieben Todsünden der Gesundheitsindustrie, Piper Verlag, München 2002
3. Todesrate lt. Stand vom 25.12.20 in Österreich 1,65%, weltweit 2,2% der an Covid Erkrankten (Quelle: https://de.statista.com/statistik/daten/studie/1103785/umfrage/mortalitaetsrate-des-coronavirus-nach-laendern/, laut John Ioannidis und einer Metaanlyse von 61 Studien liegt die infection fatality rate weltweit bei nur 1.0% oder 0.9%)
4. Neil Z. Miller: Miller's Review of Critical Vaccine Studies, New Atlantean, Chicago 2016 (deutsche Ausgabe: Neil Z. Miller: Der große Impfreport. 400 kritische Studien für Eltern und Forscher, Unimedica Verlag, Kandern 2020)
5. Hier eine kleine Auswahl aus Neil Z. Millers „Miller´s Review of Critical Vaccine Studies", die den Schutz belegen, den Menschen genießen, die auf natürliche Weise Masern hatten. Umgekehrt bedeutet das, wer sie durch Impfungen verhindert, hat eine entsprechend höhere Wahrscheinlichkeit, daran zu erkranken.
   Eine Studie belegt ein verringertes Sterblichkeitsrisiko an Herz-Kreislauf-Erkrankungen nach Masern- und Mumps-Infektionen: Kubota Y, Iso H, et al. Assoziation von Masern und Mumps mit kardiovaskulären Erkrankungen: die Japan Collaborative Cohort (JACC)-Studie. Atherosklerose 2015 18.06.2015; 241(2): 682-86
   Eine andere Studie zeigt eine nach früheren Infektionen mit Influenza, Masern, Mumps oder Windpocken verringerte Wahrscheinlichkeit, ein malignes Melanom, den schwarzen Hautkrebs, zu entwickeln: Kölmel KF, Gefeller O, et al. Fiebrige Infektionen und malignes Melanom: Ergebnisse einer Fall-Kontroll-Studie. Melanom Res 1992; 2(3): 207-11.
   Solche Studien finden sich im oben erwähnten Buch auch in Bezug auf Schutz vor Eierstockkrebs und anderen Krebsarten.
6. https://www.youtube.com/watch?v=y56us-Rzwn4
7. Ruediger Dahlke: Heilsame Tugenden, GU, München 2022
8. Reinhard Haller: Das Wunder der Wertschätzung, GU, München 2019, S. 8
9. Rutger Bregman: Im Grunde gut, Rowohlt, Hamburg 2019
10. Rutger Bregman: Im Grunde gut, Rowohlt, Hamburg 2019, S. 23
11. Reinhard Haller: Das Wunder der Wertschätzung, GU, München 2019 S. 23/24
12. Kristen Hawkes et al. 1998; Grandmothering, menopause, and the evolution of human life histories, proceedings of the National Academy of Sciences, 95(3), 1336-9
13. Lahdenperä, M. et al. 2004, Fitness benefits of prolonged post-reproductive lifespan in women, Nature 428(6979), 178-181
14. Zhang, G. et al. 2013, Hypothalamic programming of systematic ageing ... Nature, 497(7448), 211-216
15. Gabuzda, D. und Yankner, B.A. 2013, Inflammation links ageing to the brain, Nature 497(7448), 197-198
16. James Suzman in „Sie nannten es Arbeit", C.H. Beck Verlag, München 2021
17. Modig, K. et al. 2017, Payback time? Influene of having children on mortality in old age. Journal of Epidemiology and Community Health, 71(5) 424-430
18. Bzdok, D. and Dunbar, R.I. 2020, The Neurobiology of social distance. Trends in cognitive Sciences. Sep; 24(9): 717 -733
19. Holt-Lundstad J. et al. 2015, Loneliness and social isolation as risk factors for mortality: a meta-analytic review. Perspectives on Psychological Science 10(2), 227-237
20. Cacioppo, J. T. und S. 2018, The growing problem of loneliness, The Lancet 391, 426
21. Kross, E. et al., Social rejection shares somatosensory representations with physical pain. In PNAS, 2/2011, 1-5
22. MacCarron, P. et al. 2016, Calling Dunbar´s numbers. Soc. Networks, 47, 151-5
23. https://www.swissveg.ch/giftstoffe
24. Burton, N. 2014, Is Greed good? In: Psychology Today. https://www.psychologytoday.com/us/blog/hide-and-seek/201410/is-greed-good
25. https://www.sueddeutsche.de/wissen/gesellschaft-zivilisation-untergang-demokratie-1.5160656?ieditorial=0
26. https://www.youtube.com/watch?v=xY9_rA2RSsE, (Rede aus dem US-Film „Der große Diktator" in deutscher Übersetzung)

Veröffentlichungen von Ruediger Dahlke

Mein Weg-Weiser: Herzlich lade ich zum Gratis-E-Book „Mein Weg-Weiser" (www.dahlke.at) ein mit der Erklärung, wie es zu viel-und-siebzig Büchern kam, den Schattenseiten der Fülle – und warum ich noch gern weiterschreibe. Es enthält Tipps und Bilder von meinem Weg.

Neuerscheinungen
2021: Heilsame Tugenden – In zwölf Schritten zur Heilung des Körpers und zur Entwicklung der Seele • Peace Food – das vegane Gesundheitskochbuch für die ganze Familie (mit Isabella Richter) (beide GU) • Glücklich mit mir selbst (Terzium) • Immunbooster vegan (Knaur)
2020: Mein Individualgewicht – Zur Wohlfühlfigur finden ohne Hungern, Frustessen und falschen Verzicht (Goldmann Arkana) • Schutz vor Infektionen – Immunkraft steigern natürlich und nachhaltig • Gesundheits-Tipps 2.0 (beide Terzium) • Menschliche Medizin (Crotona)
2019: Krebs – Wachstum auf Abwegen (Goldmann Arkana) • Jetzt einfach Atmen (ZS) • Das große Peace Food Buch (GU) • Körper – Geist – Seele-Detox (Goldmann Arkana)
2018: Das Alter als Geschenk (Goldmann Arkana) • Die Hollywood-Therapie – was Filme über uns verraten (mit Margit Dahlke, Edition Einblick, www.heilkundeinstitut.at) • Die Peace Food Keto-Kur (GU) • Jetzt einfach meditieren (ZS) • Kurzzeit-Fasten (Südwest)

Grundlagenwerke
Die Schicksalsgesetze – Spielregeln fürs Leben, 2009 • Das Schattenprinzip: Die Aussöhnung mit unserer verborgenen Seite, 2010 • Die Lebensprinzipien: Wege zu Selbsterkenntnis, Vorbeugung und Heilung (mit Margit Dahlke), 2011 (alle Goldmann Arkana)

Krankheitsdeutung und Heilung
Krankheit als Symbol, 2014 (Bertelsmann) • Krankheit als Sprache der Seele, 2008 • Krankheit als Weg (mit T. Dethlefsen), 2000 • Frauen-Heil-Kunde (mit M. Dahlke und V. Zahn), 2003 • Augsfrei leben, 2013 • Wenn wir gegen uns selbst kämpfen, 2015 • Schattenreise ins Licht: Depressionen überwinden, 2014 • Seeleninfarkt. Zwischen Burn-out und Bore-out, 2013 • Krankheit als Sprache der Kinderseele, 2010 • Herz(ens)probleme, 2011 • Das Raucherbuch, 2011 (alle Goldmann Arkana) • Verdauungsprobleme (mit R. Hößl), 2001 (Knaur)

Gesundheit und Ernährung
Peace Food, 2011 • Peace Food Keto-Kur, 2018 • Peace Food – das vegane Kochbuch, 2011 • Vegan für Einsteiger, 2014 • Peace Food – vegan einfach schnell, 2015 (alle GU) • Vegan schlank (www.heilkundeinstitut.at), 2015 • Geheimnis der Lebensenergie, 2015 • Das Lebensenergie-Kochbuch: Vegan und glutenfrei (beide Goldmann Arkana) • Wieder richtig schlafen, 2014 • Notfallapotheke für die Seele, 2020 (beide Goldmann) • Die wunderbare Heilkraft des Atmens (mit A. Neumann), 2009 (Heyne) • Störfelder und Kraftplätze, 2013 (Crotona)

Fasten
Das große Buch vom Fasten, 2019 (Goldmann Arkana) • Jetzt einfach Fasten, 2017 (ZS) • Fasten-Wandern, 2017 (Droemer Knaur) • Bewusst Fasten, 2016 (Urania) • Ganzheitliche Wege zu ansteckender Gesundheit, 2011 • Das kleine Buch vom Fasten, 2011 (beide www.heilkundeinstitut.at)

Weitere Deutungsbücher
Der Körper als Spiegel der Seele (www.heilkundeinstitut.at), 2009 • Hör auf gegen die Wand zu laufen, 2017 (Goldmann) • Spuren der Seele (mit R. Fasel), 2010 (GU) • Die Psychologie des Geldes, 2011 • Die 4 Seiten der Medaille (mit C. Hornik), 2015 • Tiere als Spiegel der menschlichen Seele (mit I. Baumgartner) • Omega – im inneren Reichtum ankommen (mit V. Lindau), 2017 (alle Goldmann)

Krisenbewältigung
Die Liste vor der Kiste, 2014 (Terzium) • Von der großen Verwandlung, 2011 (Crotona) • Lebenskrisen als Entwicklungschancen • Wenn Sex und Liebe sich wieder finden, 2017 (beide Goldmann Arkana)

Meditation und Mandala
Mandalas der Welt, 2012 (Goldmann) • Schwebend die Leichtigkeit des Seins erleben, 2012 • Arbeitsbuch Mandala-Therapie, 2010 • Mandala-Block, 1984 • Worte der Weisheit (alle www.heilkundeinstitut.at) • Weisheitsworte der Seele, 2012 • Die Kraft der vier Elemente (mit Bruno Blums Bildern), 2011 (beide Crotona)
Roman: Habakuck und Hibbelig – das Märchen von der Welt, 2004 (Allegria)

ANHANG

Audios von Ruediger Dahlke

Geführte Meditationen (CDs: www.heilkundeinstitut.at – Downloads: Arkana Audio)
Grundlagen: Das Gesetz der Polarität • Das Gesetz der Anziehung • Das Bewusstseinsfeld • Die Lebensprinzipien – 12 CD-Set • Die 4 Elemente • Elemente-Rituale • Schattenarbeit
Krankheitsbilder: Allergien • Angstfrei leben • Ärger und Wut • Depression • Die Wege des Weiblichen • Hautprobleme • Herzensprobleme • Kopfschmerzen • Krebs • Leberprobleme • Mein Idealgewicht • Niedriger Blutdruck • Rauchen • Rückenprobleme • Schlafprobleme • Sucht und Suche • Tinnitus und Gehörschäden • Verdauungsprobleme • Vom Stress zur Lebensfreude
Allgemeine Themen: Der innere Arzt • Heilungsrituale • Ganz entspannt • Tiefenentspannung • Energie-Arbeit • Entgiften – Entschlacken – Loslassen • Bewusst fasten • Den Tag beginnen • Lebenskrisen als Entwicklungschancen • Partnerbeziehungen • Schwangerschaft und Geburt • Selbstliebe • Selbstheilung • Traumreisen • Mandalas • Naturmeditation • Die Lebensaufgabe finden

Weitere geführte Meditationen und Übungen auf CD
7 Morgenmeditationen • Die Leichtigkeit des Schwebens • Die Psychologie des Geldes (Übungen) • Die Notfallapotheke für die Seele (Übungen) • Die Heilkraft des Verzeihens • Eine Reise nach innen • Erquickendes Abschalten mittags und abends • Schutzengel-Meditationen

Hörbücher Krankheit als Weg • Omega • Fasten-Wandern • Körper als Spiegel der Seele • Von der großen Verwandlung • Die Spuren der Seele – was Hand und Fuß über uns verraten • Krankheit als Chance (alle: www.heilkundeinstitut.at) •

Vorträge von R. Dahlke auf CD erhältlich unter www.heilkundeinstitut.at
(die Buchthemen)

Filme über Ruediger Dahlke Die Schicksalsgesetze – auf der Suche nach dem Masterplan, 2014 • Unser Biogarten • Ruediger Dahlke – ein Leben für die Gesundheit (2 DVDs) • Fasten • (alle bei www.heilkundeinstitut.at)

Adressen

Informationen zu Seminaren, Ausbildungen, Trainings, Vorträgen: www.dahlke.at
Seminar- und Gesundheits-Zentrum TamanGa: www.tamanga.at
Labitschberg 4, A-8462 Gamlitz, www.taman-ga.at (25 Minuten vom Airport Graz): Seminar-Wochen mit Ruediger Dahlke, TamanGa-Natur-Kur: Regenerations-Ferien für Gruppen und Einzelgäste; Seminare anderer GruppenleiterInnen
Internet: www.dahlke.at; E-Mail: info@dahlke.at

Für Psychotherapien: Heil-Kunde-Zentrum Johanniskirchen, Schornbach 22, D-84381 Johanniskirchen, Tel.: 0049 85 64-819, Fax: 0049 85 64-1429

Webshop Ruediger Dahlke: www.heilkundeinstitut.at (von Ruediger Dahlke empfohlene Bücher, Filme, CDs und Gesundheits-Produkte)

Internet-Community: www.lebenswandelschule.com

Mein Dank gilt

Rutger Bregman, der mir einen wesentlichen Eckstein in mein Welt- und Menschenbild von einem *im Grunde guten* Menschen setzte, und Margit, die mir sein Buch zum Geburtstag schenkte. Johannes Huber, der mir den Verdacht bestätigte, dass wir – aus gesundheitlichen Gründen – besser gut sind. Jean Auel für den Mythos unserer guten Ahnen. Simon Sinek für die Bestätigung so vieler Erfahrungen. Daniele Ganser für seine mutige Aufklärungsarbeit.

Christina Eck und Natascha Bergler, meinen Privat-Lektorinnen, danke ich für Korrekturen und Anregungen, dem Verlag Gräfe und Unzer für seinen Mut – insbesondere Uli Ehrlenspiel (Programmgeschäftsführung), Claudia Bruckmann (Projektleitung und Redaktion) und Dorothea Steinbacher (Lektorat).

Meiner Partnerin, der ich es vorlesen durfte, und die es dabei mit Ideen und Gedanken bereicherte, danke ich dafür und für die Ruhe und Rücksicht in der Zeit des Schreibens.

Für jedes verkaufte Buch wird über Green Ethiopia ein Baum in Afrika gepflanzt und großgezogen. Danke für viele Bäume!

Der Autor

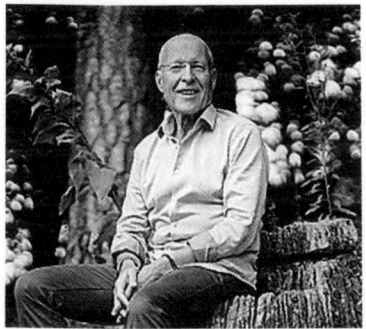

Dr. med. Ruediger Dahlke ist seit gut 40 Jahren als Arzt, Autor und Seminarleiter tätig. Er leitet Fasten- und Meditations-Seminare, Ausbildungen in „Integraler Medizin", „Verbundenem Atem" und „Bilder- und Wassertherapie". Über die Lebenswandelschule gab er als erster Online-Fasten-Kurse und arbeitet inzwischen zunehmend online.

Bücher – in 28 Sprachen übersetzt – von „Krankheit als Weg" bis „Krankheit als Symbol" begründeten die bis in spirituelle Dimensionen reichende Psychosomatik. Sein Engagement für das „Feld ansteckender Gesundheit" spiegelt sich u.a. in der „Peace Food"-Reihe, die vollwertig pflanzliche Kost populär machte. Grundlagen sind „Die Schicksalsgesetze" und „Das Schattenprinzip".

Seine Seminare gibt er im Zentrum TamanGa in Südösterreich, Bücher schreibt er in Paphos auf Zypern, wo er auch lebt. Das Gratis-E-Book „Mein Weg-Weiser" erklärt seinen Anspruch und ist über www.dahlke.at erhältlich.

IMPRESSUM

© 2021 GRÄFE UND UNZER VERLAG GmbH,
Postfach 860366, 81630 München

EDITION

Gräfe und Unzer ist eine eingetragene Marke der GRÄFE UND UNZER VERLAG GmbH, www.gu.de

ISBN 978-3-8338-8220-3

3. Auflage 2021

Alle Rechte vorbehalten. Nachdruck, auch auszugsweise, sowie Verbreitung durch Bild, Funk, Fernsehen und Internet, durch fotomechanische Wiedergabe, Tonträger und Datenverarbeitungssysteme jeder Art nur mit schriftlicher Genehmigung des Verlages.

Projektleitung: Claudia Bruckmann
Lektorat: Dorothea Steinbacher
Korrektorat: Cornelia Klaeger
Umschlaggestaltung & Layout: Favoritbuero, Buero für Gestaltung
Herstellung: Markus Plötz
Satz und Innenlayout: Björn Fremgen, KONTRASTE
Reproduktion: Repro Ludwig, Zell am See
Druck und Bindung: Livonia, Riga

Umwelthinweis: Dieses Buch ist auf PEFC-zertifiziertem Papier gedruckt. PEFC garantiert, dass Holz- und Papierprodukte aus nachhaltig bewirtschafteten Wäldern stammen.

Die GU-Homepage finden Sie unter www.gu.de

 www.facebook.com/gu.verlag

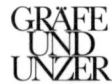

Ein Unternehmen der
GANSKE VERLAGSGRUPPE